全国高等教育自学考试指定教材

心理卫生与辅导

（含：心理卫生与辅导自学考试大纲）

（2023 年版）

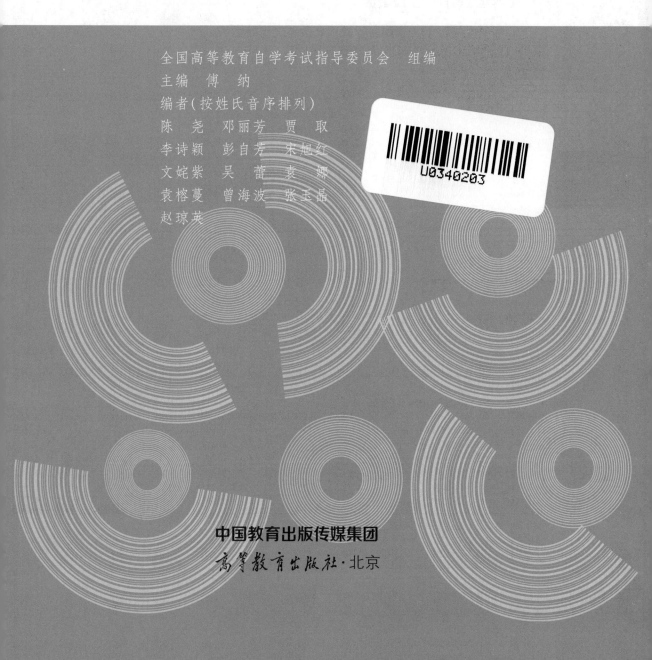

全国高等教育自学考试指导委员会 组编

主编 傅 纳

编者（按姓氏音序排列）

陈 尧 邓丽芳 贾 取

李诗颖 彭自芳 宋旭红

文姹紫 吴 蕾 袁 娜

袁榕蔓 曾海波 张玉晶

赵琼英

U0340203

中国教育出版传媒集团

高等教育出版社·北京

图书在版编目（ＣＩＰ）数据

心理卫生与辅导／全国高等教育自学考试指导委员会组编；傅纳主编. -- 北京：高等教育出版社，2024.1

ISBN 978-7-04-061635-4

Ⅰ.①心… Ⅱ.①全… ②傅… Ⅲ.①心理健康-高等教育-自学考试-教材②心理辅导-高等教育-自学考试-教材 Ⅳ.①R395.6

中国国家版本馆 CIP 数据核字（2024）第 000691 号

心理卫生与辅导
Xinli Weisheng yu Fudao

策划编辑	雷旭波	责任编辑	雷旭波	封面设计	李小璐	版式设计	杜微言
责任绘图	于 博	责任校对	吕红颖	责任印制	朱 琦		

出版发行	高等教育出版社		网　址	http://www.hep.edu.cn
社　址	北京市西城区德外大街 4 号			http://www.hep.com.cn
邮政编码	100120		网上订购	http://www.hepmall.com.cn
印　刷	大厂益利印刷有限公司			http://www.hepmall.com
开　本	787mm×1092mm　1/16			http://www.hepmall.cn
印　张	16.25			
字　数	360 千字		版　次	2024年1月第1版
购书热线	010-58581118		印　次	2024年1月第1次印刷
咨询电话	400-810-0598		定　价	49.00 元

物　料　号　61635-00

组编前言

21世纪是一个变幻莫测的世纪,是一个催人奋进的时代。科学技术飞速发展,知识更替日新月异。希望、困惑、机遇、挑战,随时都有可能出现在每一个社会成员的生活之中。抓住机遇,寻求发展,迎接挑战,适应变化的制胜法宝就是学习——依靠自己学习、终身学习。

作为我国高等教育组成部分的自学考试,其职责就是在高等教育这个水平上倡导自学、鼓励自学、帮助自学、推动自学,为每一个自学者铺就成才之路。组织编写供读者学习的教材就是履行这个职责的重要环节。毫无疑问,这种教材应当适合自学,应当有利于学习者掌握和了解新知识、新信息,有利于学习者增强创新意识,培养实践能力,形成自学能力,也有利于学习者学以致用,解决实际工作中所遇到的问题。具有如此特点的书,我们虽然沿用了"教材"这个概念,但它与那种仅供教师讲、学生听,教师不讲、学生不懂,以"教"为中心的教科书相比,已经在内容安排、编写体例、行文风格等方面都大不相同了。希望读者对此有所了解,以便从一开始就树立起依靠自己学习的坚定信念,不断探索适合自己的学习方法,充分利用自己已有的知识基础和实际工作经验,最大限度地发挥自己的潜能,达到学习的目标。

欢迎读者提出意见和建议。

祝每一位读者自学成功。

全国高等教育自学考试指导委员会
2022年8月

目　录

全国高等教育自学考试

心理卫生与辅导自学考试大纲
（含考核目标）

全国高等教育自学考试指导委员会　制定

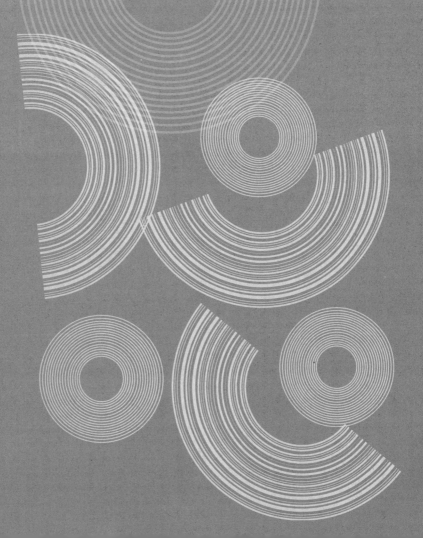

大纲前言

为了适应社会主义现代化建设事业的需要,鼓励自学成才,我国在 20 世纪 80 年代初建立了高等教育自学考试制度。高等教育自学考试是个人自学、社会助学和国家考试相结合的一种高等教育形式。应考者通过规定的专业课程考试并经思想品德鉴定达到毕业要求的,可获得毕业证书;国家承认学历并按照规定享有与普通高等学校毕业生同等的有关待遇。经过 30 多年的发展,高等教育自学考试为国家培养造就了大批专门人才。

课程自学考试大纲是国家规范自学者学习范围、要求和考试标准的文件。它是按照专业考试计划的要求,具体指导个人自学、社会助学、国家考试、编写教材、编写自学辅导书的依据。

随着经济社会的快速发展,新的法律法规不断出台,科技成果不断涌现,原大纲中有些内容过时、知识陈旧。为更新教育观念,深化教学内容和方式、考试制度、质量评价制度改革,使自学考试更好地为提高人才培养的质量服务,各专业委员会按照专业考试计划的要求,对原课程自学考试大纲组织了修订或重编。

修订后的大纲,在层次上,本科参照一般普通高校本科的水平,专科参照一般普通高校专科或高职院校的水平;在内容上,力图反映学科的发展变化,增补了近年来自然科学和社会科学的研究成果,对明显陈旧的内容进行了删减。

全国高等教育自学考试指导委员会教育类专业委员会组织制定了《心理卫生与辅导自学考试大纲》,经教育部批准,现颁发施行。各地教育部门、考试机构应认真贯彻执行。

全国高等教育自学考试指导委员会

2018 年 9 月

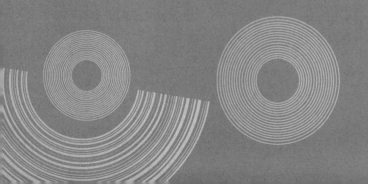

I　课程性质与课程目标

一、　课程性质和特点

"心理卫生与辅导"课程是全国高等教育自学考试教育学专业的考试课程,旨在帮助考生掌握心理卫生与辅导的基本理论与方法,检验考生对心理卫生与辅导内容的掌握水平及应用能力。

二、　课程目标

设置本课程的目标是使考生能够:

1. 理解心理卫生与辅导的定义和内涵。

2. 理解心理卫生、心理辅导、心理健康三者之间的关系。

3. 掌握学校心理辅导的目标与原则。

4. 掌握在学校场景中常用的心理卫生、心理辅导的相关理论和方法。

5. 将上述内容与学校实际相结合,有目的、有针对性地开展心理辅导工作,以促进学生身心的健康发展。

三、　与相关课程的联系与区别

心理卫生与辅导和发展与教育心理学有着比较密切的关系,学好后者可以为学习心理卫生与辅导奠定良好的基础。发展与教育心理学主要是介绍各个年龄阶段学生的心理特点、心理发展规律及学与教的基本规律,其内容主要包括:发展理论、学习理论与教育理论。学习发展与教育心理学,可以使自学者了解自己的教育对象的实际情况及教与学的心理特点,提高从事教育工作的能力。在心理卫生与辅导这门课程的内容上,本大纲的第五章、第七章、第八章与发展与教育心理学有一些交叉的内容,在处理这个问题时遵循如下原则:一是尽量避免重复;二是从学校心理卫生、心理辅导的角度阐述交叉的内容,将相关理论与学校心理卫生、心理辅导紧密结合;三是通过与学校心理辅导中常见的问题相结合进行阐述,帮助自学者从心理卫生、心理辅导的视角理解交叉的内容,培养自学者心理卫生、心理辅导的意识。

四、　课程的重点与难点

本课程的重点是心理卫生、心理辅导的相关理论、方法,特别是那些在学校心理辅导中常用的理论和方法。为了更好地帮助自学者学习,本课程的每一章都详细地列出了学习的重点。

本课程的难点是对一些理论的学习和理解,每一章对此也都详细地列出并提供了如何进行处理的建议。

Ⅱ　考核目标

为了使考试内容具体化和考试要求标准化,本大纲在列出学习内容的基础上,对各章规定了考核目标,包括考核知识点和考核要求,以引导考生有目的地、系统地学习教材,也使考试命题的范围更加明确,试题的知识能力层次与难度水准更加准确与合理。

本大纲以章为单位固定考核知识点,各章考核知识点主要涉及本课程的一些基本概念、基本理论、基本方法和实际应用中的一些问题。

本大纲在考核目标中,按照识记、领会、简单应用、综合应用逐层深入。

1. 识记:要求考生知道本课程中有关的名词、概念、原理、知识的含义,并能正确理解和表达。

2. 领会:要求在识记的基础上,全面把握本课程中的基本概念、基本原理、基本方法,能掌握有关概念、原理、方法的区别与联系。

3. 简单应用:要求在领会的基础上,能运用本课程的基本概念、基本原理、基本方法中的少量知识点分析、解决有关的理论问题和实际问题。

4. 综合应用:要求考生在简单应用的基础上,能运用学过的本课程的多个知识点,综合分析、解决比较复杂的理论问题和实际问题。

Ⅲ 课程内容与考核要求

第一章 心理卫生与辅导概述

一、学习目的与要求

考生学习本章,应理解心理卫生与辅导的含义、心理卫生与辅导的基本内容、保持心理卫生的原则和进行心理辅导的原则,理解心理卫生、心理辅导与心理健康三者之间的关系;了解心理卫生与辅导的起源、兴起、发展与前景,了解当前心理卫生与辅导的发展特点和趋势;理解心理卫生与辅导的目的;理解心理卫生与辅导对个体、家庭和社会的意义。

二、课程内容

(一)心理卫生与辅导的内涵

1. 心理卫生

2. 心理辅导

3. 心理卫生、心理辅导与心理健康的关系

(二)心理卫生与辅导的起源、发展与前景

1. 心理卫生与辅导的起源与兴起

2. 心理卫生与辅导的发展

3. 心理卫生与辅导的发展前景

(三)心理卫生与辅导的目的与意义

1. 心理卫生与辅导的目的

2. 心理卫生与辅导的意义

三、考核知识点与考核要求

(一)心理卫生与辅导的内涵

1. 识记:心理卫生的定义;心理辅导的定义;保持心理卫生的原则;心理辅导的特征;心理辅导的原则。

2. 领会:心理卫生的基本任务;心理卫生工作的对象;心理辅导的对象;心理辅导的基本任务;保密原则与保密例外原则的具体内涵。

3. 简单应用:列举日常生活中需要面临的心理卫生问题;举例说明在日常生活中我们需要从哪些方面保持心理卫生;说明常见的心理辅导模式与获取心理辅导的途径。

4. 综合应用:讨论心理卫生、心理辅导与心理健康的关系;论述在履行心理辅导的原则时可能遇到的困难与挑战。

(二)心理卫生与辅导的起源、发展与前景

1. 识记:现代心理卫生运动的重要人物(比内尔、迪克斯、比尔斯)。

2. 领会:精神疾病患者与心理卫生运动的关系;我国传统思想家对心理卫生问题论述的要点;第二次世界大战对心理卫生运动的影响;我国心理卫生与辅导发展的历

史脉络。

3. 简单应用:举例说明某一具体心理辅导理论与心理卫生某一历史阶段发展特点的关系;简单概括心理卫生与辅导的发展经过了哪些历史阶段。

4. 综合应用:讨论心理辅导与心理卫生在历史发展过程中彼此促进的关系;结合历史和相关文献信息,讨论我国的心理卫生与辅导的发展方向。

(三)心理卫生与辅导的目的与意义

1. 识记:心理卫生与辅导的两大目的。

2. 领会:心理卫生与辅导对个体的意义;心理卫生与辅导对家庭的意义;心理卫生与辅导对社会的意义。

3. 简单应用:举例说明心理卫生与辅导对个体、家庭和社会的意义。

4. 综合应用:从除个体、家庭、社会这些角度外的其他角度论述心理卫生与辅导的意义;论述心理卫生与辅导两大目的之间的关系。

四、 本章重点、难点

(一)本章重点

1. 心理卫生与辅导的含义。

2. 保持心理卫生的原则。

3. 心理辅导的原则。

4. 心理卫生与辅导的意义。

5. "预防与矫治心理问题或心理障碍"与"维护和增进心理健康"二者的关系,及其在心理卫生与辅导的含义、历史发展脉络、意义、发展趋势中的综合体现。

(二)本章难点

结合国内外心理卫生与辅导的发展历史,讨论我国心理卫生与辅导的发展方向。

第二章 心理健康概述

一、 学习目的与要求

考生学习本章,应了解心理健康的概念和基本知识;掌握如何了解和辨别个体可能产生的各种精神障碍;学会应对心理危机事件,更加全面地认识心理健康问题的影响因素。

二、 课程内容

(一)心理健康的概念与标准

1. 心理健康的相关概念

2. 心理健康的标准

(二)精神障碍与危机干预

1. 常见精神障碍

2. 心理危机干预

(三)心理健康的影响因素

1. 生物学因素

2. 社会因素

3. 心理因素

三、 考核知识点与考核要求

（一）心理健康的概念与标准

1. 识记：健康的概念和内容；心理健康的概念；心理健康的标准。

2. 领会：对心理健康的正确理解；病与非病的三原则。

3. 简单应用：能够判断个体是否存在心理健康问题。

（二）精神障碍与危机干预

1. 识记：精神障碍的定义；焦虑障碍的定义与特点；强迫障碍的定义与特点；抑郁障碍的定义与特点；精神分裂症的定义与特点；注意缺陷/多动障碍的特点；孤独症（自闭症）的特点；特定学习障碍的特点；心理危机的定义；心理危机的分类；心理危机干预的定义；心理危机干预的目的；心理危机干预的原则。

2. 领会：心理危机的发展历程；心理危机干预的实施步骤。

3. 简单应用：根据案例初步判断当事人可能存在的精神障碍类型。

4. 综合应用：结合案例说明如何开展心理危机干预。

（三）心理健康的影响因素

1. 识记：压力的定义；压力源的分类。

2. 领会：影响心理健康的生物学因素；影响心理健康的社会因素；影响心理健康的心理因素。

3. 简单应用：结合案例阐述生物学因素、社会因素和心理因素对一个人心理健康的影响。

4. 综合应用：结合影响心理健康的诸多因素，论述对于提高学生心理健康水平的启示。

四、 本章重点、难点

（一）本章重点

1. 学会正确判断个体心理健康状态，初步识别常见的精神障碍。

2. 全面认识影响个体心理健康的因素。

（二）本章难点

1. 各类精神障碍的区别和判断。

2. 结合实际案例开展心理危机干预工作。

第三章　学校心理辅导

一、 学习目的与要求

考生学习本章，应了解学校心理辅导的概念与发展历史；了解学校心理辅导目标的发展历史以及学校心理辅导的基本目标和具体目标；了解学校心理辅导的内容，理解学校心理辅导的原则；了解学校心理辅导的方法，包括个体心理辅导的方法、团体心理辅导的方法、课程辅导方法、学校心理辅导渗透的途径及基于学校全员的多层支持系统的学校心理辅导模式。

二、 课程内容

（一）学校心理辅导的概念

1. 学校心理辅导的概念

2. 学校心理辅导的发展历史

3. 学校心理辅导与学校思想政治教育

（二）学校心理辅导的目标、内容与原则

1. 学校心理辅导的目标

2. 学校心理辅导的内容

3. 学校心理辅导的原则

（三）学校心理辅导的方法

1. 个体心理辅导

2. 团体心理辅导

3. 课程辅导

4. 学校心理辅导渗透

5. 基于学校全员的多层支持系统的学校心理辅导

三、 考核知识点与考核要求

（一）学校心理辅导的概念

1. 识记：学校心理辅导的概念；学校心理辅导的发展历史。

2. 领会：学校心理辅导概念的演化；学校心理辅导的发展过程。

3. 简单应用：对学校心理辅导概念的把握与应用。

4. 综合应用：论述学校心理辅导与学校思想政治教育的关系。

（二）学校心理辅导的目标、内容与原则

1. 识记：学校心理辅导目标的发展历史；学校心理辅导的具体目标；学校心理辅导的内容；学校心理辅导的原则。

2. 领会：学校心理辅导的基本目标；学校心理辅导的各项内容。

3. 简单应用：对学校心理辅导不同目标的鉴别；对学校心理辅导不同内容的鉴别。

4. 综合应用：结合学校心理辅导的目标与原则，具体阐述学校心理辅导的内容。

（三）学校心理辅导的方法

1. 识记：个体心理辅导的阶段步骤；团体心理辅导的阶段步骤；学校心理辅导课程的功能和设计；学校心理辅导的渗透途径；基于学校全员的多层支持系统的学校心理辅导模式的核心要素和实施步骤。

2. 领会：个体心理辅导的常用技术；团体心理辅导的常用技术；学校心理辅导课程的常用教学方法；学校心理辅导渗透的必要性；基于学校全员的多层支持系统的学校心理辅导模式的原则。

3. 简单应用：对个体心理辅导技术的应用；对团体心理辅导技术的应用；心理辅导课程的设计与实施；学校心理辅导渗透途径的应用；对基于学校全员的多层支持系统的学校心理辅导模式的应用。

4. 综合应用：论述如何在学校全面开展心理辅导工作。

四、 本章重点、难点

（一）本章重点

1. 学校心理辅导的概念及发展历史。

2. 学校心理辅导目标的发展历史。

3. 学校心理辅导的内容和原则。

4. 学校心理辅导的方法中个体心理辅导的阶段步骤；团体心理辅导的阶段步骤；课程辅导设计；学校心理辅导渗透的主要途径及基于学校全员的多层支持系统的学校心理辅导模式的核心要素和实施步骤。

（二）本章难点

结合学校心理辅导的概念、目标、内容和原则，学习并体会学校心理辅导的实践方法及实施途径，结合实际案例，在实践练习中加深理解。通过实践练习在掌握方法的同时，努力提升从事学校心理辅导工作的能力。

第四章　心理辅导的理论与方法

一、 学习目的与要求

考生学习本章，应掌握心理辅导的一些基本理论和方法；对行为辅导法的理论基础有初步的认识，能够初步掌握行为辅导中常用且经典的一些方法；对理性情绪行为辅导法的理论基础有初步的认识，理解心理问题与想法、看法之间的关系，掌握通过改变人的想法、看法治愈个体心理问题的方法；对于以人为中心辅导法的理论基础有初步的认识，习得无条件积极关注、共情、真诚一致的态度。

二、 课程内容

（一）行为辅导法

1. 行为辅导法的理论

2. 行为辅导方法

3. 行为辅导法的贡献与局限

（二）理性情绪行为辅导法

1. 理性情绪行为辅导法的理论

2. 理性情绪行为辅导方法

3. 理性情绪行为辅导法的贡献与局限

（三）以人为中心辅导法

1. 以人为中心辅导法的理论

2. 以人为中心辅导方法

3. 以人为中心辅导法的贡献与局限

三、 考核知识点与考核要求

（一）行为辅导法

1. 识记：消退；泛化与分化；强化、正强化、负强化；惩罚、正惩罚、负惩罚；模仿学习。

2. 领会:经典条件反射实验;操作性条件反射实验;观察学习的过程;辅导目标。

3. 简单应用:代币制;行为塑造法;自信训练。

4. 综合应用:结合案例,采用系统脱敏法进行心理辅导。

（二）理性情绪行为辅导法

1. 识记:ABC 理论中 A、B、C 分别代表的意思;不合理信念的三个特征。

2. 领会:ABC 理论;辅导目标。

3. 简单应用:采用 ABC 理论对案例进行分析;合理情绪想象技术;家庭作业。

4. 综合应用:针对个案,采用与不合理信念辩论的方法对个案进行辅导。

（三）以人为中心辅导法

1. 识记:实现倾向;机体智慧和自我估价过程。

2. 领会:自我发展的过程;自我发展的机制;辅导目标;共情;真诚一致;无条件积极关注。

3. 简单应用:在日常教学工作中有意识地对学生运用共情。

4. 综合应用:针对个案,采用共情、真诚一致、无条件积极关注对其进行辅导。

四、 本章重点、难点

（一）学习重点

1. 行为辅导法的理论和方法。

2. 理性情绪辅导法的理论和方法。

3. 以人为中心的理论和方法。

（二）学习难点

将所学的理论和方法自觉运用到个人生活中,通过体验加深对理论的理解和内化。

第五章　中小学生个性社会性发展与辅导

一、 学习目的与要求

考生学习本章,应了解中小学生个性社会性发展辅导的基本知识;掌握中小学生个性社会性发展的一般规律及特点,科学地、有计划地培养中小学生良好的个性社会性;识别中小学生在个性社会性方面所遇到的常见问题与表现;能够进行中小学生个性社会性发展辅导的课程设计与实施。

二、 课程内容

（一）中小学生个性社会性发展概述

1. 自我意识的发展概述

2. 人际关系的发展概述

（二）中小学生个性社会性发展的常见问题与辅导

1. 中小学生个性社会性发展的常见问题

2. 中小学生个性社会性发展常见问题的辅导策略

（三）个性社会性发展辅导课程的设计与实施

1. 心理辅导课程的设计理念——个性社会性发展

2. 个性社会性发展辅导课程举例——初中一年级学生自我意识

3. 教学实例

三、 考核知识点与考核要求

（一）中小学生个性社会性发展概述

1. 识记：个性社会性的定义与两大核心结构；自我意识的缘起；自我意识的概念界定；人际关系的概念界定；人际关系主要包含的内容。

2. 领会：自我意识辅导的相关理论；不同阶段中小学生自我意识发展的特点与表现；人际关系辅导的相关理论；不同阶段中小学生人际关系的发展特点。

3. 简单应用：能够依据基础知识，初步掌握中小学生个性社会性发展的一般规律与特点。

4. 综合应用：在掌握中小学生个性社会性发展的一般规律与特点的基础上，结合学校心理健康教育工作的实际，探索科学地、有计划地培养中小学生良好个性社会性的方式、方法。

（二）中小学生个性社会性发展的常见问题与辅导

1. 识记：小学生个性社会性发展的常见问题及表现；中学生个性社会性发展的常见问题及表现。

2. 领会：正确理解中小学生常见个性社会性问题的辅导策略。

3. 简单应用：能够初步运用相关的基础知识，辨别中小学生常见的个性社会性问题。

4. 综合应用：能够综合运用相关知识点，分析并解决中小学生常见的个性社会性问题。

（三）个性社会性发展辅导课程的设计与实施

1. 识记：了解通过心理辅导课程的方式来塑造中小学生良好个性社会性的基本要领。

2. 领会：正确理解设计心理辅导课程的注意事项。

3. 简单应用：能运用相关知识，初步构建心理辅导课程。

4. 综合应用：能够依据中小学生个性社会性发展的基本规律，结合常见问题的辅导策略，综合考虑学校心理辅导工作的实际，以某一具体年级的中小学生为对象，设计一节个性社会性发展课程。

四、 本章重点、难点

（一）本章重点

1. 自我意识与人际关系的概念界定及其发展的一般规律与特点。

2. 自我意识与人际关系发展辅导的相关理论以及中小学生常见的个性社会性发展问题。

（二）本章难点

通过心理辅导课程的方式塑造中小学生良好的个性社会性。

第六章 中小学生生涯发展与辅导

一、学习目的与要求

考生学习本章,应掌握生涯、生涯发展、生涯适应性以及生涯教育、生涯辅导与职业辅导的内涵、联系与区别;掌握包括霍兰德职业兴趣理论、生涯发展理论、职业抱负发展理论、生涯建构理论在内的生涯发展与辅导理论;理解影响中小学生生涯发展的个人因素、家庭因素和社会因素;对不同学段的中小学生生涯发展常见问题有所了解;知道如何在相关理论的指导下,针对中小学生生涯发展的常见问题进行辅导;能够进行生涯发展辅导课程的设计。

二、课程内容

(一)中小学生生涯发展与辅导概述

1. 生涯发展与辅导的相关概念

2. 生涯发展与辅导的相关理论

(二)中小学生生涯发展的常见问题与辅导

1. 中小学生生涯发展的常见问题

2. 中小学生生涯发展常见问题的辅导策略

(三)生涯发展辅导课程的设计与实施

1. 心理辅导课程设计理念——生涯发展

2. 生涯发展辅导课程举例——小学六年级生涯发展

3. 教学实例

三、考核知识点与考核要求

(一)中小学生生涯发展与辅导概述

1. 识记:生涯、生涯发展与生涯适应性的概念;霍兰德职业兴趣理论的主要内容;生涯发展理论中个体生涯发展的阶段及其特点。

2. 领会:职业选择特质理论的核心思想;职业抱负发展理论中个体自我概念发展和职业偏好发展经历的阶段及其特点;社会认知生涯理论的主要内容;职业锚理论对生涯辅导的启示。

3. 简单应用:说明生涯教育、生涯辅导、职业辅导的联系与区别;分析决策理论在生涯辅导中的作用和应用。

4. 综合应用:能够运用生涯发展理论分析特定对象所处的阶段及辅导要点;运用霍兰德职业兴趣理论对学生进行具体辅导。

(二)中小学生生涯发展的常见问题与辅导

1. 领会:小学生生涯发展的常见问题;初中生生涯发展的常见问题;高中生生涯发展的常见问题;个体辅导、团体辅导、课程辅导这三种方式在生涯发展辅导中的应用;针对不同生涯发展问题的常见辅导方式。

2. 简单应用:说明在生涯适应性的四个维度(关注、好奇、自信、控制)方面分别有哪些针对性的生涯发展辅导方式。

3. 综合应用:举例说明同一辅导方法在面对不同学段的辅导对象时所应注意的

不同要点。

（三）生涯发展辅导课程的设计与实施

1. 识记：以生涯适应性为核心的生涯发展辅导主题的确定维度。

2. 领会：生涯发展辅导理念的定位；生涯发展辅导形式的设计要点；生涯发展辅导课程辅导流程的设计特点。

3. 简单应用：举例说明针对不同年龄段个体，在以生涯适应性为核心的生涯发展辅导中，同一维度下具体主题的确定有何不同。

4. 综合应用：以某一具体年级的中小学生为对象，设计一节生涯发展辅导课程。

四、 本章重点、难点

（一）本章重点

1. 生涯、生涯发展与生涯适应性的含义。

2. 生涯教育、生涯辅导与职业辅导的内涵、区别与联系。

3. 生涯发展与辅导的相关理论。

4. 中小学生生涯发展的常见问题与辅导方式。

（二）本章难点

生涯发展辅导课程的设计。

第七章　中小学生学业发展与辅导

一、 学习目的与要求

考生学习本章，应理解学习、动机、学习策略的概念，掌握主要学习理论的观点，理解主要学习动机理论，熟悉不同学习策略的作用及应用条件；了解中小学生学业发展的常见问题，掌握中小学生学业发展常见问题的辅导策略；理解中小学生学业发展辅导的基本原则，具备对学业发展困难学生分析与辅导的能力。

二、 课程内容

（一）中小学生学业发展概述

1. 学习的内涵及相关理论的发展

2. 学习动机

3. 学习策略

（二）中小学生学业发展的常见问题与辅导

1. 中小学生学业发展的常见问题

2. 中小学生学业发展常见问题的辅导策略

（三）中小学生学业发展辅导案例

1. 中小学生学业发展辅导的基本原则

2. 中小学生学业发展辅导案例解析

三、 考核知识点与考核要求

（一）中小学生学业发展概述

1. 识记：学习的概念及要素；学习的意义；学习动机的概念；学习动机的作用；认知策略包含的内容；资源管理策略包含的内容；元认知策略包含的内容。

2. 领会:行为、认知、建构、人本四种理论流派的主要观点;强化、需要层次、成就动机、成败归因、自我效能感五种动机理论的基本观点;复述、精加工、组织策略的作用;时间、努力、环境、求助管理策略的作用;计划、监控、调控策略的作用。

3. 简单应用:能够从不同的理论流派理解学习过程;分析动机产生的心理机制;选择合适的学习策略完成认知加工。

4. 综合应用:从学习动机和策略两个方面综合分析学生的学习过程。

(二)中小学生学业发展的常见问题与辅导

1. 识记:小学生学业发展的常见问题及表现特征;中学生学业发展的常见问题及表现特征。

2. 领会:考试焦虑的心理机制;意志力薄弱的心理机制;学习拖延的心理机制;学习马虎的心理机制;学习方法不当的心理机制;学习动力不足的心理机制。

3. 简单应用:激发学习动机辅导策略的应用;改善学习策略辅导策略的应用;提升学习效果辅导策略的应用。

4. 综合应用:从学习动机和策略两个方面综合分析学生学业困难的原因。

(三)中小学生学业发展辅导案例

1. 识记:中小学生学业发展辅导的基本原则。

2. 领会:系统性原则的内涵;发展性原则的内涵。

3. 简单应用:系统性评估学生学业发展的现状;以发展的视角分析学生学业发展的历程。

4. 综合应用:依据学生学业困难的表现分析其学业发展困难可能的原因;针对学生学业发展困难的原因在学习的动机、策略、结果三个领域制定综合性解决方案。

四、 本章重点、难点

(一)本章重点

1. 主要学习理论的观点。

2. 主要动机理论的观点。

3. 不同学习策略的作用。

4. 中小学生常见学业问题的表现及应对策略。

(二)本章难点

根据学生学业发展困难的外在表现,准确分析其学习过程中存在的问题,制定出相应的辅导方案,并在方案执行过程中不断反思与调整,最终实现辅导目标。

第八章 中小学生青春期性心理发展与辅导

一、 学习目的与要求

考生学习本章,应了解中小学生青春期身体发展、心理发展的特点;理解性心理的概念和结构,性心理发展的阶段理论,青春期性心理发展的特点,性心理健康的概念和标准;了解中小学生在青春期性心理发展过程中的常见问题,掌握中小学生青春期性心理发展常见问题的辅导策略;掌握中小学生青春期性心理发展辅导的基本原则。

二、课程内容

（一）中小学生青春期性心理发展概述

1. 中小学生青春期身体发展的特点

2. 中小学生青春期心理发展的特点

3. 中小学生青春期性心理的发展

（二）中小学生青春期性心理发展的问题与辅导

1. 中小学生青春期性心理发展的常见问题

2. 中小学生青春期性心理发展常见问题的辅导策略

（三）中小学生青春期性心理发展辅导案例

1. 中小学生青春期性心理发展辅导的基本原则

2. 中小学生青春期性心理发展辅导案例解析

三、考核知识点与考核要求

（一）中小学生青春期性心理发展概述

1. 识记：青春期的概念和开始标志；性心理的概念；性心理的结构；性心理健康的概念；性心理健康的标准。

2. 领会：中小学生青春期身体发展的特点；中小学生青春期心理发展的特点；弗洛伊德的性心理发展阶段说；国外青春期性心理发展的阶段理论；我国青春期性心理发展的阶段理论；青春期性心理的特点。

3. 简单应用：能够分析个体青春期发展的特点。

（二）中小学生青春期性心理发展的问题与辅导

1. 领会：中小学生青春期性心理发展在性焦虑方面的问题；中小学生青春期性心理发展在性冲动方面的问题；中小学生青春期性心理发展在手淫方面的问题；中小学生青春期性心理发展在异性交往方面的问题；中小学生青春期性心理发展在性安全方面的问题。

2. 简单应用：根据案例初步判断来访者可能存在的青春期性心理发展的问题。

3. 综合应用：对中小学生性认识问题进行辅导；对中小学生性价值观问题进行辅导；对中小学生性适应问题进行辅导。

（三）中小学生青春期性心理发展辅导案例

1. 领会：中小学生青春期性心理发展辅导时应当遵循的基本原则。

2. 综合应用：结合实例对中小学生青春期性心理发展过程中的问题进行辅导。

四、本章重点、难点

（一）学习重点

1. 中小学生青春期心理发展的特点。

2. 性心理的概念和结构。

3. 性心理发展的特点。

4. 性心理健康的概念和标准。

5. 中小学生青春期性心理发展辅导时应当遵循的基本原则。

（二）学习难点

本章的学习难点是运用所学的理论知识，结合实例对中小学生青春期性心理发展过程中出现的问题进行辅导。

第九章 教师心理卫生与辅导

一、 学习目的与要求

考生学习本章,应了解教师心理卫生与辅导的相关概念,结合自身实际情况和案例掌握辅导技能;理解、掌握教师心理卫生的重要理论;能对不同心理问题的成因、表现、影响进行甄别;掌握心理辅导技能,加强在实际中的实践与应用,以提升辅导能力。

二、 课程内容

(一)教师心理卫生与辅导概述

1. 教师角色理论

2. 教师职业倦怠理论

3. 教师工作投入理论

4. 教师复原力理论

(二)教师常见心理问题与辅导

1. 教师常见心理问题

2. 教师常见心理问题的辅导策略

(三)教师团体心理辅导的设计与实施

1. 提升教师复原力的团体心理辅导设计理念

2. 提升教师复原力的团体心理辅导方案

3. 提升教师复原力的团体心理辅导实例

4. 团体辅导的效果与反思

三、 考核知识点与考核要求

(一)教师心理卫生与辅导概述

1. 识记:教师角色的概念;教师职业倦怠的概念;工作家庭冲突的概念、结构;教师工作投入的概念;教师复原力的定义(特质论、过程论、结果论)。

2. 领会:工作家庭关系理论、工作家庭边界理论的基本观点;工作—个人匹配理论、工作要求—资源模型的主要内容;资源保存理论的主要观点;教师复原力的作用机制。

3. 简单应用:举例说明教师的保护因素、危险因素。

(二)教师常见心理问题与辅导

1. 识记:教师常见的情绪问题及其表现、原因、影响;教师人际交往问题的表现、原因、影响;教师心身问题的定义、影响。

2. 领会:教师常见心理问题的辅导策略。

3. 简单应用:结合案例,完成对教师常见心理问题的鉴别及成因分析。

(三)教师团体心理辅导的设计与实施

1. 领会:教师复原力团体心理辅导方案设计的理论依据。

2. 简单应用:系统评估教师的心理状况;分析教师的心理发展过程。

3. 综合应用:依据教师心理问题的表现分析其可能的原因;针对教师的心理问题

制定心理辅导方案;对中小学教师的心理辅导案例进行评价。

四、 本章重点、难点

（一）本章重点

1. 理解并掌握教师心理卫生的主要理论。

2. 准确理解教师常见心理问题的原因、表现和影响。

（二）本章难点

从积极心理学的视角,运用相关理论对教师开展心理辅导工作。

第十章　家庭心理卫生与辅导

一、 学习目的与要求

考生学习本章,应了解家庭心理卫生的含义及研究现状;理解家庭心理卫生对个体的影响及其作用机制,能够分析家庭心理卫生的常见问题,并提出一定的辅导策略;掌握家庭心理卫生辅导的基本原则;结合具体的案例,理解家庭心理辅导的过程。

二、 课程内容

（一）家庭心理卫生

1. 家庭心理卫生概述

2. 家庭心理卫生的研究现状

3. 家庭心理卫生对个体产生影响的作用机制

（二）家庭心理卫生的常见问题及辅导

1. 家庭心理卫生的常见问题及分析

2. 家庭心理卫生常见问题的辅导

（三）家庭心理辅导案例

1. 家庭心理辅导的基本原则

2. 家庭心理辅导案例分析

三、 考核知识点与考核要求

（一）家庭心理卫生

1. 识记:家庭的概念;家庭心理卫生的特点;健康家庭的标准;父母教养方式的概念及类型;协同教养的概念及内容;家庭系统理论;夫妻亚系统;亲子亚系统;情绪安全感理论。

2. 领会:家庭心理卫生对个体的影响。

3. 简单应用:能够简单论述家庭心理卫生对个体产生影响的作用机制。

4. 综合应用:结合实例论述具体家庭因素对个体发展的影响。

（二）家庭心理卫生的常见问题及辅导

1. 识记:不安全的依恋类型;亲子冲突的定义;夫妻冲突的定义;离异的定义;家庭心理辅导的定义及其假设;家校合作的定义。

2. 领会:家庭心理辅导的理论基础;父母冲突对个体心理卫生的影响;父母离异对个体心理卫生的影响;不一致的教养方式对个体心理卫生的影响;不安全的依恋对个体心理卫生的影响;家校合作中存在的问题。

3. 简单应用:能够论述家庭心理卫生的常见问题;能够论述培养良好家庭心理卫生的策略;能够分析家校合作问题并提出对策。

4. 综合应用:能够结合案例分析家庭心理卫生问题并提出有针对性的辅导策略。

（三）家庭心理辅导案例

1. 识记:家庭辅导的基本原则。

2. 简单应用:能够结合家庭心理卫生的相关知识对案例进行原因分析。

3. 综合应用:能够结合具体案例及生活实际,理解家庭治疗的理念,综合运用家庭治疗的相关知识进行案例分析。

四、 本章重点、难点

（一）本章重点

1. 全面认识家庭心理卫生对个体发展的影响。

2. 能够结合个体的具体症状表现,提出创建良好家庭心理卫生环境的策略。

3. 家庭心理辅导的基本原则。

4. 家庭心理卫生的特点。

（二）本章难点

理解和把握家庭心理卫生对个体产生影响的作用机制。将家庭作为一个完整的系统,针对个案进行辅导时要关注家庭心理卫生的方方面面。

Ⅳ 关于大纲的说明与考核实施要求

一、 自学考试大纲的目的和作用

"心理卫生与辅导"课程自学考试大纲是根据专业自学考试计划的要求,结合自学考试的特点而确定的,其目的是对个人自学、社会助学和课程考试命题进行指导和规定。

"心理卫生与辅导"课程自学考试大纲明确了本课程学习的内容以及深度和广度,规定了课程自学考试的范围和标准。因此,它既是编写自学考试教材和辅导书的依据,也是社会助学组织进行自学辅导的依据,还是自学者学习教材、掌握课程内容知识范围和程度的依据,更是进行自学考试命题的依据。

二、 自学考试大纲与教材的关系

大纲是进行学习和考核的依据,教材包含考生应掌握的课程知识的基本内容和范围,教材的内容是大纲所规定课程内容的扩展。

大纲与教材所体现的课程内容基本一致,大纲里面的课程内容和考核知识点,教材里一般都有;但教材里有的内容,大纲里不一定体现。

三、 关于自学教材

《心理卫生与辅导》,全国高等教育自学考试指导委员会组编,傅纳主编,高等教育出版社,2023 年版。

四、 关于自学要求和自学方法指导

为了有效地指导个人自学和社会助学,本大纲在各章的开始指明了学习目的与要求,最后也给出了各章的重点和难点。

为使自学考生更好地学习"心理卫生与辅导"这门课程,建议考生在学习中采用以下几种方法:

第一,在全面学习课程内容的基础上增强对知识点和重点内容的记忆。自学考生首先应全面系统地学习《心理卫生与辅导》教材的内容,并以此为基础,加强对重点章节的学习,理解并掌握课程中的知识点和重要原理。

第二,紧扣教材和自学考试大纲进行学习。自学考试大纲有规定的课程内容和考核目标,是自学考生学习教材、掌握课程内容知识范围和程度的依据,《心理卫生与辅导》教材的内容则是自学考试大纲所规定的课程知识和内容的扩展与发挥。自学考生在学习中紧扣教材和大纲进行学习,既可以全面地掌握心理卫生与辅导的基本原理,同时也可以抓住该课程的重点内容和考点。

第三,自学考生必须保证有必要的自学时间。自学考生应根据该课程的特点和自身的实际情况,合理安排自学时间。

五、 对社会助学的要求

1. 社会助学者应根据本大纲规定的考试内容和考核目标,认真钻研指定教材,明确本课程与其他课程不同的特点和学习要求,对自学考生进行切实有效的辅导,引导他们防止自学中的各种偏向,充分发挥社会助学的正确导向作用。

2. 要正确处理基础知识和应用能力的关系,努力引导自学考生将识记、领会与应用联系起来,将对基础知识的理解转化为应用能力。在全面辅导的基础上,着重培养和提高自学考生分析问题和解决问题的能力。

3. 要正确处理重点和一般的关系。课程内容有重点与一般之分,但考试内容是全面的,而且重点与一般是相互联系的,不是截然分开的。社会助学者应指导自学考生全面系统地学习材料,掌握全部考试内容和考核知识点,在此基础上再突出重点。总之,要把重点学习同兼顾一般结合起来,切勿孤立地抓重点,把自学考生引向猜题、押题的误区。

六、 对考核内容的说明

1. 本课程要求考生学习和掌握的知识点内容都作为考核的内容。课程中各章的内容均由若干知识点组成,在自学考试中成为考核知识点。因此,课程自学考试大纲中所规定的考试内容是以分解为考核知识点的方式给出的。由于各知识点在课程中的地位、作用以及知识自身的特点不同,自学考试将对各知识点按认知(或叫能力)层次确定其考核要求。

2. 在考试之日起 6 个月前,由全国人民代表大会和国务院颁布或修订的法律、法规都将列入相应课程的考试范围。凡大纲、教材内容与现行法律、法规不符的,应以现行法律、法规为准。命题时也会对我国经济建设和科技文化发展重大方针政策的变化予以体现。

七、 关于考试命题的若干规定

1. 本课程的考试命题,应根据本大纲规定的考试内容和考核目标来确定考试范围和考核要求。考试命题覆盖面要广,并要适当突出重点章节,加大重点内容的覆盖度,以体现本课程的内容特点。

2. 本课程在试题中对不同能力层次要求的分数比例一般为:识记占 20%;领会占 30%;简单应用占 30%;综合应用占 20%。

3. 要合理安排试题的难易程度,试题的难度可分为易、较易、较难、难四个等级。每份试卷中不同难度试题的分数比例一般为:易占 20%;较易占 30%;较难占 30%;难占 20%。必须注意,试题的难易程度与能力层次不是一个概念,在各个能力层次中都存在着不同的难度,切勿混淆。

4. 本课程考试命题的主要题型一般有单项选择题、多项选择题、填空题、简答题、论述题、实际应用题等题型。各种题型的具体形式可参见本大纲的附录。

5. 本课程的考试方式为闭卷、笔试。考试时间为 150 分钟。

附录 题型举例

一、单项选择题

1. 根据舒伯的生涯发展理论,个体的生涯发展可以分为生长期、探索期、(   )、维持期和衰退期五个阶段。

A. 高原期   B. 成熟期   C. 稳定期   D. 建立期

2. 主张从全人教育的角度阐释学习者整个人的成长历程,以发展人性,注重学习者的经验和创造潜能,引导其结合认知与经验,肯定自我进而实现自我。这是(   )理论流派的观点。

A. 行为主义   B. 认知主义   C. 建构主义   D. 人本主义

二、多项选择题

1. 心理辅导的基本任务包括(   )。

A. 帮助被辅导者解决心理上所面临的困难

B. 陪伴被辅导者成长

C. 给予被辅导者支持

D. 帮助被辅导者解决实际生活中存在的问题

E. 增加被辅导者的心理能量

2. 以下属于学校心理辅导内容的是(   )。

A. 学业发展辅导

B. 认知发展辅导

C. 教师心理辅导

D. 生涯辅导

E. 不良行为矫正

三、填空题

1. 学校心理辅导应遵循的基本原则有整体性原则、_____、_____、个别对待与面向全体相结合原则。

2. 美国心理学家赫洛克把青春期之后的性心理发展分为四个阶段,分别为_____、_____、_____、_____。

四、简答题

1. 请阐述教师常见心理问题的辅导策略,并结合实际情况加以说明。

2. 请根据家庭心理卫生的特点,简要阐述如何促进家庭心理卫生。

五、论述题

1. 试述中小学生自我意识的发展特点及其在学校心理辅导中的作用。

2. 试述认知策略的内涵及其在认知过程中发挥的作用。

六、实际应用题

1. 结合下面案例中小刘出现的症状,说明他可能存在哪方面的精神障碍。

小刘是一名高三复读生,近一年以来感觉压力很大,对学习和生活觉得没有意义,对什么事情都不感兴趣,情绪低落,经常失眠。由于家庭教育的原因,他很注重学习成绩,自我要求很高。高考失利进入复读班学习后,感觉自己一切都完了,一直打不起精神,无法正常学习,注意力不集中,生物钟紊乱,内心感到十分痛苦,也不愿意和同学、朋友交流,觉得活着没有一点价值。

2. 试运用放松法为自己设计一个自我放松训练的计划。

后　记

　　《心理卫生与辅导自学考试大纲》是根据全国高等教育自学考试教育学专业（专升本）考核要求编写的。2018 年 4 月教育类专业委员会召开审稿会议，对本大纲进行讨论评审，修改后，经主审复审定稿。

　　本大纲由北京师范大学傅纳副教授负责编写。

　　本大纲经由北京师范大学郑日昌教授主审，北京师范大学伍新春教授、首都师范大学崔丽霞教授参加审稿并提出改进意见。

　　本大纲最后由全国高等教育自学考试指导委员会审定。

　　本大纲编审人员付出了辛勤劳动，特此表示感谢。

全国高等教育自学考试指导委员会

教育类专业委员会

2018 年 9 月

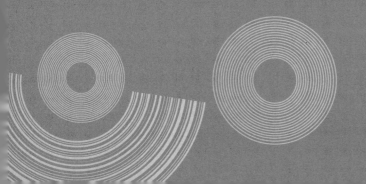

全国高等教育自学考试指定教材

心理卫生与辅导

全国高等教育自学考试指导委员会　组编

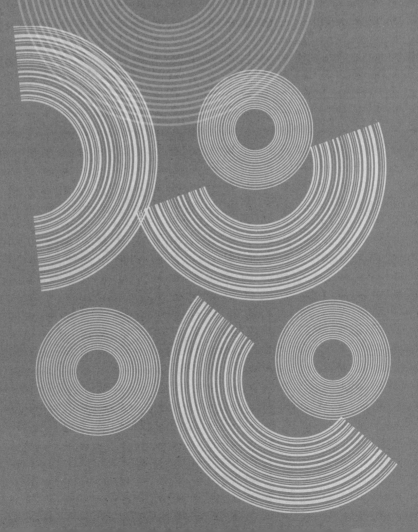

编者的话

重视心理健康,是提高国民素质的需要。维护和促进学生心理健康,已成为教育部门的共识,而心理卫生正是以维护和增进心理健康为目的并采取一系列措施的过程,心理辅导则是心理卫生中最为重要的一种带有专业色彩的途径和方法。

心理卫生与辅导从产生之初的诊疗模式到今天以预防为主,深受积极心理学的影响,在预防工作中强调增加积极资源,这一变化对学校教育也产生了深远的影响,本书也强调了这一点。

心理现象的复杂性决定了心理卫生与辅导的理论和方法的多样性。本书在有限的篇幅内,对心理卫生与辅导进行了概要性的介绍,并结合学校教育的特点,基于发展性的视角选取了特定性的主题进行详细的论述。为了帮助自学者更好地理解与学习,在对每一特定主题进行介绍时都专门配有案例。这些案例(从行为发出者的角度而言)都是专业从事心理辅导工作的人员完成的,本书的目的是通过这些案例,让未来的教育工作者更好地掌握心理卫生与辅导的理论与方法,在日常教学工作中做一些力所能及的工作。

这本《心理卫生与辅导》在 2018 年 11 月第一次出版,作为全国高等教育自学考试教育学专业(专升本)的指定教材,是由全国高等教育自学考试指导委员会组织编写的。在本次修订的过程中新增了一些内容,主要涉及相关政策法规、学校心理辅导发展新趋势、相关的案例等。本书的各章作者为:第一章赵琼英,第二章文婠紫,第三章袁榕蔓、袁娜,第四章傅纳、邓丽芳、曾海波,第五章贾取,第六章赵琼英、吴蕾,第七章陈尧,第八章李诗颖,第九章张玉晶、宋旭红,第十章彭自芳。在此要特别感谢赵琼英、文婠紫、袁榕蔓、吴蕾、贾取、陈尧、李诗颖、彭自芳在本次修订中所做的工作。傅纳负责全书总体框架设计、自学考试大纲撰写、内容审订、文字修改及沟通协调工作。由于编者水平所限,定有诸多疏漏谬误之处,欢迎各位专家和广大读者批评指正。

傅纳

2023 年 5 月

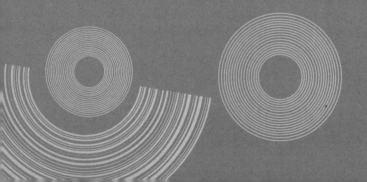

第一章 心理卫生与辅导概述

随着社会的进步与发展,人们所面临的卫生问题变得越来越复杂。特别是新冠疫情在全球的爆发,使人们在注重身体健康的同时越来越意识到心理卫生状况的重要性。习近平总书记在党的二十大报告中提出"重视心理健康和精神卫生",这对新时代做好心理卫生与辅导工作提出了明确的方向与要求。本章将从心理卫生与辅导的内涵,起源、发展与前景,目的与意义三个方面对心理卫生与辅导进行概述。

第一节 心理卫生与辅导的内涵

一、心理卫生

当谈及心理卫生时,首先要明确的一个问题就是什么是心理卫生,即心理卫生的含义或定义;其次要明确的是心理卫生涉及哪些内容;最后要明确的是,如果想要保持心理卫生,从宏观方面来讲我们需要遵循什么原则。

(一)心理卫生的含义

通常情况下,对心理卫生的定义是从三个方面进行的:其一,认为心理卫生是一个学科或理论体系,重点研究如何预防各种类型的一般心理问题和精神障碍,维护和增进心理健康,即心理卫生学;其二,认为心理卫生是一种工作或专业服务体系,包括所有改进、保持和增进心理健康状态的措施;其三,认为心理卫生就是心理健康状态。这三种理解各有侧重,需结合起来理解。为此,我们从构词上进一步分析心理卫生的含义。

心理卫生顾名思义由心理和卫生两方面的要素构成,因此,在谈及心理卫生的含义时,我们首先需要明确心理这一概念所包括的内容。对心理的讨论大致分为三个部分:对心理状态的讨论、对心理过程的讨论和对个性心理的讨论。心理学是一门研究心理现象发生、发展和活动规律的科学。总的来说,"心理"一词既包括了对一般心理状态,比如意识、注意等的讨论,也包括了对一般心理过程,比如认知、情绪、意志品质、行为的讨论,还包括了对个性心理,例如人格特征、需要、动机、决策等的讨论。而作为一门学科的心理学,就是研究人的心理现象及其规律的科学。由此我们可以看出,无论是对心理还是对心理学的讨论,都不可避免地要涉及对过程和规律的讨论。

其次,对心理卫生内涵的理解还需要明确卫生这一概念所包含的内容。人们说到卫生时第一个想到的往往是生理卫生,比如个人卫生、环境卫生、食品卫生等,其主旨都是为了保护生命的安全和健康。卫生一般情况下是指个人和集体的生活卫生和生产卫生的总称。在1999年版的《心理卫生与心理辅导》一书中,卫生被定义为"保卫生命、维护生机",可谓抓住了卫生这一概念的精髓。总的来说,卫生既包含保卫、维护等一系列措施,又包含实施这些措施以达到健康这一目的的过程,是一个动态的概念,本书以后的讨论都会秉持这一原则。

最后,探讨心理卫生的内涵还需要明确心理卫生的具体含义。《不列颠百科全书:国际中文版》对心理卫生的定义是,心理卫生是指用来促进和维护心理健康的一切措施。在对心理健康进行定义时,该书认为,心理健康不是一种绝对的理想状态,而是一种在适应不断变化的周围环境中所能达到的最佳状态,心理健康被看作是一种与个人的心理容量和对环境的适应能力有关的心理状态。综上,心理卫生就是指以达到心理健康这一状态为目标的过程,包含了达成这一目标所涉及的各种措施。从上述定义不难看出,心理卫生的目标已经从其产生之初的针对精神障碍的防治和改善精神障碍患者的待遇,发展成为维护和提升心理健康。随着积极心理学的兴起,这一目标又进一步向前发展,不再仅仅是改善心理状况、维护心理健康,还要培养和发展人的积极心理品质,使个体获得最佳学业、工作成绩和最佳身心健康。心理卫生目标的这一变化也体现在其所对应的英文单词的变化上。心理卫生最早使用的是 mental hygiene 一词,目前常用的是 mental health,常被译为"心理健康"。受积极心理学影响,目前有学者又使用 psychological well-being 和 psychological wellness,众所周知,well 有"好"的意思,well-being、wellness 有"幸福""健康"的含义。

综上,"心理"包含着心理状态、心理过程和个性心理,"卫生"则是一种以达到"最佳的健康"为目的的措施和过程。随着积极心理学的兴起,心理卫生的含义向着更积极的方向发展。

(二)心理卫生的基本内容

1. 对象

心理卫生的研究对象既包括心理健康水平良好的人,也包括心理健康水平不良的人。作为教育者或者学习教育学的人来说,要特别重视不同年龄学生群体的心理卫生工作。其中,对中小学生所进行的心理卫生工作和对大学生、成人所进行的心理卫生工作的具体内容肯定是不同的,这是由服务对象的年龄特征所决定的。此外,还应注意的是,人不是孤立存在的,而是生活在社会中的,因此在分析心理卫生工作对象的时候,还需要注意不同对象所处的社会环境。与生理卫生不同,心理卫生更强调人作为一个社会活动和经济活动的综合体,强调人的社会属性而不仅仅是生理属性。

与此同时,我们应始终明确,心理卫生研究和服务的对象是与心理学、认知行为科学和脑科学不一样的。心理卫生工作的目的是预防和矫治一般心理问题与精神障碍,维护与促进心理健康,心理卫生的研究和工作对象必须是与健康有关的,以此区别于以揭示心理状态和心理活动规律为研究和工作对象的心理学,以认识和控制人的认知与行为为主的认知行为科学,以及以揭示大脑活动规律和本质为主的脑科学。

考虑到目前学界对心理问题这一概念尚没有一个统一的定义,因此,在本书中,我们将个体所面临的心理问题按照严重程度分为一般心理问题和精神障碍两种。从心理健康到一般心理问题再到精神障碍是一个连续变化的过程,彼此之间实际上并不存在清晰的界限。但是,为了便于表述及区分,我们将符合精神障碍诊断标准(如 DSM-5)的心理问题称为精神障碍(精神障碍在一些变态心理学的书籍或相关书籍中有时也被称为心理障碍),将不符合精神障碍诊断标准的心理问题统称为一般心理问题。本书接下来的论述均采用这一原则。

2. 基本任务

从心理卫生的含义中可以看出,心理卫生的基本目的是使服务对象达到心理健康这一状态。为了达成这一基本目的,心理卫生工作者就需要对常见的影响心理健康的因素有所了解，同时对各种心理问题有所认识，并对它们的规律有所掌握，最后还需要对应对心理问题、促进心理健康的方法有熟练的应用和实践。在这一过程中，就涉及对一般心理问题或精神障碍的预防和矫治。

此外，随着对心理卫生的认识与理解不断加深，以及对心理卫生问题越来越重视，心理卫生的基本任务又有了新的扩展。除了达到和维持心理健康外，心理卫生的基本内容又增加了增进心理健康这一层次。众所周知，不论是生理健康水平，还是心理健康水平，都不是仅仅分为健康和不健康两个维度。人的心理健康水平是处在一个由低到高的连续体上的。对于生理卫生而言，人们已经不再仅仅满足于没有生理疾病、身体健康这一状态了，越来越多的人开始追求生理机能的进一步提升，例如，想要拥有更强健的肌肉、更强大的心肺功能等。心理卫生也是如此，没有心理问题或精神障碍已经不再是心理卫生工作的终极目标了，越来越多的人希望通过心理卫生工作提升自己的心理健康水平，让自己能够更好地体会他人的心理（更强的心理理论能力）、适应不断变化的社会（更好的心理适应能力）、对自己更加认可和自信（更强的自我效能感和自尊）等。由此，心理卫生工作的基本任务便得到了拓展。

总的来说，心理卫生的基本任务可以分为预防和矫治心理问题与精神障碍、维护和增进心理健康两个方面。心理卫生工作是一项复杂的工作，需要大量的学习和实践。只有依据心理卫生领域的科学理论，并将其应用到心理卫生的工作中，才能完成心理卫生工作的基本任务。

（三）保持心理卫生的原则

心理卫生关乎我们所有的人，不论是心理卫生工作者还是心理卫生工作的对象。从一定角度来说，心理卫生工作者和想要提升心理卫生状态或水平的人保持心理卫生的原则应该是一致的，正是这些一致的原则帮助我们共同走向更加健康的明天。具体来说，这些原则可以分为以下三个方面：自我意识良好、社会功能良好和人际关系良好。

1. 自我意识良好

人作为社会人，在一生中肯定会受到社会方方面面的影响，其中最为突出的便是社会价值观的影响，即社会关于什么是好和什么是坏的主流价值体系的影响。父母和教师会将别人的孩子、学生和自己的孩子、学生进行比较，恋人和朋友会将别人的恋人、朋友和自己的恋人、朋友比较，领导会将别的公司的员工和自己公司的员工进行比较，配偶会将别人的配偶和自己的配偶进行比较，甚至子女也会将别人的父母和自己的父母进行比较。可以说，只要处在社会关系和社会活动之中，这种比较就是不可避免的。在这种比较中，个体逐渐习得了什么是应该做的，什么是不应该做的；什么是需要学习的，什么是应该摒弃的。更为重要的是，个体也逐渐习得了什么是应该想的，什么是不应该想的。在这种情况下，个体的自尊和自我意识逐渐变得脆弱，自我效能感也往往建立在别人对自己的评价的基础之上。时代带给了每一个人深深的烙印，而生活在社会中的人也必须正视这些烙印，只有这样，才能更好地认识自我、悦纳自我。个体需要知道哪些是社会给予的，哪些是自身的；在社会给予的东西中，哪些是必须接受和遵循的，哪些是可以选择的；在自身的东西中，哪些是真正需要坚持的，哪些是需要改变的。同时，我们还要认识到，很多时候要区分自我中的哪些内容是社会给予的、哪些内容是自身拥有的是不现实的,因为我们往往很难将自身拥有的东西和那些已经彻底接受、悦纳了的社会给予我们的东西区分开来。人生下来即为社会人,这就决定了个体的一切都无法与社会完全割裂,这一原则在认识自我的过程中需要被铭记。

最后需要强调的是,认识自我的目的是为了悦纳自我,是为了接纳自己的优点和缺点、接纳自己的潜能和局限、接纳自己的需要和愿望。同时还需要谨记的是,这种接纳不是静态的,而是动态的。人本主义认为,人有自我实现的倾向,这就意味着人需要走在自我实现的道路上,这既是满足自我需要所必需的,也是生活在社会中所必需的。良好的自我意识意味着,个体能够认识自我、悦纳自我、实现自我。

2. 社会功能良好

既然人是生活在社会中的人,那么良好的社会功能便是保持心理卫生不可或缺的一部分。所谓社会功能良好,就是指个体能较好地适应社会,并在社会中生活,完成自我实现。

个体对社会的适应表现在两个方面:一方面是个体调整自己与社会不相适应的心理状态、心理过程或个性心理,这主要是指向个体自身的,是向内的;另一方面是个体在社会中的活动,即个体通过实践活动参与社会生活,融入社会,例如参加工作或其他类型的社会活动等,这主要是指向社会的,是向外的。人通过向内和向外两种活动,与社会产生交互作用,适应社会,从而保持心理卫生。

3. 人际关系良好

人从还未出生之时就已经与其他个体产生了密不可分的关系。人类的成长无法完全依靠自己,而必须依靠他人,这是人类的软肋,也是人类的铠甲。在人与人的关系中,个体学会了认识自我、接触社会、自我实现;在人与人的关系中,个体感受到了爱、关心、支持,也会感受到背叛。良好的人际关系可以让人在脆弱的时候找到支持,在寂寞的时候找到陪伴,在痛苦的时候找到关心;不良的人际关系则是抑郁、焦虑、恐惧的根源。事实上,对于大多数的心理问题,人际关系不良都是引起问题、加深问题的重要因素。因此,良好的人际关系也是保持心理卫生的原则。

二、 心理辅导

心理卫生与辅导中的“辅导”一词是指心理辅导,下面将从含义、基本内容、原则、模式与主要获取途径四个方面对心理辅导进行论述。

(一)心理辅导的含义

心理辅导是心理卫生领域主要的达成心理健康状态的措施和方法。心理辅导对应的英文单词为 counseling,在国内除被翻译为心理辅导外,还会被译为心理咨询。根据美国心理学会下设的心理辅导协会对 counseling 的最新定义,心理辅导即一种能够帮助不同的个体、家庭和团体达成心理健康、福祉、教育和职业目标的专业关系。[①] 美国心理辅导协会将心理辅导定义为一种在专业心理学的框架下,专注于促进整个生命周期中个体与人际机能的发挥的专业过程,并认为其特别关注情感、社会、职业、教育、

---

① 参见:https://www.counseling.org/knowledge-center/20-20-a-vision-for-the-future-of-counseling/consensus-definition-of-counseling.

健康相关、发展和组织等方面的问题。^① 可以说,这是目前对心理辅导较为完善的两个定义。在谈到心理辅导时就必须介绍一下心理治疗,因为两者几乎总是相伴出现。有学者认为,心理治疗是在良好的治疗关系基础上,由经过专业训练的治疗者运用心理治疗的有关理论和技术,对来访者进行帮助,以消除或缓解来访者的问题或障碍,促进其人格向健康、协调的方向发展的过程。^② 虽然人们经常试图从工作对象、工作内容、专业人员称谓、受训情况等方面将心理辅导与心理治疗进行区别,但其实这是很困难的。有学者就认为,没有任何定义可以包括所有心理治疗法,而排除所有辅导方法,许多想区分出心理治疗、心理辅导方法的尝试均告失败。^③ 根据《中华人民共和国精神卫生法》,心理治疗与心理辅导之间最主要的区别是在工作对象方面。《中华人民共和国精神卫生法》明确规定,没有取得相关医疗职业资格的人士不能为精神障碍患者提供诊断和治疗,心理辅导工作者在遇到相关情况时,需要及时向寻求帮助者解释情况并进行转介,在法律和职业伦理道德的框架内开展工作。综上所述,本书认为心理辅导是一种以心理学理论为基础,以增进所有个体或团体的心理健康、福祉、职业发展等为目的的专业性助人活动。

(二)心理辅导的基本内容

1. 心理辅导的对象

心理辅导的对象是所有在心理方面需要帮助的人,包括一般健康群体和正在受心理问题困扰的群体。通常来讲,心理辅导的对象(即被辅导者)是主动前来寻求帮助的,这意味着他们有求助的意愿和实际行动。这里需要特别指出的是,心理辅导工作者要对心理辅导的对象进行甄别。在某些情况下,提出问题的人(家长、教师或其他重要的人)往往也是心理辅导的服务对象甚至是解决问题的关键,帮助他们处理诸如焦虑等情绪问题及其他问题也是心理辅导工作者的职责所在。

2. 心理辅导的基本任务

心理辅导的基本任务是帮助被辅导者解决他们心理上所面临的困难、陪伴他们成长、给予他们支持、增加他们的心理能量。在进行具体工作时我们需要明确,导致被辅导者产生心理问题的因素有很多,发生在生活中的各种事件就包含在其中。比如,被辅导者遭遇失业、离婚、失恋、丧偶、身体上的重大病痛等,在这种时候,被辅导者往往都期待心理辅导工作者能够给他们提供解决实际问题的办法,因为他们认为,只要实际问题解决了,他们心理上的困扰就会消失。事实果真如此吗?且不论被辅导者的问题是不是能够在短期内得以解决,即便能够在短期内解决,但如果被辅导者在此过程中没有获得心理上的成长,尽管他们暂时从困扰中跳脱了出来,却仍无法避免在下次面对类似或其他问题时再次陷入困扰中的可能。这就提醒我们,心理辅导的基本任务一定不是帮助被辅导者解决实际生活中的问题,而是帮助他们在心理上获得成长,这也是心理辅导的首要目标。只有心理上有所成长的人,才能够有力量和能力去面对并解决自己实际生活中的问题。在这种情况下,即便问题不能在一定时间内得以解决,

---

① 参见:http://www.div17.org/about-cp/what-is-counseling-psychology/.
② 钱铭怡. 心理咨询与心理治疗[M]. 北京:北京大学出版社,2016.
③ 郑日昌,江光荣,伍新春. 当代心理咨询与治疗体系[M].北京:高等教育出版社,2006.

他们依然可以带着问题去生活。被辅导者和心理辅导工作者都应该明确,真正帮助被辅导者走出困扰的、值得感谢的是,愿意求助、努力成长的自己,而不是心理辅导工作者。从某种程度上说,心理辅导工作者的任务是陪伴、支持、等待,给被辅导者成长的时间与空间。心理辅导工作者要客观认识自己工作的基本任务,既不妄自菲薄,也不要夸大。

3. 心理辅导的特征

(1)心理辅导是一项专业性很强的助人活动。心理辅导工作者需要接受长时间的专业训练,学习大量心理学、教育学的知识,按照要求或相关规定进行专业实习并接受督导。在美国、英国等欧美国家,从事心理辅导的工作者需要具备相应的教育背景、完成相关实践并取得资格证书,才能具备执业资格。在我国,虽然目前没有国家层面的资质认证,但相关从业者也必须具备丰富的理论和实践经验,在学校进行心理辅导的教师必须取得相关教师资格证书才可执业。可以说,心理辅导的全过程都是需要专业知识和实践经验支撑的,这既是对心理辅导工作者的要求,也是心理辅导工作者专业归属的来源之一。

(2)心理辅导是建立在人际交往基础之上的工作。心理辅导涉及的基本人际关系是被辅导者和心理辅导工作者的关系。在好的或者有效的心理辅导中,二者之间的关系是非常紧密的,是充满信任、尊重、平等和理解的。当然,这种关系的建立不是一朝一夕可以完成的,需要心理辅导工作者长时间的努力,这也正是心理辅导工作专业性的体现,对于心理辅导工作的成效起着至关重要的作用。

(3)心理辅导是一项助人自助的工作。在心理辅导的过程中,好的心理辅导工作者不仅能够帮助被辅导者面对和解决他们的问题,还会在心理辅导的过程中敏锐地发现自己的问题,并通过进一步的学习、督导和个人体验等方式处理并解决自己的问题。在心理辅导工作当中,成长应该是发生在关系双方的,这也是心理辅导关系平等性的体现。心理辅导工作者不是全能的,他们需要在心理辅导的过程当中体验、感知自己未解决的问题,清醒认识到这些问题对于心理辅导工作和被辅导者的影响,并在工作场所之外尽自己最大的可能解决这些问题。

(4)心理辅导是以语言为基本工作方式的助人活动。在心理辅导中,语言是最为常用的工具。心理辅导工作者通过语言让被辅导者感受到被理解和支持,同时,被辅导者也通过语言来表达和探索自己。当然,发生在心理辅导过程中的动作、表情、沉默等也包含着大量的信息,但是对这些信息的理解和探索往往仍旧需要借助于语言这一基本工具。随着心理辅导的不断发展,心理辅导可以借助的工具也变得越来越丰富。除了语言外,诸如沙盘、绘画、音乐、戏剧、游戏、生理监测仪等也被越来越多地运用在心理辅导中。需要注意的是,对于这些辅助工具的使用应该谨慎,心理辅导工作者需要非常清晰地知道每种工具的特点和适用性,不能为了使用这些工具而使用这些工具,工具的使用必须以帮助被辅导者解决心理问题为根本宗旨。另外,还要注意的是,在目前的心理辅导中,语言依旧是最基本、最常用的手段和工具,心理辅导工作者要善于运用语言,但不局限于语言。

(三)心理辅导的原则

心理辅导是一项专业性很强的工作,这种专业性也体现在心理辅导所必须遵守的原则中。

1. 保密原则

保密原则是心理辅导最基本也是最重要的原则,它既是心理辅导双方建立相互信任关系的前提,也是心理辅导顺利开展的基础。保密原则具体表现为:在未经被辅导者允许的情况下,心理辅导中的任何内容都需要对外保密,包括被辅导者披露的内容和心理辅导的过程。但这并不意味着心理辅导是完全密封的,在督导、教学、分享案例和发表文章时,只要得到被辅导者的同意并做到对被辅导者个人信息的充分保密,心理辅导的内容是可以对外交流的。需要注意的是,这种对个人信息的保密应该是周全的,而不仅仅是对姓名的保密。在匿名化的处理当中,任何可能让其他人猜到被辅导者真实身份的信息都应该进行处理。需要特别提醒的是,当心理辅导的人数不止一人时,例如,在团体心理辅导、心理辅导课程或其他各种方式的心理服务中,保密原则同样有效,心理辅导的内容、过程仍然需要对外保密。所以,心理辅导工作者在此种情况下依然要强调保密原则的重要性。

但在实际操作中,有时保密这一最基本、最重要的原则是很难被遵守的。因为心理辅导工作者在实际工作中常常面临如下的一些问题:家长、教师、校领导想要知道某位学生的具体情况;被辅导者的问题牵涉到其他重要的人,例如家长、配偶、朋友、情侣等,而心理辅导工作者有办法联系到这些人;被辅导者是心理辅导工作者的朋友或认识的人介绍或转介来的,这些人想要了解被辅导者的情况;等等。在遇到这些情况时,心理辅导工作者需要明确是什么原因(包括内在的和外在的)使得自己将要打破或已经打破保密原则,首先要解决来自自身的问题(例如,对权威的服从、担心失去介绍人的信任从而失去将来潜在的被辅导者等),然后需要耐心告知想要知道被辅导者情况的人心理辅导必须要遵守的保密原则的具体内容。心理辅导工作者需要明确的是,心理辅导最根本的负责对象是被辅导者,而不是其他个体或机构。

2. 保密例外原则

保密原则并不是绝对的,在一些具体情形中是需要心理辅导工作者主动打破的。例如,在被辅导者有自伤、自杀或危害他人与社会的倾向时;在被辅导者有致命的传染性疾病且可能危及他人时;在未成年人受到性侵犯或虐待时;在法律规定需要披露时。在涉及法律问题的时候,如果需要履行保密例外原则,心理辅导工作者应要求法庭提供相关书面说明,并尽最大可能保护被辅导者的隐私。需要注意的是,在履行保密例外原则的时候,心理辅导工作者需要将该原则告知被辅导者。通常情况下,在心理辅导一开始的时候,心理辅导工作者就要详细地和被辅导者解释保密原则和保密例外原则。

3. 自愿原则

原则上说,心理辅导的对象应是自愿前来寻求帮助的人,这一点可以从两个方面来理解。其一,自愿原则是对被辅导者尊重的体现。接受并寻求帮助是被辅导者个人的权利,而非义务,我们要尊重被辅导者的选择,这是对被辅导者自我认识和决策的尊重。其二,自愿原则为辅导关系的建立和被辅导者更好地探索自己、解决自身的问题奠定坚实的基础。

但在现实工作中常常会遇到被辅导者不是自愿前来的情况,这在诸如学校、军队、监狱等特定的场所是比较常见的。学生、军人和犯人有需要服从的对象,一旦这些对象提出要让他们接受心理辅导,他们往往没有自己选择的空间和余地,而心理辅导工作者也不能拒绝这些人群。这里需要提醒的是,如果这些个体不能改变自己对心理辅导的看法,不能从心底接受心理辅导,不能将被迫转为自愿,那么真正的心理辅导就很难开展,甚至不可能开展。这就需要心理辅导工作者付出更多的时间和努力。

需要特别强调的是,在团体心理辅导、心理辅导课程及其他形式的心理辅导过程中,心理辅导工作者仍旧需要坚持在自愿原则的指导下进行心理辅导工作,不能因为工作安排或其他类型的压力而忽视被辅导者的自愿性,自行开展心理辅导工作。

此外,在现实工作中还会遇到代替他人(例如,家长代替孩子)前来寻求心理辅导的情况。对此,心理辅导工作者要有明确的认识,即被代替者本人即便因此而有所获益,在这种情况下所进行的心理辅导也并不是真正意义上的心理辅导,因为在这种辅导关系中真正被服务的对象是代替他人前来的个体,而不是被代替者本人。如果想要更好地解决被代替者的心理问题,那么就需要被代替者本人来到心理辅导的现场,自愿接受帮助。

4. 发展性原则

发展性原则提示我们,心理辅导的对象是处于心理和生理不断发展的过程当中的。不论被辅导者是成年人还是未成年人(特别是未成年人),心理辅导工作者都不能轻易将他们的问题归入到某类精神障碍的范畴中。在此前提下,心理辅导工作者应相信被辅导者有自我完善和自我实现的潜能,相信他们有能力在心理辅导工作者的帮助和陪伴下渡过目前的困境。与此同时,心理辅导工作者也应注意到,被辅导者所面临的问题也是不断发展变化的,在接受心理辅导的过程中,他们所处的情境和自身的心理状态都会发生变化,心理辅导工作者要时刻关注被辅导者的心理状态,以发展的眼光看待他们。辅导时的一般心理问题有可能转化成精神障碍,辅导时的精神障碍也有可能在被辅导者和心理辅导工作者的共同努力下变成一般心理问题。人的心理健康水平是处在一个连续体上的,心理辅导工作者要时刻关注被辅导者心理健康水平所处的位置。

5. 系统性原则

心理辅导工作是一项系统性的工作,通常情况下心理辅导工作都要持续一段时间,短则几个星期,长则数年。在这段时期内,心理辅导工作不是零散随意进行的,而是有系统有组织地进行的。首先,心理辅导工作要在系统的心理学理论的指导下进行。其次,心理辅导工作要在系统的计划下进行。个案辅导时,在个案开始的前几次辅导工作中心理辅导工作者就要制订一个系统性的辅导计划,并与被辅导者进行沟通。在团体、课程和其他类型的心理辅导工作中,系统性则体现得更为明显。心理辅导工作者在团体、课程等开始之前就应制订好详细的辅导方案,有系统地开展工作。最后,心理辅导工作的开始、发展和结束是一个系统的流程,每一阶段都有特定的注意事项和需要完成的内容,任何阶段的缺失都会使得心理辅导工作变得不完整,因此心理辅导工作者要及时地发现问题并进行反思。

6. 整体性原则

整体性原则要求心理辅导工作者在进行心理辅导的过程中具备如下的意识,即被辅导者的任何一种心理状态或行为都不是孤立的,是个体人格因素与环境,个体的过去、现在和未来,个体心理与行为的某个方面与其他方面,个体的生理和心理交互作用的结果。在进行心理辅导的过程中,心理辅导工作者不仅要关注被辅导者自身的情况,还应关注由其家庭、朋友、同事、过往经历、所处的社会环境等构成的生态系统,以及它们之间的相互作用。

(四)心理辅导的模式与主要获取途径

目前,心理辅导的模式主要有医学治疗模式、咨询辅导模式和社会影响模式。医学治疗模式重在帮助有精神障碍的个体进行治疗和恢复;咨询辅导模式重在预防、探讨和处理较普遍存在的心理问题;社会影响模式重在对个体社会适应、人际交往方面的心理问题进行教育、预防并促进其良性发展。

根据心理辅导对象的数量和性质,又可把心理辅导分为个体心理辅导、团体心理辅导、家庭心理辅导等。

1. 个体心理辅导

个体心理辅导的理论和方法起源于精神分析的方法。它是以心理辅导工作者和一名被辅导者组成一个心理辅导单位,一般不需要第三者参与。个体心理辅导通常采用一对一面谈的方式,但随着科技的发展,目前个体心理辅导的方式也开始多样化,例如通过网络进行在线辅导等。

2. 团体心理辅导

团体心理辅导是把具有类似性质或共同问题的被辅导者结合在一起,在团体环境中进行的一种心理辅导。参加团体辅导的对象,以问题相似、文化水平较为接近的被辅导者较为适宜。团体辅导人数一般为 8~12 人,但也有多达 50 人的。团体辅导通常由一名心理辅导工作者来带领。一个良好运转的团体,具有吸引各个成员的凝聚力,这种力量来自成员们对团体内部建立起来的一定的规范和价值的遵从,它使个体的动机需求与团体的目标紧密相连,使得团体的行为深深地影响个体的行为。

3. 家庭心理辅导

家庭心理辅导是随着社会的需要和专业的发展而产生的,它关注整个家庭的交往模式、沟通方式等,认为症状是家庭的产物,而不是某个家庭成员的问题。家庭心理辅导和个体心理辅导在辅导对象、辅导内容、对症状的原因和作用的解释以及看待被辅导者的角度等方面都有很大区别。一般情况下,实施家庭心理辅导需要全体家庭成员或者有关的主要家庭成员参与,以家庭群体的方式进行辅导工作。当然,全体家庭成员都能参加是最好的选择,如果不能做到,则需要直接有关的家庭成员都参加,而且随着辅导的需要,可随时变更参与的家庭成员。

心理辅导的主要获取途径与以上模式密不可分。有帮助需求的人可以通过去医院问诊、与心理辅导工作者一对一面谈或通过电话、网络等进行个体心理辅导,也可以通过加入某一团体或与其他重要的人(父母、子女、爱人等)一起进行团体心理辅导、家庭心理辅导。

随着"健康中国"建设工作的不断推进,我国建立了越来越广泛的心理辅导网络,主要是利用各种社会力量,整合社区、专业机构、有关民政部门(诸如与青少年、老人、妇女等工作有关的部门)的力量开展多渠道、多途径的心理辅导工作。例如,社区的心理辅导工作者通过举办讲座和展览、印发宣传材料等开展心理辅导工作;利用互联网工具(微信、微博、网站、网络公开课、各种 App 等)、书籍和文章等普及心理卫生与辅导的相关知识;通过举办支持性小组、团体体验活动等让更多的人体验心理辅导,获得心理支持。

除了上述这些心理辅导的途径外,大、中、小学因其自身的特点还有一些特有的途径,例如,心理辅导课程作为一种在学校里常见的心理辅导的方式,近些年受到了越来越多的关注。此外,心理辅导的内容还被渗透到学科教学、校园文化建设。本书将在第三章对学校心理辅导进行详细的介绍。

总之,不管采用何种途径开展心理辅导工作,心理辅导工作者都有义务提供专业、可靠的心理辅导服务,同时帮助大众对鱼龙混杂的心理辅导信息进行鉴别,帮助被辅导者在安全的环境下得到心理上的成长。

三、 心理卫生、心理辅导与心理健康的关系

经过上述阐释,我们已经对心理卫生、心理辅导的概念有了较为明确的认识,由于在论述心理卫生、心理辅导时必然会涉及一些具有相似内涵的概念,诸如心理健康,故在这里对几个相似的概念进行简要的说明。在实际应用中,心理卫生、心理健康、心理辅导之间并没有严格的区分,它们都指向一种健康的状态及为了达成这一健康状态所付出的努力。特别是随着积极心理学的发展和人们对精神健康重视程度的提高,心理卫生、心理健康、心理辅导都趋向于关注人的积极方面,即培养、挖掘、利用积极资源。本书第二章详细地介绍了心理健康的相关内容,这里不再赘述。为了方便大家对上述几个概念的理解,我们也可以进行如下的区分(需要注意的是,这种区分并不是绝对的)。

心理卫生更多的是指以预防和矫治心理问题、维护和增进心理健康为目的并采取一系列措施的过程。从此定义不难看出,心理卫生强调的是过程和过程中的措施。例如,当个体遇到不开心的事情时所进行的自我调解,在遇到挫折时寻求帮助等,这都被视为是心理卫生的体现。心理卫生这一过程可以由个体自身主导,也可以由专业人员辅助,在由专业人员辅助的时候,心理辅导便成为需要重点关注的概念。

心理辅导可以理解为心理卫生中最为重要的一种带有专业色彩的途径和方法。当个体无法处理自己的心理问题时,就需要寻求专业的帮助,以恢复心理上的平衡,重新达到心理健康的状态;当个体想要增进自己的心理健康水平时,也可以寻求心理辅导的帮助,利用这种帮助处理日常生活中各种类型的心理困惑。这里需要再次强调的是,心理辅导的对象是所有想要得到心理帮助的人。

心理健康是指一种状态,这种状态并不是十全十美的状态,而是个体在与不断变化的环境交互作用中所能达到的最佳状态,是心理卫生的目标状态。综合目前已有的各种定义,在本书中,我们认为,心理健康是在没有心理疾病困扰的基础之上,个体内部协调和外部适应相统一且持续积极发展的一种良好状态。

综观这三个概念,特别是心理卫生概念的发展脉络不难发现,心理卫生、心理辅导、心理健康三者之间有着密切的联系。随着心理卫生概念的扩展,心理卫生的内涵会越来越多地涉及心理健康,即更加注重对心理健康的维护和增进。而心理辅导则从发展伊始就与心理卫生有着密不可分的关系:心理辅导和心理卫生工作有着相同的目

标(预防和矫治心理问题、维护和增进心理健康),有着相同的理论基础,有着近乎相同的工作人员(心理辅导工作者往往也是心理卫生工作者,二者没有清晰的区分)和类似的工作对象(所有需要帮助的群体)。可以说,心理卫生、心理辅导都是以达成、维护和增进心理健康为目的的。

综上所述,心理卫生、心理辅导和心理健康三个概念既相互联系又有区别,但在实践过程中,三者的区分并不严格,且共同指向人的精神发展的更加积极的方面。我们要辩证地、以发展的眼光看待这三个概念之间的关系。

第二节　心理卫生与辅导的起源、发展与前景

一、 心理卫生与辅导的起源与兴起

(一)国外心理卫生与辅导的起源与兴起

虽然"心理卫生"一词出现得较晚,但是心理卫生思想的起源却很早。早在两千多年前,古希腊的著名医生、被西方尊称为"医学之父"的希波克拉底就提出了"体液说",这一学说成为心理卫生思想的起源。几乎在同一时期,古希腊哲学家柏拉图也对心理卫生提出了自己的看法,他认为理性、精神、食欲和性爱的相互协调带来了人的平衡和健康,精神疾病主要是由躯体因素造成的,但心理因素也是对其存在影响的。这些古希腊著名学者的思想成为心理卫生思想的源头,让人们开始注意心理卫生对人类的影响。随后,随着人们对精神障碍的重视和研究的进步,心理卫生问题越来越受到人们的关注。现代心理卫生运动开始发展。

现在多数学者认为,现代心理卫生运动是由菲利普·比内尔开启的。比内尔是法国著名的精神病学家,他于1792年提出废止对精神障碍患者的折磨,并勇敢地卸掉了铐在精神障碍患者身上的锁链,改善他们的生活环境,让精神障碍患者获得了尊严。这在当时的法国乃至全世界都引起了强烈的反响。比内尔的这一改革引起了政府的重视,也吸引了一大批志在精神病学研究的人才。时至今日,我们依旧能从比内尔改革的勇气中感受到他对于精神障碍患者的人道主义关怀,这种关怀和尊重是值得每一位心理卫生工作者学习和倡导的。

19世纪中叶,美国学者威廉·斯威策首次重点提出了"心理卫生"这一术语。美国精神病学协会的13位创始人之一的艾萨克·雷进一步将心理卫生定义为"保护心理,抵御所有会降低心理质量的意外和影响,减少其力量或改变其影响的艺术"。在此阶段,美国的多萝西娅·迪克斯也是心理卫生运动的重要人物之一。迪克斯是一位学校教师,她一生都致力于帮助那些患有精神障碍的人们,并对外揭示他们所处的恶劣条件。这些活动在历史上被称为"心理卫生运动"。

历史的发展总是被不同的人在同一时间推动着的。19世纪末,奥地利心理学家弗洛伊德提出了精神分析的思想,强调了个体心理发展的重要性和心智对一个人心理卫生的影响。① 弗洛伊德所创建的精神分析学派成为心理辅导的鼻祖。后续的很多心理辅导或治疗的学派,如行为主义学派、人本主义学派等,都是以对精神分析学派的

---

① 贝克,格勒.21世纪的学校咨询[M].4版.王工斌,等,译.北京:中国轻工业出版社,2008:10.

继承、批判或修正为基础发展起来的。

在人们对精神障碍患者的关注越来越多的时候,智力测验也应运而生。人们对智力测验的使用来源于对治疗和区分精神障碍患者的实际需要。随着时间的推移,人们开始意识到智力落后和患有精神疾病并不是同一回事。在这种背景下,比内-西蒙测验诞生了。随着比内-西蒙测验的诞生,心理学进入了心理测验的10年。

几乎在同一时间的美国,也开始了真正意义上的现代心理卫生运动。对这一运动的兴起起到直接作用的是美国心理学家比尔斯。1908年,比尔斯编写出版了一本名为《自觉之心》的书,批判了精神障碍患者所遭受的非人待遇,呼吁改善这种状况。该书一经出版就引起了广泛的关注,带动了精神疾病治疗方面的改革,使得越来越多的人开始关注精神障碍患者的生活。

由于该书的出版,比尔斯得到了社会各界的广泛关注和赞助,1908年5月,世界上第一个心理卫生组织——美国康涅狄格州心理卫生协会在比尔斯的倡导下成立。该协会的工作目标主要有五项:第一,保持心理健康;第二,防治心理疾病;第三,提高精神障碍患者的待遇;第四,普及正确的与心理问题、精神障碍有关的知识;第五,与其他心理卫生机构开展广泛的合作。比尔斯还创立了美国的第一个心理卫生诊所。

在心理卫生运动充分发展的美国,1909年出现了第一个全国性的心理卫生委员会,随后美国的各州都相继成立了诸多心理卫生协会,相关专业期刊也得以创办,产生了很大的影响。心理卫生运动在美国得到如火如荼的发展。

随后,心理卫生运动又发展到了欧洲,进而发展到了世界各地。20世纪初,世界多个国家成立了心理卫生的相关机构。

1930年,第一届国际心理卫生大会在美国华盛顿召开,与会代表来自包括中国在内的53个国家,达3 000多人。大会成立了国际心理卫生委员会,将增进世界各国人民的心理健康作为宗旨,致力于预防及矫治心理问题的研究。此次大会的召开,标志着心理卫生运动已经发展成为一种世界性的潮流。

在第二次世界大战之前的心理卫生与辅导的发展进程中,广大医务和心理工作者做了大量的工作,他们呼吁人们正视精神障碍患者的地位,给予精神障碍患者尊重,改善精神障碍患者的生活和治疗条件。可以说,在这一时期,世界心理卫生运动的发展主要是围绕精神障碍患者展开的。

即便如此,也并不意味着在这一时期没有人关注普通人的心理卫生状况,还是有一部分心理卫生和辅导工作者在从事着相关的工作的。在第二次世界大战之前,心理辅导的发展与心理治疗不同,前者主要是围绕职业发展与辅导展开的,在实际中得以广泛使用的一些测验也是针对职业和学业展开的。① 然而,当人们在职业辅导领域有所发展、精神障碍患者受到越来越多的重视、人们对心理卫生和辅导的关注点逐步扩展到人格及发展问题的时候,第二次世界大战爆发了。战争的残酷带来了众多不得不让人直视的问题,其中的一项便是参战士兵的心理卫生问题。以第二次世界大战为分界点,心理卫生和辅导又有了新的发展。

---

① 许燕.西方心理咨询与治疗的发展历史[J].心理咨询师,2011(2).

（二）国内心理卫生与辅导的起源与兴起

虽然心理卫生与辅导的概念是舶来品，但其实在我国，有关心理卫生与辅导的思想起源由来已久。我国心理卫生思想的起源分布在古代思想家和医学家的许多著作中，其核心思想是修身养性、预防疾病、增进健康。从《管子》的"内业"思想、孔子对不同年龄段心理卫生任务的论述、老子"养心"的思想、荀子的"补伦就中"以维持心理平衡的观点，到《黄帝内经》中关于情绪与人体健康关系的论述，都体现了心理卫生的思想。

管仲所论述的"内业"中的内就是心，业就是术，内业就是养心之术。孔子在《论语·季氏》中提出了"少之时，血气未定，戒之在色；及其壮也，血气方刚，戒之在斗；及其老也，血气既衰，戒之在得"的思想，这也提示我们不同年龄阶段所面临的心理卫生任务有所不同。老子思想的重要内容就是修身养性，养心健神。这些思想带有朴素的东方哲学智慧，至今对于心理卫生工作还有着重要的启示，是心理卫生工作本土化的思想根基。

随着历史的发展，西方心理卫生与辅导的思想在 20 世纪初传入了我国。这一思想的传入是与心理学的传入息息相关的。1917 年，北京大学哲学系首开心理学课程，并建立了中国第一个心理学实验室；1920 年，北京高等师范学校筹建了心理学系；1921 年 8 月，中华心理学会成立；1922 年，中国的第一个心理学杂志——《心理》创办；1929 年，中央研究院心理研究所成立；1936 年，中国心理卫生协会成立。受第二次世界大战的影响，在抗日战争时期，我国刚刚萌芽的心理卫生工作就陷入了停滞。

可以说，在第二次世界大战之前，西方心理卫生与辅导的思想在我国的传播还比较少，第二次世界大战之后，心理卫生与辅导的思想才真正系统地在国内得到发展和传播。

二、心理卫生与辅导的发展

（一）国外心理卫生与辅导的发展

正如前面所述，第二次世界大战深刻地改变了世界心理卫生运动和心理辅导的发展。第二次世界大战中，心理辅导的重点从职业辅导转向了非职业性的辅导。

在第二次世界大战结束后，大量身心受到重创的士兵从战场上归来，因此，对心理辅导的需求大幅上升，心理卫生工作得到了前所未有的重视，心理卫生和心理辅导都得到了迅猛的发展。

1946 年，美国《国家心理健康法案》颁布。1946 年，第三届国际心理卫生大会在英国伦敦召开，会议通过了成立世界心理健康联合会的决议，通过了题为"心理健康和世界公民"的纲领性文件。这份文件将社会对心理卫生的作用放在了重要的位置。随后，联合国教科文组织成立了新的国际心理卫生组织，即世界心理健康联合会（WFMH），世界卫生组织也下设了心理卫生部。在此带动下，许多国家相继成立了心理卫生联合会、协会或全国委员会，一些国家也颁布了有关心理卫生的法案，共同推进心理卫生和心理辅导事业的发展。

根据世界卫生组织和世界心理健康联合会的协议，1960 年被定为"国际心理健康年"。1961 年，世界心理健康联合会修订了纲领，将世界卫生运动的范围从精神障碍患者扩展到了普通人群中，提出要从生物学、心理学、医学、教育学等各个方面全面提升人的心理健康水平。这时的心理卫生工作的理念恰与这种新形成的生物—心理—社会医学模式相吻合，使得越来越多的人受益。

1963年，美国颁布了《社区心理健康中心法案》，该法案促进了精神障碍治疗机构的发展。心理卫生和心理辅导机构开始面向更加广泛的大众。

在这一时期的心理卫生和辅导领域，除了相关法案和机构的发展在不断地完善外，心理卫生和心理辅导的相关理论也得到了空前的发展，进入了百花齐放、百家争鸣的阶段。例如，行为辅导、认知辅导的理论不断臻于完善，影响变得越来越大；另外，有关学习的理论、自我概念的理论在这一时期也得到了发展。越来越多的心理辅导理论的出现和完善，表明有越来越多的人重视并投身于心理卫生和辅导的事业中来，也标志着心理辅导的专业性正在不断地提升。

20世纪70年代以后，精神分析的观点遭到了越来越多的批判，人本主义心理学思潮不断涌起。受这一思潮的影响，人们开始越来越多地以人本主义心理学的观点来看待心理卫生问题，以更加积极的态度对待人的心理卫生问题，认为心理卫生工作的对象不应只是那些有心理问题或精神障碍的群体，还应面向普通群体，进而全面提高人的素质。心理卫生工作的内容从预防和矫治心理问题逐渐扩展到维持和增进心理健康水平的层面。

20世纪80年代以后，心理辅导的领域不断扩展，大、中、小学等教育机构和社区成为心理辅导工作者的主要工作阵地，他们服务的方向也从精神障碍扩展到家庭与婚姻、老年心理等一般心理问题。

特别值得一提的是，在马丁·塞利格曼和米哈里·契克森米哈赖的大力倡导下，积极心理学在世界范围内于20世纪末21世纪初兴起并得到了迅猛的发展，一大批有关积极心理学的著作得以出版并产生了较大影响，其中《积极心理学手册》的出版使得积极心理学运动进入了崭新的阶段。积极心理学的发展让人们意识到，心理学不应只研究人的心理的消极方面（例如，临床心理学就主要针对精神障碍患者展开研究），一般人的心理健康状态同样值得被关注，特别是如何让人生活得更加幸福等这些积极的方面。与此同时，在积极心理学的影响下，心理卫生与辅导也更多地将视野放宽至一般人的积极心理品质上。这种趋势在进入21世纪以后越发明显。

（二）国内心理卫生与辅导的发展

虽然在1949年以前，心理卫生与辅导在我国就已经有了萌芽和兴起。但是直至改革开放前，中国除港澳台外的绝大部分地区的心理卫生与辅导工作都处在停滞状态。

随着改革开放的稳步推进，我国心理卫生与辅导事业无论是从理论方面还是从实践方面都迎来了飞速发展期。在"文化大革命"结束后，我国的心理卫生与辅导工作者立刻重新展开了工作。1979年冬，中国心理学会的年会在天津召开，众多与会者提出要重建"中国心理卫生协会"，并成立了医学心理学专业委员会。在这一期间，医学心理学的发展为心理卫生的开展起到了极大的促进作用。1983年，全国医学心理学第三届学术会议召开，会议的其中一项议题就是有关心理卫生的。1985年，中国心理卫生协会成立，随后我国的心理卫生工作得到了前所未有的发展。《中国心理卫生杂志》《中国健康心理学杂志》《中国临床心理学杂志》等学术期刊为我国心理卫生领域相关基础研究和应用研究的发展提供了交流平台,大量与心理卫生、心理辅导有关的图书出版,相关会议和培训在全国各地举办。

2008年汶川大地震,灾难给幸存者及其家庭带来了严重的心理创伤。为此,众多心理卫生与辅导工作者前往灾区进行心理援助工作。以此为标志,我国的灾后心理援助工作迅速发展起来,产生了大量的实践与研究。[1][2]

在此期间,我国大力引进西方较为成熟的心理卫生与辅导的理念和技术,特别是对于行为主义、认知主义、人本主义等基本理论和技术进行了大量实践,并在引进的基础上进行了理论和技术层面的本土化构建。[3]

2012年,教育部专门针对中小学颁布了《中小学心理健康教育指导纲要(2012年修订)》,标志着我国心理卫生工作步入了一个新的阶段。此后,党和政府也越加重视心理卫生与辅导的发展,从立法和规章两个方面对心理卫生与辅导工作的开展提出了具体的要求、原则和工作指南。

《国民经济和社会发展第十三个五年规划纲要》指出,要"加强全民健康教育,提升健康素养""加强国民营养计划和心理健康服务"。2012年10月26日,《中华人民共和国精神卫生法》发布,以法律的形式成为我国心理卫生与辅导工作的标准和指南。《中华人民共和国精神卫生法》指出,"精神卫生工作实行预防为主的方针,坚持预防、治疗和康复相结合的原则","县级以上人民政府领导精神卫生工作,将其纳入国民经济和社会发展规划,建设和完善精神障碍的预防、治疗和康复服务体系,建立健全精神卫生工作协调机制和工作责任制,对有关部门承担的精神卫生工作进行考核、监督"。《中华人民共和国精神卫生法》是我国心理卫生与辅导工作者必须遵循的基本法规,明确规定了心理卫生与辅导工作者的职责范围、所应承担的义务和责任,各项心理卫生工作的责任主体,精神障碍的诊断和治疗原则,社会各责任主体理应对心理卫生工作提供的保障措施等。2016年10月25日,中共中央、国务院印发《"健康中国2030"规划纲要》,强调要"加强心理健康服务体系建设和规范化管理。加大全民心理健康科普宣传力度,提升心理健康素养。加强对抑郁症、焦虑症等常见精神障碍和心理行为问题的干预,加大对重点人群心理问题早期发现和及时干预力度",提出"到2030年,常见精神障碍防治和心理行为问题识别干预水平显著提高"的目标和要求。

为深入贯彻落实党的十八届五中全会和习近平总书记在2016年全国卫生与健康大会上关于加强心理健康服务的要求,根据《中华人民共和国精神卫生法》《"健康中国2030"规划纲要》和相关政策,国家卫计委、中宣部等22个部门联合于2016年12月30日发布了《关于加强心理健康服务的指导意见》,对加强心理健康服务、健全社会心理服务体系提出了具体指导意见,规定了我国心理健康服务工作的指导思想、基本原则、基本目标,要求大力发展各类心理健康教育,加强重点人群心理健康服务,建立健全心理健康服务体系,加强心理健康人才队伍建设,加强组织领导和工作保障。该指导意见指出,"各地区各部门要认真贯彻落实中央决策部署,从深化健康中国建

① 刘正奎,吴坎坎,张侃. 我国重大自然灾害后心理援助的探索与挑战[J]. 中国软科学,2011(5).
② 刘正奎,吴坎坎,王力. 我国灾害心理与行为研究[J]. 心理科学进展,2011(8).
③ 付艳芬,黄希庭,尹可丽,等. 从心理学文献看我国心理咨询与治疗理论的现状[J]. 心理科学,2010(2).

设的战略高度,充分认识加强心理健康服务、健全社会心理服务体系的重要意义,坚持问题导向,增强责任意识,自觉履行促进群众心理健康责任,加强制度机制建设,为实现'两个一百年'奋斗目标和中华民族伟大复兴中国梦作出积极贡献"。

2016 年,以北京市为试点,心理辅导在特定机构被列入医保范围,现在越来越多的人呼吁将心理辅导纳入医保范围。与此同时,我国社区心理卫生服务也得到了发展,已有部分地区开展了社区心理卫生或心理健康服务,但服务人员的专业水平、社区及政府的支持力度、资金投入、设施设备、法律法规和政策的支持等方面还有较大的提升空间。①

2019 年,《国务院关于实施健康中国行动的意见》颁布,进一步落实了《"健康中国 2030"规划纲要》提出的诸多要求,提出要实施心理健康促进行动,"通过心理健康教育、咨询、治疗、危机干预等方式",引导公众"正确认识和应对常见精神障碍及心理行为问题"。

2022 年,党的二十大胜利召开,在党的十九大报告中提出"加强社会心理服务体系建设"的基础上,党的二十大报告中进一步提出要"重视心理健康和精神卫生",并将其作为推进健康中国建设的重要组成部分,为我国心理卫生与辅导事业的发展提供了强有力的政策保障。

2023 年,为认真贯彻党的二十大精神,积极稳步落实《中国教育现代化 2035》《国务院关于实施健康中国行动的意见》,全面加强和改进新时代学生心理健康工作,提升学生心理健康素养,教育部等 17 个部门联合印发了《全面加强和改进新时代学生心理健康工作专项行动计划(2023—2025 年)》,提出要五育并举(以德育心、以智慧心、以体强心、以美润心、以劳健心)促进心理健康、加强心理健康教育、规范心理健康监测、完善心理预警干预、建强心理人才队伍、支持心理健康科研、优化社会心理服务、营造健康成长环境,以促进学生思想道德素质、文化素质和身心健康素质协调发展,培养担当民族复兴大任的时代新人。

除政策支持外,有关心理卫生与辅导的研究在我国也有了长足的发展。心理卫生与辅导的研究对象越来越多元化,逐渐包含了从幼儿到儿童、青少年、成人、老年人的广泛研究对象;研究方法也包含了质性研究、量化研究等多种研究范式;研究内容更是越发多元化,从传统的以精神障碍为主到越来越重视普通人的积极心理品质的研究,从心理测验量表的研制到学校心理健康教育的发展等不一而足。②

与此同时,进入新时期,我国也更加重视心理卫生与辅导专业人才的培养。《关于加强心理健康服务的指导意见》为加强心理健康人才队伍的建设提供了具体的指导。《"健康中国 2030"规划纲要》提出,要加强精神科、康复、心理健康等急需紧缺专业人才的培养培训,加大心理辅导人员等健康人才的培养培训力度。《全面加强和改进新时代学生心理健康工作专项行动计划(2023—2025 年)》中特别指出,要建强心理人才队伍,提升人才培养质量,配齐心理健康教师,畅通教师发展渠道。

① 姚鲲鹏,张庭辉. 我国社区心理健康服务研究综述[J]. 医学与哲学(人文社会医学版),2011(11).
② 俞国良,董妍. 我国心理健康研究的现状、热点与发展趋势[J]. 教育研究,2012(6).

三、 心理卫生与辅导的发展前景

在世界范围内,积极心理导向的心理卫生与辅导不断发展与完善,成为未来心理卫生与辅导发展的主要方向。人们将越来越重视"幸福感"的获得,甚至已有部分学者从人类学和社会学的角度将"幸福感"置于国内生产总值(GDP)等指标之上,作为衡量国家发展水平的关键指标。与此同时,社区、学校、医院也都将成为心理卫生与辅导发展的主要阵地,社区心理卫生与辅导的发展逐渐使得相关费用有所降低,在未来,越来越趋于"平民化"的心理卫生与辅导将成为一种趋势。

在我国,党的十九大、二十大报告都提出要促进人的全面发展,提高人的心理卫生和心理健康水平,促进获得感、幸福感和安全感的提升。《中国教育现代化2035》《国务院关于实施健康中国行动的意见》的出台,让我们看到党和政府从国家长期、稳定、可持续发展的高度勾画出的心理卫生与辅导工作的发展前景,即不断向着增强人民群众获得感、幸福感和安全感的方向发展,促进人的全面可持续发展。

从社会发展来看,随着社会经济的不断向前发展和物质生活水平的不断提高,人们对精神层面的需求变得越发强烈。从心理卫生与辅导的理论发展来看,积极心理学的影响将越来越大,积极心理品质的构建将贯穿心理卫生与辅导工作的方方面面。

在未来,人们会比以往任何时候都更加重视心理卫生与辅导工作;对心理问题、精神障碍的接纳度会不断增加,更多的人能以一颗平常心来看待有心理问题或精神障碍的个体;遇到心理问题、心理困惑时,人们会主动寻求专业机构、人员的帮助,不再是谈"心理问题"色变;人们会像关注生理卫生那样关注自身的心理卫生状况;人们会越来越从健康和积极的方面考虑自身的心理健康问题。心理卫生作为人类卫生与健康的重要组成部分,必将会对人类社会文明、和谐发展起到促进作用,广大心理卫生与辅导工作者要以使所有的人生活得更加美好和富有创造性为己任,为心理卫生与辅导在新的世纪迈向更高的目标做出应有的贡献。

第三节　心理卫生与辅导的目的与意义

一、 心理卫生与辅导的目的

(一)预防与矫治心理问题

预防与矫治心理问题是心理卫生与辅导最根本的目的,这一根本目的是任何时候都不能被忽视的。从心理卫生运动兴起开始,心理卫生就以精神障碍患者为工作对象。一代又一代心理卫生工作者为改善精神障碍患者的境遇做了大量艰苦卓绝的工作。在经济快速发展的今天,随着人们所面临的压力的不断增加,越来越多的心理问题被暴露了出来。这既与社会迅猛的发展有关,也与人们对自身心理健康状况的重视有关。以前被忽视的一些迹象、症状,在今天却会成为人们寻求专业心理辅导的引子。例如,各种自然灾害的发生、离婚率的增加、婚姻生育政策的改变等自然和社会的变化都可能会引发各种心理问题。这就要求我们必须高度重视心理问题的预防与矫治。国民素质提升的基础是国民身心健康水平的提升,而国民身心健康水平的提升则以对心理问题的预防和矫治为基础。因此,预防与矫治心理问题作为心理卫生与辅导的根基将永远不会被动摇。

（二）维护与增进心理健康

随着世界心理卫生运动的发展，心理卫生与辅导的目标逐渐从预防和矫治心理问题扩展到维护和增进心理健康。这一变化是与人们对心理卫生的重视分不开的。对心理卫生工作需求的急剧增多，在一定程度上促进了心理卫生工作者不断扩展自己的工作领域和工作目标。这一变化也与心理卫生与辅导理论的发展有关。后现代心理辅导理论的出现、积极心理学的开创使我们意识到，每个人都既可以成为自身心理问题的制造者，也可以成为自身幸福的缔造者。理论上的发展带动了实践的变化，心理卫生与心理辅导工作开始越来越重视对普通人群的研究和服务，不仅维护他们的心理健康，更是希望能够增进他们的心理健康。特别是积极心理学如火如荼发展的今天，这一趋势越发明显。

二、 心理卫生与辅导的意义

（一）对个体的意义

首先，心理卫生与辅导可以帮助患有心理问题和精神障碍的人解除心理上的痛苦，重新获得心理上的平衡，达到心理健康的状态。在现代社会，竞争日益加剧，来自工作、恋爱与婚姻、家庭、社会生活、健康与安全、情感困惑、实现自我价值等方面的压力都可能在一定程度上引发各种各样的心理问题。因此，在当代社会，强调心理卫生与辅导对患有一般心理问题或精神障碍的人的意义是非常重要的。心理卫生与辅导可以帮助这些人面对自己的问题，帮助他们预防和矫治心理问题及心理障碍。

其次，心理卫生与辅导可以帮助普通人群维护和增进心理健康，获得更好的心理状态。心理健康处于平均水平或高于平均水平的群体同样需要心理卫生与辅导，正如身体健康的人也需要定期进行体检、日常进行身体锻炼一样。人的心理健康状态是处于动态变化的过程中的，此时的健康并不意味着彼时的健康，也不意味着一直都不会受到心理问题或心理障碍的困扰，因此，有意识地维护和促进心理健康就变得尤为重要。心理卫生知识的普及、日常预防性的心理辅导都可以帮助普通人群维护、促进心理健康。与此同时，心理卫生工作还具有增进个体心理健康水平的功能。心理卫生与辅导工作都会涉及情绪情感的调适、对自我的探索、对生涯的规划、对学业的促进等，这些内容无疑可以增进普通人群的心理健康水平，对普通人群来说有着非常积极的意义。

最后，心理卫生与辅导可以帮助人们缓解和预防生理上的疾病。对心身疾病的研究表明，心理问题常常会导致生理症状，诸如各种胃病、十二指肠溃疡、神经性呕吐、紧张性头痛、失眠等。心理卫生与辅导在帮助个体减轻、治愈心理问题和精神障碍的同时，各种生理症状也会随之得以缓解或消除。此外，在疾病的预防方面，心理卫生与辅导也具有非常重要的作用。疾病的预防往往涉及的是行为的持续改变，即用健康的行为方式取代不健康的行为方式，例如戒烟、戒酒、保持良好的睡眠等，在这些方面，心理卫生与辅导都有许多行之有效的方法和手段。

（二）对家庭的意义

首先，对于有家庭成员患有一般心理问题或精神障碍的家庭来说，心理卫生与辅导可以通过帮助这一家庭成员来间接减轻整个家庭感受到的压力。心理卫生与辅导工作者通过教给其他家庭成员与患病家庭成员相处的要点和方法等方式将相关知识普及到家庭当中,在对患病家庭成员干预的同时,也为其康复创造了良好的外部环境,同时对于预防其他家庭成员出现类似的问题也提供了助益。

其次,对于存在系统问题的家庭来说,心理卫生与辅导可以帮助整个家庭恢复健康的状态。家庭治疗流派的心理辅导工作者特别强调家庭作为一个整体对个体的影响,某个人寻求心理辅导的帮助很有可能是因为其家庭系统出现了问题,此时,心理卫生与辅导就可以从系统的角度以家庭为单位开展工作。

最后,对于功能良好的家庭来说,心理卫生与辅导同样可以有效帮助家庭成员一起维护和增进家庭系统的健康运转。例如,对家庭成员心理理论能力的培养(或共情能力的培养)、为夫妻普及有效沟通的知识、为家长普及儿童发展心理学和亲子沟通的知识、为老年人普及老年心理学和临终关怀的知识等,都对增进家庭系统的健康运转具有积极的意义。

(三) 对社会的意义

对于社会而言,心理卫生与辅导同样具有重要的意义。

根据世界卫生组织2014年发布的报告《预防自杀:一项全球要务》,全球每年有超过80万人死于自杀,平均每40秒就有一人自杀身亡;在15岁至29岁的人群中,自杀已经成为第二大主要死因。而绝大多数的自杀都是由心理问题导致的。此外,个体和家庭是构成社会的基本单位,心理健康状况不良的个体和功能不良的家庭不仅会直接影响整个社会的正常运转,还会影响一个国家综合国力的提升。综上,心理卫生与辅导对社会的意义不言而喻。

上述内容再次表明,心理卫生与辅导不论对于个体、家庭还是整个社会都具有不可替代的作用,因此,全社会都应关心和重视心理卫生与辅导的发展。同时,心理卫生与辅导工作者也要有意识地加强自己的专业素养,为构建和谐、幸福、健康的社会做出应有的贡献。

第二章 心理健康概述

2016年国家卫计委、中宣部等22个部门共同印发了《关于加强心理健康服务的指导意见》,这是我国首个加强心理健康服务的宏观指导性意见,对于提升全社会对心理健康问题的重视具有十分重要的意义。心理健康问题涉及社会生活的方方面面,具有广泛的社会性和普遍性,是全社会共同的责任,也是今后的医学、教育、社会服务等各个领域共同关注的一个重要话题。本章将从心理健康的概念与标准、精神障碍与危机干预、心理健康的影响因素三个方面对心理健康的相关知识进行介绍。

第一节 心理健康的概念与标准

一、心理健康的相关概念

(一)健康

健康是从人类诞生伊始便一直追求的目标。在很长一段时间内,人们普遍认为健康就意味着没有疾病和不适,对健康的关注更多集中在身体疾病的问题上。20世纪初《不列颠百科全书》对健康的定义是:"没有疾病和营养不良以及虚弱状态。"我国《辞海》(1989年版)中,对健康的定义为:"人体各器官系统发育良好、功能正常、体质健壮、精力充沛,并具有良好劳动效能的状态。通常用人体测量、体格检查和各种生理指标来衡量。"这些解释都是从生物医学的视角进行的。但随着社会发展和人类对自身认识的深化,人们对健康概念的认识变得越来越丰富,逐渐从最初只关注适应和征服自然、维持个体生存,发展到关心身体健康、预防疾病发生、维持良好的身体状态。直至今天,人类对健康的认识又已发生了质的飞跃。人们开始认识到心理、社会因素在健康与疾病相互转化过程中不容忽视的作用,逐渐形成更加全面、系统的身心统一的健康观。1948年,世界卫生组织成立时,在宪章中把健康定义为:"健康乃是一种生理、心理和社会适应都臻于完满的状态,而不仅仅是没有疾病和虚弱的状态。"这一定义将心理和社会适应状态都纳入"健康"的概念中。为了加深认识,世界卫生组织还提出了10条健康标准:

(1)有充沛的精力,从容不迫地担负日常工作和生活,而不感到疲劳和紧张。

(2)态度积极,勇于承担责任,不论事情大小都不挑剔。

(3)精神饱满,情绪稳定,善于休息,睡眠良好。

(4)能适应外界环境的各种变化,应变能力强。

(5)自我控制能力强,善于排除干扰。

(6)体重得当,身体均匀,站立时,头、肩、臂的位置协调。

(7)眼睛炯炯有神,善于观察,眼睑不发炎。

(8)牙齿清洁,无空洞,无痛感,无出血现象,齿龈颜色正常。

(9)头发有光泽,无头屑。

(10)肌肉和皮肤富有弹性,走路轻松匀称。

从上述定义和标准来看,现代意义上的健康概念包含了生理健康、心理健康、社会适应三个方面的内容,三者相辅相成,缺一不可。甚至可以说,没有一种疾病是纯粹身体方面的,也没有一种疾病是纯粹心理方面的。新的健康观改变了传统健康定义中只强调和关注生物学变化所带来的身体疾病,而将人的生理层面和精神层面割裂开来的观念,强调将人的生理、心理和社会适应放在一个大的系统中考察,关注心理状态对人类健康的重大价值,为人类预防疾病、获得更完满和积极的生活状态开辟了全新的视角。这意味着人类在追求健康时,不应当仅仅只关注自己的身体是否有明显的疾病症状,还应当关注生理和心理的积极发展,努力锻炼自己的身体素质和心理素质,使自己生活得更加美好和幸福。

(二)心理健康

心理健康的概念是自 20 世纪以来由于科技、文化和社会的迅速发展而带来的一种多角度看待健康的产物。人们对心理健康的关注最初是源于精神障碍方面的研究和对精神障碍患者的关怀。为了给精神障碍患者提供更好的护理和治疗环境,给予他们更多的人道主义关怀,20 世纪初人们开始发起心理卫生运动,使得心理卫生知识的宣传和普及逐渐在社会上产生了巨大的影响。渐渐地,这股思潮从最初关注精神障碍患者的问题转变为全人类共同面对的话题,形成了心理健康的概念,使得人们从原来的问题取向转变为积极发展的取向,开始关注全面提高人的心理素质这一领域。虽然,目前关于什么是心理健康还没有一个统一的定义,但有许多机构和学者从不同角度提出了自己的观点:

(1)1946 年第三届国际心理卫生大会将心理健康定义为:"所谓心理健康是指在身体、智能以及情感上与他人的心理健康不相矛盾的范围内,将个人的心境发展成最佳的状态。"

(2)分析心理学的创始人卡尔·荣格认为:"理想的心理健康是有意识地指挥和引导潜意识的力量,意识和潜意识的领域必须一体化,两个侧面应当任其自由发展。"

(3)心理学家英格利希认为:"心理健康是指一种持续的心理状态,当事人在这种状态下能进行良好的适应,具有生命的活力,并能充分发展其身心潜能。这是一种积极的丰富的状态,而不仅仅是免于心理疾病。"

(4)社会学者玻肯认为:"心理健康就是合乎某一水准的社会行为:一方面为社会所接受,另一方面能为自身带来快乐。"

(5)在国家卫计委等 22 个部门共同印发的《关于加强心理健康服务的指导意见》这一文件中,将心理健康定义为"人在成长和发展过程中,认知合理、情绪稳定、行为适当、人际和谐、适应变化的一种完好状态"。

虽然不同的学者对心理健康的定义有所不同,但他们在定义的方向和趋势上却是一致的。鉴于此,本书认为,对心理健康的理解要注意以下几个方面:

其一,心理健康有两层含义:一是没有精神障碍,这是最基本的条件;二是具有一种积极发展的心理状态,这是最本质的内涵,它意味着要在没有精神障碍的基础上更多地关注应该怎样更积极、更幸福地生活。现如今,我们更多地只是关注到第一层的含义,即认为只要自己"心理没病"就不需要了解心理健康方面的知识,这直接导致社会上很多人对心理知识知之甚少或存在许多误解。事实上,了解心理健康方面的知识,既是我们关注自身心理健康的需要,也是为广大受心理问题和精神障碍困扰的人创造一个更加包容、理解的社会氛围的需要。

其二，心理健康包括个体的内部协调和外部适应两个方面。内部协调可以简单理解为"快乐原则"，每个人都是独一无二的个体，对于各自的内部状态都有自己的主观感受，即使看起来个体外部没有遭受什么不良刺激，但如果内心不快乐、不满意、烦恼或痛苦，那么这种主观上的不适也是心理健康很重要的判断标准。外部适应可以理解为"现实原则"，因为人作为具有社会性的生物，一定要融入各种社会关系之中。如果一个人仅仅自己内心感到良好，却无法正常适应社会，那也不能称其为心理健康。许多精神障碍患者，他们无法正常地生活、工作，其思想和行为也和正常人完全脱离，但是他们中的许多人却是自得其乐且不能认识到自己的疾病。

其三，心理健康是一种持续良好的心境状态。在此状态下，个体的认知、情绪、意志行动等内外反应都处于积极的状态中，具有正常、适当的调控能力，并能充分发挥其潜能。这种状态不只是某一时间点所表现出来的，而应是被相对稳定地保持在一段时间内。因为对于一些精神障碍的患者而言，他们也不是时时刻刻都处于疾病的发作期，甚至有些精神障碍患者在非发作期表现得十分正常。所以我们在评估一个人的心理健康状态时，不应当仅仅凭借某个时间点没有问题就掉以轻心，而是应当放在一个持续变化的动态过程中去考察。同时，还要注意，持续良好的心境并不意味着没有任何起伏变化，心理健康的人也会有情绪低落、状态消沉的时候，但只要能够有意识且有能力进行调控，具备一定的心理弹性，也仍是心理健康的表现。所以，对心理健康的评估需要从辩证、发展、变化的角度来看待。

其四，心理健康是一个连续发展的谱系，而不是一个绝对的标准。从心理健康到一般心理问题直至精神障碍之间没有绝对的分界线，它们之间存在着从量变到质变的发展过程。并且人们的心理健康存在一个广泛的灰色区域，大多数人的精神状态都散落在这一灰色区域内，完全健康和极度病态的人都是比较少的。这也说明，对于我们每个人而言，关注自身的心理健康都是一个重要的话题，我们应该在现有的基础上学会如何更加健康、积极、幸福地生活。

综合各种观点，本书认为，心理健康是在没有心理问题困扰的基础之上，个体内部协调和外部适应相统一且持续积极发展的一种良好状态。

二、 心理健康的标准

如同身体的健康一样，人类的心理健康和不健康之间也是没有一个绝对分界线的。人类的健康是处在一个连续体上且是一个动态变化的过程，如果连续体的一端代表病态，另一端代表完全健康，那么从病态到完全健康之间存在着很多过渡的状态，而且此时的健康也并不意味着彼时的健康。根据国内外的研究与实践，人的心理健康水平大致可划分为三个等级：一为一般常态心理。表现为心情经常愉快满意、适应能力强、善于与他人相处，能较好地完成同龄人发展水平应做的活动，具有承受挫折、调节情绪的能力。二为轻度失调心理。不具有同龄人所应有的愉快满意心境，和他人相处略感困难，独立应对生活、工作有些吃力。若能主动调节或请专业人士帮助，可以恢复常态。三为严重病态心理。表现为明显的适应失调，长期处于焦虑、痛苦等消极情绪中难以自拔，严重影响正常的生活和工作。如不及时矫治，发展下去会成为精神障碍患者。

本书将从以下两个角度介绍一些常见的评估心理健康的标准。

（一）病与非病的区分

心理健康基本的条件是没有精神障碍，也就是应当不存在变态、脱离正常认知、情绪和行为的表现。在医学界，判断是否存在精神障碍可以采用比较公认的"病与非病三原则"：

第一，主观世界和客观世界统一原则。也就是判断当事人是否出现了幻听、幻视等幻觉现象，主观世界是否脱离了客观世界。

第二，精神活动内在协调性原则。也就是知情意要协调一致，对于刺激有正常的反应，例如该哭的时候哭，该笑的时候笑。

第三，个性相对稳定性原则。也就是说，每个人在一定时间段内个性应该是保持相对稳定的状态，如果在没有外界重大刺激的情况下，突然产生性情大变的现象，则可能预示着存在精神障碍。

此外，还可以借助是否有"自知力"这一点来判断精神障碍问题。例如，一般精神分裂症患者都存在不同程度的自知力缺陷，患者意识不到自己不正常的行为和体验，无法判断自己的精神状态是否正常。这种情况下，患者必须去医院精神科进行治疗，仅凭心理辅导是无法解决此类问题的。

当然，以上的标准只是帮助我们去判断个体心理是否有病或没有病，但没有病并不意味着一定健康，正如前面所说，人的心理健康是处在一个连续体上的，从病到完全健康中间存在许多过渡的状态，例如亚健康状态。因此，在判断个体心理健康与否的时候，除了使用"病与非病三原则"，还要加入积极心理学的判断标准，从更加积极适应、发展的角度去理解心理健康。

（二）心理健康的标准

怎样才算是心理健康呢？国内外专家学者对此进行了深入的探讨。

世界心理卫生联合会明确指出心理健康的标志是：① 身体、智力、情绪十分调和；② 适应环境，人际关系中彼此能谦让；③ 有幸福感；④ 在工作和职业中，能充分发挥自己的能力，过着有效率的生活。

著名心理学家亚伯拉罕·马斯洛和米特尔曼提出了十条标准：① 有充分的自我安全感；② 能充分了解自己，并能恰当估计自己的能力；③ 生活理想切合实际；④ 不脱离周围现实环境；⑤ 能保持人格的完整与和谐；⑥ 善于从经验中学习；⑦ 能保持良好的人际关系；⑧ 能适度地宣泄情绪和控制情绪；⑨ 在符合团体要求的前提下能有限度地发挥个性；⑩ 在不违背社会规范的前提下，能适当地满足个人的基本需求。这十条标准被许多人认为是"标准"的"标准"。

北京师范大学郑日昌教授提出了学生心理健康的十条标准：① 认知功能良好；② 自我意识正确；③ 个性结构完整；④ 情感反应适度；⑤ 意志品质健全；⑥ 人际关系协调；⑦ 社会适应良好；⑧ 行为规范化；⑨ 活动与年龄相符；⑩ 人生态度积极。

许又新（1988）曾经提出评估心理健康的三个衡量标准：体验标准、操作标准、发展标准。体验标准是指以个人的主观体验和内心世界的状况为判断依据；操作标准是指通过观察、实验、测量等方法考察个体心理活动的过程和效应，如心理活动效率、社会功能等；发展标准着重对人的个体心理发展状况进行纵向考察和分析。他指出，在评估过程中不能孤立地只考虑某一类标准，要把三个标准结合起来综合考察。

对于心理健康的标准，目前并没有一个完全统一的标准答案，综合各方观点，本书认为心理健康的标准为：① 智力发展正常；② 情绪稳定乐观；③ 意志品质健全；④ 人格完整独立；⑤ 人际关系和谐；⑥ 情感反应适度；⑦ 社会适应良好；⑧ 心理行为符合年龄特征。

在理解以上心理健康的标准时，我们还需要明确几点：

第一，个体并不需要时时刻刻都达到心理健康的各项标准，有些时候出现不符合标准的情绪、行为表现是正常的。例如，当一个人遭遇重大打击或变故时，出现各种各样的负性情绪感受是非常正常的，如果他在此时还是心情积极愉悦，倒有可能是心理出现问题的征兆。因此，我们不能因个体偶尔出现的不符合心理健康标准的表现而判断其心理出现了问题，认为他的心理不健康。

第二，心理健康状态是一个动态、变化的过程。此时健康并不意味着彼时健康，也不意味着永远健康。因此，每个人在生活中都可能会遇到与心理健康有关的问题，谁也不能保证自己对心理问题、精神障碍是完全免疫的。

第三，心理健康标准中的条目虽多，但所涉及的各要素之间却构成了一个有机的整体，任何一个要素出现问题都会造成心理健康状态的损害，引起整体功能的失调。例如，人际关系不良会给当事人带来消极的情绪体验，如果长期处在这样的人际环境和消极情绪体验之中，则可能会导致个体出现社会适应、人格等方面心理功能的损害。

第四，心理健康的标准是一个发展的、文化的概念。这意味着不同的文化环境、不同的社会发展阶段，人们对心理健康标准的认识也是不一样的。这就是在不同国家和地区、不同年龄和阶层的人群中需要获取不同的心理健康测量常模的原因。此外，随着时代的变化，可能一些原来被认为不正常的行为后来会得到认可。

第二节　精神障碍与危机干预

现代社会生活节奏加快，各个年龄阶段的人都会不同程度地感受到来自生活、学习和工作中的压力，在校的中小学生也同样会出现各种心理问题甚至精神障碍。一些严重的精神障碍会引发患者不良的行为反应，甚至导致自伤、伤人和自杀等严重后果，同时一些无法避免的自然灾害或突如其来的负性事件也可能会导致个体出现心理失调。因此，认识常见精神障碍问题，掌握应对潜在心理危机的理论与方法就成为学习心理卫生、心理辅导相关知识时的一项必不可少的内容。

一、常见精神障碍

精神障碍是一种综合征，其特征表现为个体的认知、情绪调节或行为方面有临床意义的功能紊乱，它反映了精神功能潜在的心理、生理或发展过程中的异常。[①] 精神障碍属于比较严重的心理问题，通常情况下需要达到一定的诊断标准才可以判断是否达到精神障碍的水平，并且一旦确诊，通常需要接受专业的治疗。精神障碍和生理疾病一样有轻重之分，在临床实践中也划分为不同种类。美国精神医学学会最新修订的

---

① 美国精神医学学会.精神障碍诊断与统计手册[M].5版.张道龙,等,译.北京:北京大学出版社,北京大学医学出版社,2015:18.

《精神障碍诊断与统计手册》中划分了二十余种精神障碍类型,本节选择性地介绍学校情境下学生常见的几种精神障碍类型。

(一)焦虑障碍

焦虑是一种内心紧张不安、预感到似乎将要发生某种不利情况而又难于应付的不愉快情绪。焦虑情绪本身具有重要的适应功能,但是如果焦虑过度,焦虑无明确的诱因或诱因与焦虑程度明显不符,则视为病理性焦虑。焦虑障碍包括那些共享过度害怕和焦虑以及有相关行为紊乱特征的障碍。它的基本特征包括:① 焦虑是一种不快和痛苦的情绪状态,患者基本的内心体验是害怕,甚至是极端惊恐或恐惧,有一种死到临头的感觉;② 焦虑是指向未来,意味着某种威胁或者危险即将到来;③ 实际上并没有任何的威胁或危险,用正常的标准来看,诱发焦虑的事件与焦虑的严重程度不相符;④ 在焦虑体验的同时,有躯体不适感、精神运动性不安和自主神经系统功能紊乱。常见的几种焦虑障碍类型包括:分离焦虑障碍、特定恐怖症、社交焦虑障碍、惊恐障碍、广泛性焦虑障碍等。

案例

小 A 是一个听话、懂事的女孩,性格内向、敏感、追求完美、好胜心强。小学三年级的时候,有一次由于过于紧张有点结巴,所以没有回答出问题。当时不仅被老师批评,还遭到班里同学的笑话,小 A 感到十分羞愧。后来每次上课,她都十分紧张,生怕老师再当众叫她回答问题,甚至不敢直视老师的眼睛。渐渐地,这个问题越来越严重,小 A 在和其他人的交往过程中也变得畏畏缩缩,总觉得别人会在意她说话结巴,对她有不好的评价。从此,她变得越来越孤僻,一旦遇到需要和人尤其是陌生人交谈的场合,就变得十分紧张,心跳加快、手心冒汗,而且越紧张越说不出话来。这个问题导致她正常的学习和人际交往受到很大影响,她感到十分痛苦,由此产生厌学情绪。

(二)强迫障碍

强迫障碍是严重影响个体日常生活的一种精神障碍,它以反复出现的强迫观念和强迫行为为主要临床特征。强迫观念是以刻板形式反复进入患者意识领域的思想、表象或冲动意向,尽管患者认识到这些观念是没有现实意义、不必要或者多余的,虽极力摆脱和排斥,但又无能为力,因而感到十分苦恼和焦虑。强迫行为是为阻止或降低焦虑和痛苦而反复出现的刻板行为或动作。强迫障碍的特点在于:① 症状反复、持续出现,本人完全能够察觉;② 症状既非外力所致,又"非我所愿";③ 症状往往令自己内心焦虑、痛苦;④ 患者明知症状表现是不应该、不合理、不必要的,并有强烈的抵抗欲望,但又难以控制和摆脱。因此,强迫障碍通常是强迫和反强迫并存的。

需要注意的是,我们中大多数人可能都曾有过某些轻微的强迫观念或强迫行为,如不停思考某一件事,反复检查门窗是否关好等。但在强迫障碍的状态下,这些想法和行为会更持久、痛苦,而且明显不合理,对日常生活也会产生明显的干扰。正常和不正常的强迫是一个连续体,主要的区别在于症状的频率和强度、当事人对症状感到苦恼以及存在对抗意念的程度。

小 B 是一位饱受强迫障碍困扰的患者,每次做作业或者考试的时候,她都对自己笔迹的工整性有着近乎苛刻的要求,一定要把字迹写得非常平整,不能有一点歪斜或者涂改的痕迹。一旦因为不小心写错了或者写歪了,她就一定要重新写过,不允许自己涂改。所以,每次考试的时候她总是要花费大量的时间保证自己不出错,反而让自己的压力巨大,常常做不完试卷。虽然她明知这样的习惯非常没有效率,也没有必要,但是她却无法控制自己。为此,一到考试小 B 就痛苦不已。

(三) 抑郁障碍

抑郁障碍也就是我们常说的抑郁症,它以显著而持久的心境低落为主要临床特征,其心境低落与处境不相称,情绪的消沉可以从闷闷不乐到悲痛欲绝,自卑抑郁甚至悲观厌世,有的还会有自杀企图或行为。在抑郁发作期间常见的表现有:① 抑郁心境,即某种程度上的不快,从轻度的抑郁到极度的无助感;② 快感缺失,即丧失兴趣和乐趣;③ 食欲紊乱,食欲和体重的异常增减都可能是症状的表现;④ 睡眠紊乱,即早醒、入睡困难或睡眠过多等症状;⑤ 精神运动性迟缓或激越,即说话、动作反应迟缓、犹豫,或是完全相反的不知疲倦、动来动去;⑥ 精力减退、无价值感或内疚感;⑦ 思维困难;⑧ 产生死亡或自杀的想法等。根据各种典型症状的出现情况和症状持续时间,抑郁症的严重程度可以划分为轻度抑郁发作、中度抑郁发作和重度抑郁发作。

在全世界的十大疾病中,抑郁症排到第五位,并有上升的趋势。① 并且,抑郁症也是导致青壮年人群非正常死亡的重要原因之一,所以目前全世界范围内都对抑郁症有着高度的重视。需要注意的是,同焦虑、恐惧、愤怒一样,抑郁虽然也是一种负性情绪,但是正常的抑郁和非正常的抑郁之间是一个连续体,没有明确的分界线。如果一个人能够尽快地从抑郁状态中走出来,生活没有受到过度的困扰,就不必过分担心。如果确实出现了明显的抑郁症状,也不要讳疾忌医,一定要求助专业的医生进行诊断和治疗。

小 C 是一名高二男生,转学到新学校已有半年。半年以来,他一直闷闷不乐,感觉学习、人际交往方面都有很大压力,逐渐出现烦躁、情绪低落、容易疲劳的症状,每天食欲不振,体重明显下降,早上醒来后感觉十分痛苦,甚至很难起床,对于以前一直喜爱的篮球和音乐也变得提不起兴趣来,成绩一落千丈。小 C 感觉自己很对不起父母,他们辛辛苦苦花钱让自己转到重点高中,自己却没办法完成他们的期待,感到十分内疚。有的时候他甚至感觉自己就是家里的累赘,活着也没什么意思,还不如死了算了。

(四) 精神分裂症

精神分裂症是一组病因未明的常见精神障碍,多起病于青壮年,常有感知、思维、

---

① 钱铭怡. 变态心理学[M]. 北京:北京大学出版社,2006:136.

情感、行为等方面的障碍和精神活动的不协调,病程多迁延。精神分裂症是所有精神障碍中最严重的一种。因为精神分裂症患者"与现实接触"的能力受到损害,所以其社会功能严重受损,在发作期间他们基本无法完成正常的生活、工作,丧失社会劳动力。精神分裂症在临床上表现为症状各异的综合征,涉及感知觉、思维、情感和行为等多方面的障碍以及精神活动不协调,最突出的症状就是出现幻觉、妄想、思维/言语紊乱以及明显异常的行为,通常这些患者也会丧失自知力,即无法知道自己存在病态思想和行为。

案例

小 D 在高中时因为一次和舍友之间的矛盾而大打出手,后被送入医院接受治疗。经询问发现,小 D 之所以和舍友产生冲突,主要是因为他怀疑宿舍里有人在监视他,说他的坏话,让他无法安心学习和休息。虽然他的舍友都对他的怀疑予以否认,并且证明没有任何人偷窥他或者说他坏话,但是他一直坚信有人在监视他,甚至在他洗澡、上厕所的时候也跟着他,而且他能清楚地听见有人在他耳边说他的坏话。后来小 D 的行为越来越离谱,变得喜怒无常,有时会突然大笑或大哭,并且说话也前言不搭后语,说有外星人要抓他做实验等荒诞的话。家长没有办法,只好选择让小 D 休学,在医院住院持续接受治疗。

(五)神经发育障碍

神经发育障碍是一组在发育阶段起病的疾病,这些障碍一般出现在发育早期,常常在学龄前,并以引起个体社交、学业或职业功能损害的发育缺陷为特征。发育缺陷的范围各不相同,从非常特定的学习或执行功能控制的局限到社会技能或智力的全面损害。本书主要介绍其中有关注意缺陷/多动障碍、孤独症(自闭症)和特定学习障碍的内容。

1. 注意缺陷/多动障碍

注意缺陷/多动障碍的基本特征是一种干扰了功能或发育的持续的注意缺陷和多动—冲动的模式。注意缺陷在行为上表现为游离于任务、缺乏持续性、难以维持注意力以及杂乱无章,而且这种行为并非由故意违拗或缺乏理解能力所导致。多动的特征是指在不恰当的时候有过多的躯体运动(例如,孩子到处乱跑),或过于坐立不安、手脚动个不停或讲话过多。冲动的特征则是指没有事先考虑就匆忙行事,且对个体有较大的潜在造成伤害的可能性(例如,没有观望就冲过马路)。注意缺陷/多动障碍始于童年,其障碍表现必须在一个以上的场所中存在。在判断儿童是否存在注意缺陷/多动障碍时,需要与其年龄阶段的正常行为表现进行区分,儿童注意力集中时间比成年人短,这也是正常的。

案例

小 E 是一名小学二年级学生,自上学以来经常与同学发生冲突,表现出攻击性强、冲动、任性等个性特点。同学们集体游戏时他常常不能耐心等待,时而参与时而破坏,常常因未让他满意而与同学打架。他也不能遵守课堂秩序和学校规章制度,上课时很难安安静静地坐着,常常玩手指和文具,或是老师在讲台上讲,他自己在台下喋喋不休讲个不停。此外,小E在课堂上还经常随意离座走动,他学习和玩耍的时候很难长久集中注意力,做事总是虎头蛇尾。所有老师都用了各种教育方法,但是小E反复无常,总是故技重演。

2. 孤独症(自闭症)

孤独症(自闭症)的基本特征是交互性社交交流和社交互动能力的持续损害和受限的、重复的行为、兴趣或活动模式。这些症状从儿童早期就会出现,并限制或损害了日常功能。该障碍的表现依据严重程度、发育水平和生理年龄等因素有较大差别。从以上特征可以看到,孤独症(自闭症)的核心症状在于社交功能的损害和重复的行为模式。患者在与外界交流中表现出极少甚至完全没有社交互动,和他人没有情绪的分享,语言的内容经常是单向的,很少会有分享感受、评论或交谈。他们并非完全不愿意和人建立关系,只是对于人际关系缺乏完整或现实的概念。此外,患者常常会出现重复、受限的行为、兴趣或活动模式,例如刻板的躯体运动、重复使用物体、重复的言语,还有过度坚持常规抗拒改变、仪式化的言语或非言语行为等。对孤独症(自闭症)儿童的教育无疑会是十分困难的,他们通常需要终生的学习,并采取一些代偿策略来掩盖其在公共场所的困难,并且需要承受许多的压力。但是也有部分损害水平较低的患者能够发展出独立生活、工作的能力,并找到匹配他们特殊兴趣和技能的工作和生活方式。

案例

小F今年6岁,在幼儿园阶段就表现出胆小、独自玩耍、自娱自乐、回避同伴及他人的特点。他总是以拉扯、搂抱的方式与父母交往,不能用表情、手势与人交流,很少和别人说话。小F只对坐车以及圆形物品感兴趣,外出时不注意危险,喜欢狂奔,对周边环境判断力差、理解力差。幼儿园时小F就很难适应日常教学,经常独处或在室内游窜,后就诊于某儿童医院,诊断为孤独症。

3. 特定学习障碍

特定学习障碍是一种有生物学起源的神经发育障碍,这些生物学因素影响大脑有效而准确地察觉、处理言语或非言语信息的能力。特定学习障碍的一个基本特征是学习关键的学业技能有持续的困难,在正式的学校教育期间起病。这些关键的学业技能包括准确而流利地读单个字、阅读理解、书面表达和拼写、算术计算和数学推理。特定学习障碍破坏了学习学业技能的正常模式,它不只是缺乏学习机会或指导不充分的结果。学习困难是持续性的而不是一过性的,尽管学校或家庭有额外的帮助措施,但是这些学生的学习进步仍然会受到限制,为了维持平均水平的成绩,可能需要有异常高水平的努力或支持。需要注意的是,特定学习障碍不能归因于智力障碍,它与学生本身的能力不相关,被诊断为学习障碍的学生可能总体功能正常,甚至某部分智力超常。如果学生确实存在学习障碍,教师和家长不应责怪其品质缺陷,认为他是故意制造麻烦,这种不恰当的指责可能会对学生的自尊心和心理状态造成毁灭性的打击。学习困难可能在其成长之后不会再成为个体的障碍,但是在校期间的学业失败以及众人的指责却可能给个体造成难以磨灭的心理创伤。

案例

小 G 是一名 11 岁的五年级学生,他在 8 岁的时候被发现有阅读方面的困难。在各项测查中,他的数学能力处于正常水平,也可以轻易辨认出各个文字,但是一旦这些文字组成词组、句子,他就很难理解句子的含义以及词语之间的关系。他能够正常辨别声音、辨别左右,具有书写能力,视觉和视觉记忆能力以及言语能力都没有问题,但他确实在阅读上存在困难。

需要强调一点的是,在 2012 年颁布的《中华人民共和国精神卫生法》中明确规定:精神障碍的诊断应当由精神科执业医师做出;除法律另有规定外,不得违背本人意志进行确定其是否患有精神障碍的医学检查;心理治疗活动应当在医疗机构内开展。因此,教育工作者在学校开展心理辅导时,应注意在国家法律法规规定的范围内进行。如无相应资质,则不能进行精神障碍的诊断和治疗工作。

二、 心理危机干预

(一)青少年心理危机问题

1. 心理危机

1954 年,美国心理学家卡普兰首次提出了心理危机的概念。他认为,心理危机是指当个体遇到无法解决的重大生活事件时,打破了内心的平衡状态,使生理和心理上都产生了一定的不适应。根据实际情况,心理危机可以分为三种类型:① 病理性危机。即由于某些精神障碍导致的心理危机,比如抑郁、焦虑、躁狂、精神分裂等引发的危机。② 成长性危机。即由日常生活中出现的变化和冲突所引起的不良反应,如由升学、转学、应试等变化而带来的厌学、人际冲突、出走甚至自杀等现象。③ 境遇性危机。即由各种无法控制的外部环境导致的危机,比如父母离异或亡故、意外伤害事件、自然灾害等。

专门针对青春期学生的心理危机进行研究的学者,初步将这一阶段学生的心理危机分为意外事故、暴力、性侵犯、网络成瘾、人际关系、学习压力和情感挫折七类,并通过因素分析的方法得出心理危机的主要表现有失败无望感、厌恶不满感、恐慌无助感、躯体性障碍、自杀意向五个方面。[①] 这些心理危机既可能发生在个别学生身上,也可能出现在整个群体中,后者属于集体心理危机。不论是哪一类心理危机,一旦出现,学校教育工作者都必须提高警惕,并且要慎重对待,及时介入和干预。

2. 心理危机的发展过程

心理危机的产生与发展是一个过程,通常来说短则 24~36 小时,长则不超过 4~6 周。一般来说,遭遇心理危机的个体会经历以下几个阶段:

第一阶段,个体面临问题,其心理平衡被打破,感到警觉、紧张。为了恢复心理平

---

① 边玉芳,蒋赟. 青春期心理危机的类型、表现及特征剖析——以浙江省为例[J]. 当代教育科学,2006(17).

衡,会使用以前的应对手段进行反应。

第二阶段,以往的应对方式无效,焦虑程度不断上升,企图寻求新的解决问题的方法。

第三阶段,采用各种方法都不能有效解决问题,个体的内心紧张程度持续增加,可能采取一些不寻常甚至荒唐的方式宣泄,如酗酒、打架、暴饮暴食等。这一阶段,个体其实有很强的求助动机,但同时也容易受其他人的暗示和影响。例如,一些遭遇心理危机的青少年容易在这一阶段受到不良同伴的引诱而误入歧途。

第四阶段,在经历前三个阶段后,仍然无法解决问题,个体将产生习得性无助,对自己失去信心和希望,甚至对整个人生的意义产生怀疑。很多人在这个阶段企图自伤、自杀,或产生情绪崩溃、人格解体等症状。

3. 心理危机干预

危机干预是对经历困境、遭受挫折或将要发生危险的人提供及时、短期的支持和帮助,抵制或减少危机带来的消极影响,增强其解决问题的能力,帮助其重建心理平衡。危机干预也叫情绪急救,它主要以解决问题为目的,并不涉及对当事人的人格矫正,因此和一般的心理辅导存在一定的区别。

心理危机干预的目的主要有三个:① 防止发生严重的后果,如自杀、伤人、精神崩溃等;② 恢复心理平衡,使当事人恢复正常的社会功能;③ 提高个体心理素质及解决问题的能力,以便更好地应对类似危机。

心理危机干预的原则是:① 现有危机立刻解决,不涉及当事人人格矫正等问题;② 干预者要采取直接、主动参与的方式帮助当事人;③ 要兼顾个体内在的心理因素和外在的环境因素;④ 可提供给当事人情绪上的支持,但是不要给予错误的保证和安慰;⑤ 尽可能多地利用学校、家庭、社会等支持系统提供相应的帮助。

(二)心理危机干预的实施

心理危机干预可以有很多种方式,比如电话危机干预,部分城市的公共机构或医院、社区等都会设立心理危机干预热线,供有心理危机的人进行电话求助;还有面对面的个体危机干预和集体危机干预。在了解具体的危机干预流程之前,首先要注意的是,危机干预工作绝不仅仅是某一个参与者的事情,当危机发生时,学校内部乃至家庭、医院、相关政府机构之间需要形成一个畅通的合作系统,互相配合地完成对当事人的干预和帮助。通常来说,如果发生学生心理危机事件,可以遵循以下步骤进行评估和干预。

1. 评估危机

首先要从当事人的立场出发,了解其问题和处境,同时与当事人建立良好的关系,取得对方的信任。在评估阶段,需要详细了解当事人的问题、诱因、可利用资源、危机程度等。对危机状态的评估应该贯彻危机干预过程的始终。具体来说,评估应包括以下几个方面:

(1)紧急程度评估。包括危机的严重程度,当事人是否有危险(自杀、自伤、伤人的可能性),如果当事人的危机紧急程度很高,比如已有详细的自杀计划或准备实施时,应考虑对其实施监护或转入医院住院治疗。

(2)危机干预对象的评估。包括对当事人的认知状态、情绪反应、行为改变、躯体症状等进行全面评估。这是确定当事人危机程度以及后续干预计划的前提,如果评估当事人的精神状态非常糟糕,且有明显的躯体反应,那么干预计划中一定要做好监护和安全保障。

（3）自杀危险性评估。并非所有危机当事者都打算自杀,但是在干预过程中自杀评估是必备的一个环节,并且需要警惕有掩饰自杀意念的当事人。事实上,绝大部分有自杀意念的人都会在实施自杀前发出各种求助信号和行为线索,比如直接表达轻生念头,通过日记、书信、绘画等间接表达,无故向人道谢、交代后事,等等。在评估自杀风险时,可以参照表2-1的自杀危险因素进行评估。评估的方式可以通过询问周围的亲人、朋友、老师、同学等获得侧面信息,也可以直接向当事人询问与死亡有关的想法。对于有一定自杀风险的人,和他们直接讨论死亡这个问题并不会增加其自杀风险,反而会有利于负面情绪的宣泄,让他们感受到被倾听和被关注。

表2-1　自杀危险因素①

是否患有抑郁症,是否存在无助感
是否患有一种或多种精神障碍（如精神分裂症等）
是否有药物或酒精滥用
是否有自杀未遂史
是否存在自杀、精神障碍、物质滥用等家庭史
是否长期承受心理压力
是否行为冲动
是否体验家庭暴力（体罚、性暴力等）
近期是否有负性生活事件的刺激
近期是否有家人、朋友自杀身亡
是否接触自杀有关的虚构故事、媒体报道
是否谈论、威胁过自杀
是否藏有火药武器、毒药等致死性物质
是否生活禁闭
是否有社会支持
是否有详尽的自杀计划

（4）应对危机的资源评估。即评估当事人所拥有的积极资源,包括个人既往经验、人格、心理状态,所拥有的社会支持系统,当事人自身解决问题的能力等。

2. 保证当事人的安全

在危机干预过程中,当事人的安全是第一位的,既包括其本人的身心安全,也包括可能被其造成伤害的他人的身心安全。因此在制定进一步帮助措施和干预策略时,需要充分考虑到这一点。值得注意的是,由于《中华人民共和国精神卫生法》规定:"除法律另有规定外,不得违背本人意志进行确定其是否患有精神障碍的医学检查。"所以当学生出现疑似精神障碍的问题时,学校应及时取得当事人或者监护人的同意,让学生在监护人的陪同下进行就医诊断。同时,《中华人民共和国精神卫生法》也规定

---

① 王伟. 心理卫生[M]. 杭州:浙江大学出版社,2007:238.

了:"疑似精神障碍患者发生伤害自身、危害他人安全的行为,或者有伤害自身、危害他人安全的危险的,其近亲属、所在单位、当地公安机关应当立即采取措施予以制止,并将其送往医疗机构进行精神障碍诊断。"

3. 给予支持

危机当事人很重要的一个感受就是"走投无路",缺乏强有力的社会支持是他们深陷危机的重要原因之一。因此危机干预者应当通过语言和行动等多种渠道给予当事人关心和帮助,用无条件、积极的接纳来使他们相信"这里确实有人很关心我"。这种心理支持是帮助他们渡过危机的重要力量。

4. 提出应对方式,制订计划

通常,对于一些想选择自杀、自伤或者伤害他人的当事人来说,选择这些极端的手段是由于他们在心理失衡状态下认知"狭窄"而无法看到事情的其他出路所造成的。所以在危机干预中,我们需要给干预对象提供更多的可能性,比如可以求助的人、可能解决的途径,用不那么极端、危险的方式代替原有的计划,用更积极的行动应对当前危机。通常情况下,如果当事人能够认识到事情真的有更多的解决方式,大部分人就不会选择采取极端的手段了。在学校情境下,许多出现心理危机问题的学生通常存在着一些学业上或者人际关系上的困难,如果我们在制订干预计划的时候充分考虑如何调动学校和家庭的各方资源,为当事人缓解学业和人际压力提供一定的实质帮助和支持,就可以有效帮助其缓解绝望,重新看到解决问题的可能性。

在此基础上,我们需要进一步就这些可能性和当事人一起商讨行动计划,最好邀请当事人一起参与制订计划,让他明白这是他自己的计划,从而提高其执行计划的主动性。在这个过程中,充分肯定当事人的努力和优点,帮助其获得更多的自我力量。在制订计划的时候可以要求当事人给予一定的承诺,比如再遇到情绪崩溃想要自杀(自伤或伤人)的时候,第一时间联系相关人员而不是立即实施自杀(自伤或伤人)计划。

5. 危机解决和事后评估

一般情况下,经过4~6周的危机干预,绝大多数人可以渡过危机,在结束前可以鼓励当事人强化本次事件中所获得的应对技巧,将其扩展到未来的生活中。但是在结束之前,需要对当事人的心理状态、危险因素再次进行评估,并且最好在后续的一段时间内请家长或同学、老师协助关注其状态,以免短时间内危机再次爆发。对于一些可能还存在人格、心理状态方面问题的人,可以邀请他之后进入到心理辅导或心理治疗的环节中来。

第三节 心理健康的影响因素

影响心理健康的因素繁多,很难用某个单一的因素解释心理问题和精神障碍的发生。每个个体的心理健康状态都是个体的生物学因素和心理社会因素共同作用的结果,因此,了解哪些因素会影响到个体的心理健康状态,对于更好地维护心理健康具有重要的意义。对此,许多学者在生物学因素和心理社会因素方面开展了大量研究。

一、生物学因素

（一）遗传

个体的心理健康与否并不是由遗传决定的，但是遗传却能够影响个体心理的先天差异性，比如气质差异、神经活动的差异等，而不同的气质特点以及神经活动的速度、强度等特征，与个体在不同情境下的心理反应又有着密切的联系。许多观察和研究发现，婴儿自出生起就表现出许多不同的活动特点和气质类型。同时，遗传与许多精神障碍有着复杂的关系，研究者采用家谱调查、双生子研究、寄养子研究和染色体研究等方法，揭示了遗传因素在许多精神障碍中的作用[1]：如遗传因素对精神分裂症的影响占了 73%~90%，对双向情感障碍的影响占了 62%~80%。

但需要指出的是，心理问题的产生一定是先天既得性和后天获得性两者交互作用的结果，绝不能忽视后天环境和其他因素对心理问题、精神障碍产生的影响。

（二）神经与内分泌系统

神经系统是人的身体进行内部通信的重要途径，因此，神经系统的紊乱、神经递质分泌的问题都会导致心理健康方面出现问题。比如中枢神经系统内的多巴胺就与人的情绪感受有着密切的关系，有研究表明，抑郁症可能与多巴胺在细胞外水平的低下有关[2]。同时，高级神经活动过程的强度、平衡性和灵活性也会对人们的心理健康产生一定的影响。比如神经系统活动强度不够容易导致疲劳，可能无法承受长期、繁重的工作负荷；神经系统平衡性不够就容易出现过度兴奋或过度抑制的问题；神经系统灵活性不足则容易产生固执、刻板等相关的问题。

内分泌系统也是影响心理健康的重要生物因素，它包括脑垂体、甲状腺、肾上腺、性腺等腺体，激素不仅影响着人的身体机能，同时也影响着人的情绪和行为。青春期由于内分泌活动加剧，性激素分泌比较旺盛，因此这一时期的青少年情绪变化比较大，容易激动、烦躁、兴奋。脑垂体的激素能够调控对压力的反应，肾上腺分泌的激素会产生伴有恐惧和兴奋的状态。如果身体某些腺体激素分泌出现了问题，就会导致人出现各种心理适应障碍，如疲劳、乏力或者过度紧张、兴奋等。

正是因为神经系统和内分泌系统对心理健康的影响，现代医学对许多精神障碍的治疗会采用精神活性药物进行，帮助患者稳定和调节心理状态。对于症状表现与生物化学因素有紧密关联的患者来说，药物的使用能够大大减轻症状，使其恢复正常的心理状态。

（三）器质性因素

心理健康状态与躯体疾病、脑损伤等问题也有一定的关系，正如前文所说，心理的病和生理的病从来都不是两套完全独立的系统。临床研究发现，各种慢性疾病患者伴有抑郁障碍发生的概率要高于普通人群，例如心脑血管疾病、偏头痛、癫痫、癌症等疾病常与抑郁障碍出现共病[3]。这些疾病对心理健康的影响机制一方面是由于身体器官的病痛以及长期用药会在一定程度上影响患者的情绪体验，甚至造成一些激素和神

---

① 赵倩. 遗传变异与精神疾病的关联分析[D]. 上海交通大学, 2010.

② 文晔, 张伟. 多巴胺受体及其与抑郁症的相关性研究进展[J]. 现代医药卫生. 2016(4).

③ 陈素珍, 袁勇贵. 躯体疾病和抑郁障碍共病的诊断、评估及治疗原则[J]. 医学与哲学, 2013(2B).

经递质的紊乱;另一方面也是由于长期患病给患者心理健康带来损害的结果。此外,一些大脑损伤也会导致人的心理状态异常,曾经就有因大脑损伤而导致性情大变,出现各种情绪、思维问题的案例。这些研究结论和临床案例都充分体现了心与身的不可分割性。因此,现在许多医学临床研究开始关注对躯体疾病患者的心理看护和治疗,通过改善住院环境和护理方式,更多地从人性化角度关注患者的心理需要,使用一些绘画、团体、音乐等方式帮助患者在躯体康复过程中获得心理上的帮助。实践证明,这种身心一体的治疗模式更加有利于患者的康复。

(四)性别年龄差异

性别因素对一些心理问题的发生和表现也存在影响,这可能与男性和女性在思维方式、情感体验、生理发展方面不同以及社会文化背景对男、女性别角色的期待差异有关。有研究发现,由于对酒精和药物形成依赖而导致精神障碍的男性多于女性,表演型人格障碍的患病率女性高于男性,而反社会性人格障碍则是男性高于女性。但我们不能因此而产生某种性别的“刻板印象”,因为在一定程度上,这些性别差异是与我们有差异的性别教育有关的,并且没有哪种心理问题或精神障碍是某一性别专有的。所以有关性别差异的研究并不是为了得出某一性别比另一性别更易患某种疾病的结论,而是让我们更好地了解不同性别个体之间的差异和不同处境,从而更好地开展治疗和心理辅导工作。

在年龄因素方面,由于儿童的身体和精神发育未到达成熟阶段,对外界环境适应能力弱,对各种外部环境的变化比较敏感,因此容易出现各种情绪和行为障碍。青少年在青春期由于性发育渐趋成熟,但神经系统不稳定,也容易产生各种情绪和行为障碍。对于老年人而言,由于其抵抗力和身体素质的下降,加上对社会发展的不适应和面临死亡、病痛等有关问题,其心理问题的特点和治疗肯定不同于年轻人。心理学家埃里克森曾经提出人格发展的“八阶段论”(详见本书第五章),该理论认为个体在每一个阶段都有需要完成的任务,都有可能面对的挑战和危机。这说明在面对不同年龄阶段的人群时,要结合这一年龄阶段的特点和发展主题去理解个体的心理状态。

二、 社会因素

(一)家庭环境

对人的心理健康影响最大的环境因素就是家庭,它是影响个性形成的最初根源。在家庭环境中,父母的人格特质、教养方式、夫妻关系与亲子关系等都会对个体的心理健康产生影响。

1. 父母的人格特质

孩子的人格特质一方面受父母遗传因素的影响,另一方面也受父母与其互动模式的影响。但因父母在日常生活中与孩子进行互动时,是带着各自的人格特质进行的,所以,父母的人格特质和互动模式的交互作用对孩子人格特质的影响要比单一的父母人格因素或互动模式对孩子的影响大。父母是孩子来到这个世界后的第一面镜子,也是他们形成独立个性的重要客体,孩子会从父母身上习得许多对他人、对世界的看法,从而最终形成自己的独立人格。因此,乐观、自信的父母会给孩子带来乐观、自信的品质,充满不安全感、怀疑的父母也会让孩子对这个世界充满了怀疑和警惕。父母的情绪稳定和人格健康是孩子的良好榜样,有利于孩子心理的健康发展。有研究表明,孩子强迫症、精神分裂症等精神障碍的发生与父母的某些人格特质存在一定的关系。①②

2. 父母的教养方式

中国人常说言传身教,由此可见,父母对孩子的教育在孩子成长过程中是多么的重要。如果父母在养育孩子的过程中,长期对他们忽视、抛弃或敌视,孩子长大后就容易出现自卑、缺乏安全感、内心充满敌意的状况,并且这种持续不断的负面教养信息更容易导致孩子出现各种与心理健康有关的问题。目前,在对父母教养方式进行分类时,常将父母教养方式分为民主型、放纵型、专制型、溺爱型四类。民主型的家庭通常采用民主、平等、说理的方式引导孩子,经常使用鼓励和表扬孩子良好行为的方式,使得孩子在个性形成和自我实现的过程中得到充分的被尊重和自由发展的空间,能够更多地表现出自尊、自信、情绪稳定等良好的心理品质。而放纵、溺爱和专制型的教养方式则不利于孩子积极心理品质的形成,容易造成孩子自卑、孤僻、缺乏信任或任性、专横等不良心理状态。

3. 夫妻关系与亲子关系

美国著名家庭治疗大师维吉尼亚·萨提亚在其提出的家庭治疗理论中认为,单一个体的心理治疗应该着力于改变病态的家庭现象和行为,尤其是家庭成员间彼此的互动关系,从而达到治疗当事人的目的。这意味着当孩子出现心理问题时,我们需要将他的问题放到整个家庭系统中去看待,其中的夫妻关系、亲子关系都可能是造成孩子心理问题的重要因素。首先,对孩子而言,双亲之间的不和、敌对、破坏性的冲突等关系问题都会给其带来巨大的心理压力。特别是对于那些年龄尚小的孩子而言,他们无法区分父母之间的问题和自己的关系,容易把父母之间紧张的关系内化为自己的问题,甚至孩子有时候会发展出一些问题行为来转移夫妻之间的冲突和矛盾。因此,在夫妻关系长期紧张的家庭,孩子往往会出现各种问题行为。其次,父母之间的关系问题又可能会转换为亲子关系的问题,夫妻不和的家庭可能会造成双方对孩子的争夺,或是迁怒,这同时也影响了正常家庭三角关系的形成,对于孩子心理的健康发展也是不利的。最后,家庭关系中巨大的冲突和破裂,比如家暴、离异等事件都可能给孩子的内心造成重大的心理创伤。一般来说,这些冲突和事件发生时孩子年龄越小,孩子所受到的创伤就会越大。

由于家庭在个体心理发生、发展过程中起到了决定性的作用,关于家庭对孩子心理健康的作用和影响还有许多的理论和观点,在本书的第十章还会有进一步详细的阐述。

(二)学校与社会环境

学校是除家庭以外最重要的教育环境了,尤其是在中小学阶段的学生正处于个性、心理发育的重要时期,校园环境中的诸多因素也会对学生的心理健康产生重要影响,如校园物质环境、精神文化环境以及师生关系、同学关系等。第一,校园物质环境中的自然景观、教室布置、实验室、图书馆、运动场所等设置都被看作是一种"隐性课

---

① 刘灏,张伯全,唐济生.强迫症患者人格与其父母人格的特征及相关性[J].中国心理卫生杂志,2010(7).

② 张志荣,武大胜,张志香,等.精神障碍患者的父母教养方式[J].中国健康心理学杂志,2014(4).

程",整洁优雅、充满艺术创作和科学探究氛围的校园环境会对学生心理健康的发展起到促进作用。第二,校园精神文化环境对学生世界观、人生观和价值观的渗透作用是不言而喻的,其主要是通过学校务实严谨的教风学风、科学合理的治学态度等方面反映出来的,这些都会对学生产生潜移默化的影响,都有可能内化为学生个性品质的一部分。从校园文化所折射出来的学校管理者、教育者如何看待知识、看待世界、看待人与人之间关系的理念,也会成为学生们认识自我与世界关系的一部分。第三,如同家庭关系一样,师生关系、同伴关系也是构成学生人际环境的重要元素,学生在这种人际环境中学习如何处理人际关系。很多时候,学生的心理健康状态都可以通过人际交往过程体现出来,并从人际互动中获得进一步的发展。在中小学阶段,教师和同学都是学生成长过程中的"重要他人",学生会自觉或不自觉地模仿和学习教师、同学的行为与个性,从而获得归属感和人际关系。他们会十分看重教师、同学对自己的评价,求得认可、从众等现象会比较普遍。因此,如果学校中的师生关系、同学关系是接纳、融洽、合作的,将有利于促进学生积极心理品质、心理健康的发展;反之,如果师生关系和同学关系中充满了威胁、冲突、压力甚至是欺凌等现象,则会对学生的心理健康产生消极影响,导致他们出现拒绝、敌意、孤独行为等问题。

社会环境作为人们生存的文化背景也会对人的心理健康产生影响。社会环境因时代而变迁、因地域而不同。人们常说的"入乡随俗""约定俗成"中的"俗"就是社会环境的体现。社会环境以社会性压力源、文化性压力源对人的心理健康产生影响。社会性压力源是指造成个人生活方式上改变并要求人们对其做出调整和适应的情境与事件,例如现代社会中日益加快的生活节奏。文化性压力源是指从一种语言环境和文化背景进入到另一种语言环境和文化背景中,使人面临全新的生活环境、陌生的风俗习惯、不同的生活方式,从而产生压力,例如从居住地去另外一个城市工作。压力与人的心身疾病有着密切的关系。另外,社会的飞速进步,也会给人们的心理适应和心理危机等方面带来各种各样的问题。

（三）压力事件

压力的英文单词是 stress,也被译为应激,是指在对挑战性或威胁性的情境做出反应时发生的生理和心理变化。在压力情境下,人们会自然而然地产生应激反应。当应激良好时,人们可以从暂时的心理失衡中恢复到正常状态;但是,如果内在的调节机制作用失败,就可能导致人的心理出现长期的失衡,进而产生精神障碍。心理问题的产生,几乎都与压力事件有关。其实压力本身并不一定是件坏事,一般来说,人类对于感知到的威胁所做出的应激反应会激活那些能够促进人类适应和生存的想法、情感、行为和生理唤醒,它对人类适应生存环境具有一定的积极意义。但是如果压力过度或者长期处于压力状态下,加之个体内在应对压力的资源不足,就会造成心理健康方面的问题。压力产生于压力源。从来源来看,压力源可以分为躯体性压力源、心理性压力源、社会性压力源和文化性压力源;从施加影响的方式来看,压力源可以分为急性压力源和慢性压力源。急性压力源通常是在某一时间段内突然爆发的生活事件或变故,一般来说这些事件会比较激烈,人们对它的反应也比较强烈,因而,会得到比较高的重视,从而有意识地采取措施进行调节。但慢性压力源则不然,它们通常是工作或生活中细小的摩擦、疲劳、损耗以及不良的人际关系,因为并不剧烈,所以容易被人们所忽视。殊不知慢性压力源会在日积月累中逐渐对人的心理健康造成侵蚀,其后果绝不亚于急性压力源。对于一些突如其来的急性压力源而言,人类似乎在长期的进化过程中已逐渐习得了一种天然的免疫反应,这可能与我们的祖先要时刻应对猛兽袭击、自然灾害等突发性问题有关。但是慢性压力源则不同,慢性压力源是人类进入现代文明社会后的产物,因为它的剧烈程度不明显,使得我们容易忽视它们,不会进行及时有效的解决,所以反而成为心理问题、精神障碍产生的最大来源。因此,学会如何在日常生活中应对这些慢性压力源应该成为我们关注心理健康非常必要的一课。

心理学界对压力如何影响人的心理健康有着比较深入的研究,其中,认知评价理论得到了许多研究的支持。该理论认为,在压力影响心理健康的过程中,人们对压力事件的认知评价起到了十分重要的作用。也就是说,人们对压力到底是什么、对自身的意义、是否可控等问题的认识会带来压力后不同的心理状态。一般来说,如果对压力采用更可控的认知评价方式,其造成的心理问题就会较轻,个体甚至还能从中获得更积极的成长;反之,则会给心理健康带来不利的影响。

三、心理因素

(一)人格特征

人格是在个体遗传的基础上,通过与后天环境的相互作用而形成的,是一定倾向性、相对稳定和独特的心理特征的总和。个体的人格特征对其心理健康的影响是最核心的,外部环境中的影响因素都会通过个体的人格因素发挥作用。换句话说,外部环境可以通过影响人格进而影响一个人的心理健康状态,同时,良好的个性品质又能够在一定程度上抵御外部环境对心理健康的冲击。人格包括个性倾向性和个性心理特征两个互相联系的部分。

个性倾向性包括需要、动机、兴趣等内容,它们会影响人们在压力事件面前的关注点,决定着人们对事物的态度和选择。当面临同一事件时,不同个性倾向性的人可能产生不同的反应和心理变化。比如一个十分关注自己形象和外貌的人,在面对别人对自己形象的挑剔时,反应就会比较激烈,甚至由于对体型过分的关注,会发展出神经性厌食症等精神障碍。

个性心理特征包括能力、气质和性格。个体能力的差异让人在心理调节和解决问题上有不同的表现。能力包括已有的能力和潜在的能力。由于先天差异和后天学习,每个人的能力和潜能都有所不同,所擅长的领域也有所不同。当个体所做工作与能力不相符,以及应对的情境是自身能力所无法解决的时候,就容易对心理健康产生不良影响。另外,个体调节自身心理状态的能力也存在差异。气质是人的心理活动稳定性的动力特征,主要指心理活动的强度、速度、灵活性和指向性。在很大程度上,气质是由先天因素决定的。虽然不同的气质类型并无好坏之分,但是各有各的优势和不足。如胆汁质的人,外向、热情、开朗,但也容易莽撞、任性、暴躁;多血质的人,反应灵活、效率高,但容易兴趣转移、浮躁;黏液质的人,平静、和善、有耐力,但是容易因循守旧、缺乏热情;抑郁质的人,情绪体验深刻、思考问题透彻、有艺术头脑,但是容易优柔寡断、情绪敏感。对于大部分人来说,气质类型一般是混合型的,即我们每一个人身上都兼具几种不同的气质特点。性格是个体对周围事物的一种稳定的态度体系以及与之相适应的习惯化了的行为方式。性格是人格中最显著的心理特征,其形成与后天因素有关。一般来说每个人都具有多种性格特征,不同性格的个体在面对相同情境时会呈现出不同的行为模式,由此引发相应的心理反应。在对人格类型的研究中,"大五人格"是目前心理学界描述人格模式比较有共识的一个理论,许多实证研究发现,大五人格与学生心理健康水平有着非常密切的关系。例如,宜人性、神经质与抑郁症状、焦虑症状、强迫症状、躯体症状、人格品行等关系最密切,而严谨性与注意问题、冲动控制的关系最密切。[①]

总而言之,一个人格相对完整的人,其心理健康水平就能相对保持在一个较好的状态,即使在面对重大的生活压力事件、遭遇负性经历的情况下,仍然有能力保持良好的心理健康状态,或者拥有较高的心理复原能力,从而免于长期受到心理问题的困扰。

(二) 心理冲突

心理冲突是生活中常见的心理现象,当个体在行为活动中出现两个或两个以上的相互排斥、矛盾的动机、欲望和趋向时,就会产生冲突和矛盾的感觉。心理冲突是引发心理健康问题的原因之一,尤其是长期未能解决的心理冲突对个人心理健康具有较大的危害。对心理冲突的分类,最常见的是按冲突的形式划分,结果如下:① 双趋冲突。当两个目标都具有吸引力,但无法二者兼得时,个体会因为难以抉择陷入困境。例如,鱼和熊掌不能兼得。② 双避冲突。当两件事都有排斥力,都想要尽力避免,但是却不得不选择一项。例如,学生不希望被老师和家长批评,但是又不愿意付出努力去学习,也会带来内心的冲突矛盾。③ 趋避冲突。一件事情有利有弊,到底要不要去做,让人难以抉择。例如游戏上瘾的学生,明知沉迷游戏不好,但又无法放弃游戏带来的快感。④ 双重趋避冲突。两个目标都各有利弊,选择过程中难以下定决心。例如,学生在高考选择报考学校和专业时,就容易因为不同选择背后复杂的利弊关系而纠结、矛盾。

许多的心理冲突往往与个体内在的需求和期待、个人能力的局限性、现实因素的制约、外部环境的压力等有关,当个体有能力顺利化解内在的冲突和矛盾时,就能够较快恢复心理健康。但有时,个体的心理冲突也可能会从正常的常形冲突转变为具有神经症性问题的变形冲突。当冲突是常形时,这种矛盾还与正常的现实处境相联系。例如为了要不要和恋人分手而苦恼,对选择哪个工作单位而忧虑,等等。但变形冲突则是与现实处境无关,看似完全不值得操心的事物。例如住在安全的楼房里却整日担心会不会房屋倒塌,为此忧心忡忡;因为要选择两个差别不大的笔记本而左右为难;等等。当心理冲突成为变形冲突时,就不再是简单的心理问题,而是精神障碍的征兆。

(三) 防御机制与应对方式

当个体遇到压力事件时,由于每个人所熟悉的防御机制和应对方式不一样,也会导致不同的结果。心理防御机制是精神分析流派的一个基本概念,防御机制是每个人应付压力事件、维护心理平衡的重要手段。常见的防御机制有:

否认:拒绝承认负性体验的存在。比如面对突如其来的灾难性事件时,第一反应是"这一定不可能"。

投射:把本人不愿承认的情感、想法归于别人,误认为它们是来自外部。比如自己对他人很有敌意,却觉得是周围的人对自己很不友好。

① 顾寿全,奚晓岚,程灶火,等. 大学生大五人格与心理健康的关系[J]. 中国临床心理学杂志,2014(2).

压抑:将一些不能接受的痛苦记忆、情感或冲动排斥到意识以外,将其遗忘或者忽略。比如内心害怕冲突不敢表达,因此总是将不快闷在心里。

移置:把在某种情境下不能表达的情感转移到另外的情境中去表达。比如在公司不能对上司表达愤怒,回到家以后总是莫名对家人发火。

退行:面对受挫或者焦虑、压力的状态时,退回到使用早期生活阶段的某种应对方式。比如已经学会自主大小便的孩子,母亲生了弟(妹)以后突然又开始经常尿床。

认同:模仿、认同他人或者他人的行为,并将这些特点作为自己的一部分进行表达。比如青少年对偶像的崇拜和模仿。

反向形成:将不能被允许的愿望或情感转化成相反的愿望或情感表达出来。比如明明喜欢对方,却故意要表现出讨厌对方、惹对方生气的行为。

升华:把内在可能不被接受的情感或冲动转化为被大众认可或鼓励的行为。比如一个攻击性强的人成为职业拳击运动员。[1][2]。

一般认为,心理健康的人能够灵活地运用多种防御机制,一些长期使用单一防御机制或者极端的应用都会给心理适应和心理健康带来不利的影响。并且,随着一个人的成长、成熟,他应对压力时也应该更趋向于使用高级、成熟的防御机制。许多出现心理问题和精神障碍的人多少都可能出现防御机制运用不当的情况。

对压力的应对方式也是个体心理健康的重要影响因素。应对方式的分类有很多,如积极应对方式、消极应对方式;问题解决中心模式、情绪解决中心模式等。研究表明,积极的应对方式对心理健康有促进作用[3],其中,积极的策略包括倾诉、转变看法、寻求帮助、学习和借鉴他人等。如果更多地采取幻想、自责、退避等方法应对压力,则会使心理健康受到负面影响,并且在这个过程中,应对方式能调节个体对压力事件的反应[4],使得人们在同样的压力情境下产生不同的心理反应。

因此,学习成熟、灵活的防御机制,采用积极有效的应对方式,对于个体成功应对压力事件、维持心理健康有着重要的意义。

① 郭本禹.西方心理学史[M].北京:人民卫生出版社,2007.
② 南希·麦克威廉斯.精神分析诊断:理解人格结构[M].鲁小华,郑诚,等,译.北京:中国轻工业出版社,2015.
③ 王宏伟,王娟娟,董存妮,等.感恩、积极应对方式、领悟社会支持与高中生心理健康的关系[J].中小学心理健康教育,2017(29).
④ 张东亮.高中生应激源、应对方式和心理健康的关系[D].哈尔滨师范大学,2016.

第三章　学校心理辅导

关注学校心理辅导已经成为世界教育的共识,世界各国都将学校心理辅导作为现代学校教育的一个重要组成部分。自 20 世纪 80 年代中期开始,我国学校心理辅导经历了从无到有、由点及面、教育内容不断扩展和深化的发展历程,并取得了显著成就。

本章将在前两章的基础之上,界定学校心理辅导的概念,梳理国内外学校心理辅导的发展历史,探究学校心理辅导的目标、原则、内容以及实施途径等。

第一节　学校心理辅导的概念

一、 学校心理辅导的概念

对于什么是学校心理辅导,不同学者提出了各自不同的见解,综合来看,主要有以下三种观点。

（一）学校心理辅导包括心理健康教育与心理辅导

现代学校心理辅导是心理健康教育与心理辅导的结合,采用课程辅导、个体心理辅导、团体心理辅导等多种途径和形式进行。这种观点是从对学校心理辅导实施途径的描述来界定什么是学校心理辅导的。由此观点可以看出,学校心理辅导是一个内涵丰富、外延广泛的概念,它包括了在学校情境中所实施的一切有助于学生心理健康发展的活动。

（二）学校心理辅导等同于心理健康教育

有学者认为,学校心理辅导是指学校有目的、有组织地对学生施以直接或间接的影响,以提高学生的整体素质,完善学生的自助能力,健全学生的人格,激发学生的潜能,从而促进学生心理健康和谐发展的一种教育活动,具有促进学生心理健康、矫治心理问题的功效。由此观点可以看出,学校心理辅导与心理健康教育在本质上并无差异,而学校心理辅导只是心理健康教育的实施途径之一。

上述两种观点均是基于学校教育的视角进行的思考,是广义的学校心理辅导。它们都认为学校心理辅导是一项系统而全面的维护学生身心健康的教育活动,它渗透在学校教育的各个方面、各个层次,具有发展性、预防性和矫正性的功效,其实施途径多样。

（三）学校心理辅导等同于个体心理辅导、团体心理辅导

相较于上述两种观点,这一观点可以说是狭义的学校心理辅导。从此观点可以看出,学校心理辅导是属于专业性很强的助人工作,需要从业者具有较好的专业知识,接受过严格、正规的专业训练。

从以上论述可以看出,到目前为止,关于什么是学校心理辅导并没有形成一致性的观点。本书根据第一章对心理辅导的定义,将学校心理辅导定义为一种以心理学的理论为基础的,以增进学校环境中所有个体或团体的心理健康、福祉、职业等的发展为目的的专业性助人活动,服务对象包括大、中、小学生,其实施途径多样。

二、 学校心理辅导的发展历史

（一）西方学校心理辅导的发展

1. 起步阶段

学校心理辅导始于19世纪末、20世纪初的美国，其根本宗旨在于运用心理学的知识和方法，从评估、干预、咨询、研究、监督等多层面为全体儿童、青少年的心理健康和教育利益服务。

学校心理辅导在其发展历程中经历了三次运动：第一次是20世纪早期的职业辅导运动，它使得心理辅导开始进入学校；第二次是20世纪初的特殊教育运动，它使学校心理辅导沿着更具科学化的方向发展；第三次是心理卫生运动，它使心理健康和心理卫生的观念逐渐为社会大众所接受。

这三次运动都极大地促进了学校心理辅导在世界各地的发展。

2. 快速发展阶段

学校心理辅导自20世纪70年代进入快速发展期，在欧美、日本形成了比较完善的学校心理辅导体系。在这一阶段，学校心理辅导内容丰富、形式活泼、方法多样，其专业人员的质量和数量都有了相对的保障。

在这一阶段，学校心理辅导的主要目标开始转向促进人的发展。越来越多的专家呼吁，心理辅导应促进学生身心健康的发展，包括健全的人格和心理适应能力的发展，使学生增强自尊心及承受挫折和克服困难的能力，各种潜能得到充分的发挥。同时，随着实践的探索，人们也意识到，要使学校心理辅导的发展功能、治疗功能、预防功能得到不断的强化，学校就必须与家庭、社区协同合作，学校心理辅导工作者、教师、家长、社会心理辅导工作者要齐抓共管，既要治疗学生已存在的心理与行为问题，又要努力为学生的成长创造一个良好的学校、家庭与社会环境。

3. 繁荣阶段

20世纪80年代以来学校心理辅导步入空前的繁荣期，主要表现在：纷呈的理论流派、层出不穷的改革创新和不断更新的辅导模式。在这种背景的影响下，学校心理辅导也日益受到重视并迅速得以推广。

随着积极心理学的发展，学校心理辅导的理念也逐渐由"问题"取向转向"积极心理"取向，学校心理辅导取向呈现"发展性""人本性"等特点。同时，随着实践的推进，越来越多的学校心理辅导专家主张从多学科（如心理学、教育学、文化学、社会学等）综合的角度来探索和研究学校心理辅导这一领域的现象，这种多元综合的研究取向是学校心理辅导内容综合化的推动力和催化剂。

（二）我国学校心理辅导的发展

我国学校心理辅导大致经历了四个发展阶段：调查、呼吁期；尝试、起步期；探索、发展期；推进、繁荣期①。

1. 调查、呼吁期（20世纪80年代初、中期）

在此阶段，学校心理辅导开始受到关注。从20世纪80年代初开始，一些学者和研究机构开始进行学生心理健康状况的调查，并发表了一系列研究报告，在教育界产

---

① 叶一舵.我国大陆学校心理健康教育二十年［J］.福建师范大学学报（哲学社会科学版），2008（6）.

生了广泛的影响①,随后呼吁关注学生心理健康状态的文章"集中"地见诸报端。这些文章有对学校思想政治工作困境的反思,也有对国外心理辅导理论和经验的介绍。1986年班华教授首次提出"心育"的概念,引起教育界的广泛重视。这一阶段的工作意义重大,主要表现为:第一,首次有了比较明确的关于学生心理健康状态数量化的概念与学校心理辅导基础性的观念;第二,它使教育行政部门和教育者开始清楚地认识到,学生的心理健康是一个值得着重关注的问题。这为以后学校心理辅导的开展积累了舆论准备,奠定了初步的思想基础,并提供了最初的直接动力②。

2. 尝试、起步期(20世纪80年代中、后期至90年代初期)

1984年,我国少数高校开始建立心理辅导中心,这种尝试也逐步向中小学转移和渗透。20世纪80年代中、后期,北京、上海、湖南等一些地区的少数中小学校开始率先进行具有心理辅导色彩的学校心理辅导实践。此阶段的实践缺乏理论指导及政策依据,具有自发性和探索性的特点,对于学校心理辅导的发展具有积极的推动作用。

在此阶段的后期,政策和舆论初见端倪,具体表现在,1988年12月颁布了《中共中央关于改革和加强中小学德育工作的通知》,其中明确提出"对学生的道德情操、心理品质要进行综合的培养和训练"。1991年班华教授在《教育研究》上发表《心育刍议》一文,首次系统阐述与心育有关的问题,这可看作是这一时期开展学校心理辅导之舆论准备的一个标志。

3. 探索、发展期(20世纪90年代初至90年代末)

党和政府在政策上给予了学校心理辅导前所未有的重视,学生心理健康状态受到了更多研究者的关注。通过开展相关研究③,在揭示学生中存在的各类心理问题的同时,也促使社会各界对学校开展心理辅导的必要性、紧迫性的认识进一步加深,从而提升了学校开展心理辅导的自觉性。

学校心理辅导的实践活动渐成规模,理论研究和实践研究逐步展开。全国许多省市的许多学校都开展了一系列有关学校心理辅导的研究试点工作和实践活动,不少地区的学校特别是中小学的心理辅导工作取得了一定的成效,并涌现了一大批学校心理辅导的"特色学校"。另外,学校心理辅导课题研究也呈现欣欣向荣之势。据统计,仅"九五"期间,向全国教育科学规划领导小组申报的有关学校心理辅导方面的课题就达70多项④。同时,一批心理辅导出版物面世,这些都为推进学校心理辅导的开展发挥了积极的作用。

在政策方面,1992年国家教委制定下发了《中小学生心理健康教育基本要求(试行)》,心理卫生教育被列为八项主要教育内容之一。1994年8月,在《中共中央关于进一步加强和改进学校德育工作的若干意见》中更是明确地指出,要"通过多种方式对不同年龄层次的学生进行心理健康教育和指导,帮助学生提高心理素质,健全人格,增强承受挫折、适应环境的能力"。1999年1月,国务院批准教育部制定的《面向21世纪教育振兴行动计划》,在该计划中再次提出,学校要实施心理辅导。1999年8月,

---

① 赵红,李桂萍.我国学校心理健康教育研究、实践的发展趋势[J].通化师范学院学报,2004(3).
② 叶一舵.我国大陆学校心理健康教育二十年[J].福建师范大学学报(哲学社会科学版),2008(6).
③ 赵红,李桂萍.我国学校心理健康教育研究、实践的发展趋势[J].通化师范学院学报,2004(3).
④ 刘华山.学校心理辅导[M].合肥:安徽人民出版社,2001.

教育部又发布《关于加强中小学心理健康教育的若干意见》，强调在中小学开展心理辅导是培养跨世纪高质量人才的重要环节。

4. 推进、繁荣期（20世纪90年代末至今）

以教育部《关于加强中小学心理健康教育的若干意见》为标志，学校心理辅导从民间推动向官方主导发展，从基层探索上升到国家有计划地推进。

（1）官方主导进一步加强，政策进一步完善。就中小学教育而言，2000年12月，中共中央、国务院在《关于适应新形势进一步加强和改进中小学德育工作的意见》中进一步强调"中小学校都要加强心理健康教育，培养学生良好的心理品质"。2001年3月，在第九届全国人民代表大会第四次会议通过的《中华人民共和国国民经济和社会发展第十个五年计划纲要》中，第一次把青少年心理健康教育列入其中。2002年8月，教育部颁布了《中小学心理健康教育指导纲要》，对中小学学校心理辅导工作的开展进行了科学指导和进一步的规范。2012年12月，教育部又颁布了《中小学心理健康教育指导纲要》（2012年修订），该文件促进了学校心理辅导工作的深入发展和全面普及。2019年12月，国家卫健委等12个部门联合印发《健康中国行动——儿童青少年心理健康行动方案（2019—2022年）》，提出到2022年底，基本建成有利于儿童青少年心理健康的社会环境，形成学校、社区、家庭、媒体、医疗卫生机构等联动的心理健康服务模式，落实儿童青少年心理行为问题和精神障碍的预防干预措施，加强重点人群心理疏导，为增进儿童青少年健康福祉、共建共享健康中国奠定重要基础。该文件进一步推动了多部门联手共同维护和促进儿童、青少年心理健康的工作。2021年3月，国家卫健委、中央政法委、教育部等9部门联合印发《全国社会心理服务体系建设试点2021年重点工作任务》，提出建立心理辅导室的中小学校比例要达到100%，并配备专兼职教师，每学期至少开展1次面向家长和学生的心理健康教育活动。2021年7月，教育部办公厅发布《关于加强学生心理健康管理工作的通知》，提出要加强心理健康课程建设，中小学要将心理健康教育课程纳入校本课程，同时注重安排形式多样的生命教育、挫折教育等；关注学生积极心理品质的培育；关注心理健康测评；关注学校、家庭和社会的合力。2023年教育部等17个部门印发了《全面加强和改进新时代学生心理健康工作专项行动计划（2023—2025年）》，其中明确提出心理健康工作的主要任务为五育并举促进学生心理健康，加强心理健康教育，规范心理健康监测，建强心理人才队伍，支持心理健康科研等。高频率、多部门的文件发布对学校心理辅导的推进和繁荣发展起到了积极的促进作用。

就高等教育和职业教育学段而言，2001年3月，教育部发布了《关于加强普通高等学校大学生心理健康教育工作的意见》，这对高校开展学校心理辅导起到了十分重要的指导作用；2002年4月，教育部颁布了《普通高等学校大学生心理健康教育工作实施纲要（试行）》；2003年12月，教育部办公厅下发了《关于进一步加强高校学生管理工作和心理健康教育工作的通知》；2004年7月，教育部又颁布了《中等职业学校学生心理健康教育指导纲要》；2004年8月，中共中央、国务院在《关于进一步加强和改进大学生思想政治教育的意见》中强调，在大学生思想政治教育中也要重视学校心理辅导工作；2010年6月，在中共中央政治局审议并通过的《国家中长期教育改革和发展规划纲要（2010—2020年）》中更是从战略高度上强调了学校心理辅导工作的重要性;2018 年 7 月,中共教育部党组印发《高等学校学生心理健康教育指导纲要》,对高校心理健康教育工作的目标、内容、方法等进行了详细的规定,这也预示着高校心理辅导工作步入了制度化、规范化和程序化。

此外,为了确保学校心理辅导工作的顺利开展,教育部还出台了一系列指导意见,如《中小学心理辅导室建设指南》《中等职业学校德育大纲(2014 年修订)》《普通高等学校辅导员队伍建设规定》等文件。时至今日,学校心理辅导已被纳入整个学校的教育体系中,正朝着更加规范化、专业化的方向发展。

(2)研究与实践更加深化,成果丰富。近年来学校心理辅导实践活动蓬勃开展,课题研究形成热潮,学校心理辅导的成果不断涌现。大型会议及学术活动的频繁举办、各地特色学校的不断涌现以及相关杂志的创刊等,都彰显了此一时期研究与实践成果的丰富。另外,在此阶段学校心理辅导的师资队伍建设得到加强,具体表现在高校注重对专业人才的培养以及社会注重对学校心理辅导从业者的专业培训。

三、学校心理辅导与学校思想政治教育

(一)学校心理辅导与学校思想政治教育的差异性

在我国学校教育实践中,存在着一种倾向,即把学校心理辅导作为学校思想政治教育的一个重要组成部分,可以说这是我国学校心理辅导工作的一大特点。虽然学校心理辅导与学校思想政治教育之间存在着很大的不同,但前者为后者效果的最大化提供了重要的补偿作用。学校心理辅导与学校思想政治教育的不同主要体现在:

1. 目标不同

学校心理辅导关注提高全体学生的心理素质,培养他们积极乐观、健康向上的心理品质,充分开发他们的心理潜能,促进学生身心和谐可持续发展,为他们的健康成长和幸福生活奠定基础。学校思想政治教育的目标是培养学生爱党爱国爱人民,增强国家意识和社会责任意识,教育学生理解、认同和拥护国家政治制度,了解中华优秀传统文化和革命文化、社会主义先进文化,增强中国特色社会主义道路自信、理论自信、制度自信、文化自信,引导学生准确理解和把握社会主义核心价值观的深刻内涵和实践要求,养成良好的政治素质、道德品质、法治意识和行为习惯,形成积极健康的人格和良好的心理品质,促进学生核心素养的提升和全面发展,为学生一生的成长奠定坚实的思想基础。

2. 内容不同

学校心理辅导关注于学生成长过程中所遇到的各种发展性心理问题,如学业发展问题、适应问题、情绪问题等,而学校思想政治教育内容更多聚焦于培养良好的思想意识、正确的政治态度等。

3. 本质不同

学校心理辅导工作者与学生更多的是一个平等、互相尊重的关系,其本质是一个服务与共同发展的过程。而在学校思想政治教育工作中,思想政治教育工作者是正确思想与价值观的传递者,与学生更多的是教育与被教育的关系,其本质是一个教育的过程。

4. 基本手段不同

学校心理辅导更多地采用心理学专业方法,如个体心理辅导、课程、团体心理辅导

等。而学校思想政治教育由于其内容的特殊性,一般是以直接教授为主,例如,通过思政课程讲授普遍性与特殊性相统一的道理,或采用批评表扬、树立典型榜样等方法。

(二)学校心理辅导与学校思想政治教育的结合

在学校日常教学实践中,学校心理辅导对学校思想政治教育有着极大的促进作用,具体表现在如下三个方面。

1. 补偿功能

(1)观念补偿。通过学校心理辅导工作可以使教师了解到,在传授知识时自己不仅是学生的指导者,更可以成为他们的合作者和朋友,并自觉做到对学生潜能的开发,积极引导学生养成正确的行为习惯。

(2)方法补偿。传统的思想政治教育主要使用说服、榜样、评价、锻炼等方法来提高学生的思想认识,培养和发展学生的思想品德。这些方法更多的是强调外在行为和对这些行为的培养,而知识掌握的重要环节不仅表现为外化的行为方面,更注重学生的内化过程。学校心理辅导过程可以为教育者提供帮助学生内化知识的途径,使得学生通过体验感受到所学知识的重要性。

(3)内容补偿。传统的思想政治教育是要使学生在政治观念、社会道德规范和遵纪守法等较高层面上实现正确的价值取向,其主要目的在于培养学生正确的政治立场、道德规范、法律意识,往往忽视了一些最基本的和最一般的品德和人格内容,如学生的环境适应、应对挫折、情绪调适、人际交往、人文关怀等。而学校心理辅导本身就是完善人格、发展人格的重要手段。因此,它所实施的内容为学校思想政治教育的内容提供了补偿。

2. 指导功能

(1)学校心理辅导为思想政治教育提供了客观基础。例如,通过运用心理测验、宣泄、自由联想等手段和方法,帮助思想教育工作者更好地了解学生的内在冲突、行为障碍及人格特点,这有利于教师分析、研究学生个性中的积极因素与消极因素,使思想政治教育工作更具有针对性,从而真正做到因材施教。

(2)学校心理辅导为学校思想政治教育工作提供了新的理论基础。传统的学校思想政治教育总是把学生当作社会关系中的一个社会角色进行要求,而学校心理辅导是把学生当作人际关系中一个具体的个体来要求,它强调的是尊重学生人格,理解和接纳学生的缺陷与不足。学校心理辅导工作者一般不急于对学生暴露了的思想和行为问题做出评判,而是通过平等的讨论和交流,共同探讨解决问题的合适方式,从而帮助学生解决问题,树立生活的勇气和信心。因此,学校心理辅导对学校思想政治教育工作具有重要的启示意义。

3. 调节功能

(1)学校心理辅导有利于帮助学生克服意义障碍。所谓学生的意义障碍,是指由于学生某些思想或心理因素的存在,使其对道德要求和意义的理解受到阻碍,从而对教育的目的、措施、手段等表现出不同程度的消极态度和消极行为。虽然学生产生意义障碍是不可避免的,但如果教育者能采取合适的方法,诸如心理辅导中常用的暗示、角色扮演等方法,会减少意义障碍的发生,从而使思想政治教育工作取得更好的效果。

(2)学校心理辅导有利于帮助学生矫正心理问题。当前,部分学生因不能适应复杂的社会环境和抵御各种传媒中不良信息的影响而产生了各种生理、心理反应,如焦虑症、强迫症、抑郁症等。对此,一般的医疗措施只能缓解症状,但不能从根本上解决问题。而采取心理辅导中的理论和方法则能帮助学生治愈某些心理问题,从而进一步改善其情绪和生理、心理症状,因此,它对学校思想政治教育工作的效率具有积极的调节作用。

综上所述,学校心理辅导与学校思想政治教育工作是互为补充、相互促进的。积极探索学校心理辅导与学校思想政治教育工作的契合点,将二者有机地结合起来,既能够促进学生心理品质的发展,又能够推动学生道德品质的提升,对于优化教育资源、提高教育质量,构建新型的学校心理辅导和思想政治教育工作模式具有重要的意义①。

第二节 学校心理辅导的目标、内容与原则

一、 学校心理辅导的目标

(一)学校心理辅导目标的发展历史

学校心理辅导的根本任务不是传授心理学的专业知识,而是通过有关知识的传授、应用来维护、促进学生的心理健康。回顾学校心理辅导所走过的历程,可以发现学校心理辅导目标经历了如下的发展、变化。

1. 早期的诊疗模式倾向

1896 年,美国的特殊教育专家韦特默在费城建立了第一个心理诊所,还创办了一个医院模式的学校——俄勒冈学校,专门诊断并矫正智力落后、有心理问题的特殊儿童。在他的影响下,学校心理服务长期以来被视为学校中的临床心理学。因此,学校心理辅导最初是以诊疗模式为主,其关注的人群主要是智力落后或有心理问题、需要特殊心理服务的少数学生,并以心理行为问题的解决为导向。

学校心理辅导早期诊疗模式的目标,导致了学校心理辅导把学生存在的问题和心理成长中的不足、缺陷当作工作的出发点和落脚点,关注学生在学习与生活中产生的问题与困惑,侧重分析学生各种心理问题的表现、成因及矫治方法。这种工作重心导致大多数学生只知道怎样避免负面情绪,而并不清楚如何增进自己的积极体验,以至于学校心理辅导的内容、形式、途径都陷入一种心理问题预防和治疗的病态心理学取向中。②

2. 面向全体,重在预防的理念正在逐步形成

预防性辅导也称发展性辅导,其对象是全体学生,辅导的目的主要是帮助处在不同阶段的学生更好地认识现阶段的问题,并避免相关问题的发生。

美国《哲学百科全书》指出,现代心理辅导的重要特征"尤其表现在学校心理辅导中,也就是说,发展性心理辅导的特征特别适合于学校的环境和学校的要求"③。发展性心理辅导成为当今美国中小学校心理辅导的主流模式,并且全面渗透到学校教育的

---

① 何艳茹.心理卫生与心理辅导[M].沈阳:辽宁大学出版社,1999.
② 俞国良,侯瑞鹤.论学校心理健康服务及其体系建设[J].教育研究,2015(8).
③ 李正云,张华.美国学校心理辅导:历史、现状、动向及其启示[J].外国中小学教育,2007(6).

72　心理卫生与辅导

各个方面,成为学校教育的重要组成部分。

对于学校心理辅导中预防模式的构建,有学者认为,除辨别与干预危险因素外,还应注重提升学生的保护因素。学校心理辅导中的预防项目应是长期和综合性的,要将已经在学校或系统中取得积极成果的各种辅导项目整合起来,将学校心理辅导中的预防工作做得更加扎实和富有成效。

3. 积极心理学视角下的学校心理辅导的新模式

20 世纪 90 年代初,随着积极心理学的蓬勃发展,积极心理学的理论、成果被广泛地用于学校心理辅导当中。[①]

积极心理学认为,指导人解决心理问题固然重要,帮助人养成积极品质更具价值。一方面,具有突出的心理问题和明显的精神障碍症状的学生毕竟是少数,大多数学生的心理是正常的、健康的,他们面临的任务主要是发展与提高,因此,学校心理辅导应更多地关注大多数学生的心理需求,而不能只把目光局限于少数有心理问题的学生身上。另一方面,预防可以分为积极预防与消极预防,消极预防是被动的,直接针对具体问题,而积极预防则是间接地通过培养人的优秀品质与美德,进而预防心理问题的出现。积极心理学视野下的学校心理辅导,首先就要努力发动学生身上存在的种种能力和自主潜力,通过激发个体的内在积极潜力实现问题的消解与积极力量的升华。积极干预主张用人类自身的积极力量来完成心理问题、精神障碍的预防和治疗,这种积极力量不是通过外在的灌输获得的,而是在干预中个体自主建构的,是个体积极品质的发掘与培养、积极力量的保持与提升。[②]

当前学校心理辅导以挖掘学生的力量和美德、培养积极品质为新的着力点来促进学生心理的健康发展,其形式也从教育模式向服务模式转变,根据学生的心理发展规律和成长需要,提供适合学生发展的服务。同时,学校心理辅导借鉴了积极心理学的价值取向,通过对人性观、价值观、教育观和学生观等一系列观念的变化和革新,推动了心理辅导的发展。在价值观上,关注学生的积极品质,面向全体学生,促进学生心理素质尤其是积极品质的全面提高;在教育观上,关注个人潜力的挖掘与善良美德的培养;在人性观上,关注人性的善端、潜能与美德,积极品质养成的过程就是消极品质退场的过程;在学生观上,欣赏学生的能动性、建构性、积极性,认为学生就像花草一样,只要有了适宜的环境与条件,自然就会追求茁壮成长。

4. 多层支持系统模式

目前,在美国最流行的学校心理辅导模式是多层支持系统(Multi-Tiered System of Support,MTSS)。多层支持系统作为一个多层模型,旨在给全体学生提供合适的、基于他们需要的且符合他们目前技能水平的学业、行为和社会情感等方面的干预和支持[③]。通过实施多层支持系统,使全体学生在学业、行为和社会情感方面都能获得相应的成功与进步。该模型主要基于以下两个前提:一是集中学校管理者、教师、其他学校工作人员和家长的力量来帮助学生在学业、行为、社会情感方面获得成功,其效果比

① 曹新美,刘翔平.学校心理健康教育模式的反思与积极心理学取向[J].教师教育研究,2006(3).

② 麻彦坤.论积极心理学取向的心理健康教育[J].教育学术月刊,2009(3).

③ Gamm S, Elliott J, Halbert J W, et al. Common Core State Standards and Diverse Urban Students: Using Multi-Tiered Systems of Support[J]. Council of the Great City Schools, 2012.

任何个人的分散努力都更有效；二是对学生的学业、行为和社会情感所进行的心理辅导应该是积极和补充性的，而不是被动和补救性的。多层支持系统的实施依赖于持续地使用数据，通过这些数据学校能够对如何开展教学实践、如何预防各种心理健康问题、学校应开展什么工作以及如何开展相应的工作进行决策，同时还能及时检查多层支持系统是否被合适地执行以及是否有效。与其说多层支持系统是给学生提供心理辅导的干预过程，倒不如说它是一种学校改革的模式，随之而来的是一种新的教育思想。

多层支持系统是由干预—反应模式（Response to Intervention，RtI）和积极行为干预与支持模式（Positive Behavioral Interventions and Supports，PBIS）两个多层干预框架组成。[①]

干预—反应模式产生于20世纪80年代的特殊教育领域，后逐渐应用在普通教育领域，用来解决学生的行为和学业问题。它是一种通过连续评估学生的学业及行为表现，指导教学系统化的三级预防模型。它将评估与干预紧密结合，采用形成性的评估手段，检验教师教学（干预）和学生表现（对干预的反应）二者之间的互动，所有干预都以评估的数据为依据，"教学—评估—决策"构成了循环往复的动态过程，贯穿教学始终的是对学生表现过程的监测和基于评估数据的教育决策。[②]

积极行为干预与支持模式产生于20世纪末，越来越多的美国学校希望地区或者州一级政府出面主导推进预防青少年犯罪和各种行为问题、改善学校氛围和教师行为的有效干预模式。积极行为干预与支持模式也是一种以实证研究为基础的三级预防模型，用于改进和整合影响学生学业、行为等方面健康发展的系统和实践。它不是一门课程，而是一种通用的预防策略。该模式借鉴了行为心理学的理论与实践，旨在通过创建改进的系统来改变学校环境，以促进学校环境中所有教职员工和学生行为的积极变化。积极行为干预与支持模式是一种非常有效的干预策略，它通过州、地区和学校三级管理体系，采取创建准备、初始实施、制度化、持续发展和更新四阶段推进模式，并借助大数据进行及时的评估、管理与信息分享，进而提升教师和学生的积极行为水平。[③]

作为一种有效的学校心理辅导框架，本章第三节将详细介绍多层支持系统的基本原则、核心要素以及实施过程等。

（二）学校心理辅导的基本目标

学校心理辅导的基本目标就是通过学校有意识的帮助，提高学生的心理健康水平，使其具有良好的心理品质和社会适应能力。基本目标涵盖如下几个方面：

（1）帮助学生探索自我、认识自我、接纳自我，寻找自己个性发展中的优势与不足。主要包括认识和了解自己的认知能力、个性倾向、个性特征及其发展潜能；认识和了解自我的责任感和义务、自己与他人及环境的关系等。

① Eagle J W, Dowd-Eagle S E, Snyder A, et al. Implementing a Multi-Tiered System of Support（MTSS）: Collaboration between School Psychologists and Administrators to Promote Systems-level Change[J]. Journal of Educational and Psychological Consultation, 2015(2-3).

② 刘宇洁,韦小满.干预—反应（RtI）模型：美国教育政策理念架构的新趋势[J].比较教育研究,2012(11).

③ 刘思硕,王辉.美国马里兰州推进"积极行为干预和支持"模式的路径与启示[J].教育参考,2022(4).

（2）针对自己人格发展的特点,明确自我发展的方向,确立适合自己的抱负水平,追求可能实现的理想,并实现学校教育、社会环境与个性发展的和谐统一。

（3）完善自我、发展自我,最终达到自我实现并体现个人与社会价值的统一。这也是学校心理辅导的终极目标。

（三）学校心理辅导的具体目标

（1）指导并帮助学生培养认知能力,学会开发自身的心理潜能,矫正不良认知。

（2）指导和帮助学生培养自我情绪调控的能力,使其情绪稳定、心情愉快,情绪反应适时、适度。

（3）指导和帮助学生培养正确的自我意识,具有健全统一的个性,使其对自己的认识比较客观,能悦纳自己,对自己的现在和未来有一定程度的满足感和发展感。

（4）指导和帮助学生对个体生涯有一定的规划,增加职业知识,了解自我发展特点与未来发展方向,并能为生涯的发展积极做好准备。

（5）指导和帮助学生形成较强的学习适应性,以适应不同学段的学习生活,养成良好的学习习惯,掌握科学的学习方法,提高学习效率。

（6）指导和帮助学生认识青春期将会面临的身心变化和遇到的问题,能够采取正确的心态面对,并在遇到问题时明确该如何处理。

（7）指导和帮助学生提高对心理问题的预防能力,学会应对压力、调控情绪等技能,以提高其自我预防心理变异的能力。

二、 学校心理辅导的内容

（一）认知发展辅导

帮助学生了解认知发展的规律、特点,明确自身的认知发展水平及可能遇到的问题,学会对自身的不良认知进行调节。

（二）情绪调节辅导

引导学生学习体察与表达情绪,学会控制与管理情绪,能有效处理各种情绪困扰,获得积极的情绪体验。

（三）个性社会性辅导

帮助学生了解个性社会性的概念及其在个体健康成长中的作用,了解自身在个性社会性发展过程中可能遇到的问题,树立正确的自我意识。

（四）生涯辅导

引导学生了解生涯的概念,了解自己的能力倾向、职业兴趣、职业价值观等;帮助学生进行生涯的规划,掌握时间管理方法与生涯决策方法,学会平衡人生的多种角色。

（五）学业发展辅导

引导学生端正学习态度,激发学习动机,培养学习兴趣和良好的学习习惯;帮助学生掌握有效的学习方法和策略,增强学习效能,培养探究意识和创新精神。

（六）青春期与性心理辅导

引导学生掌握必要的性心理、性生理知识;帮助他们积极、正确地看待青春期所出现的身心变化和所遇到的各种问题,了解如何保护自己,掌握应对压力的各种技能等。

（七）精神障碍预防

帮助学生对各种常见精神障碍的症状及表现形式有所了解和认识;指导学生学会

进行自我心理调适,提高自我预防心理问题的能力;帮助学生学会寻求心理辅导和帮助。

(八) 教师心理辅导

引导教师在关注学生心理健康的同时,也能有意识地关注自身的心理健康,对自身的心理健康保有敏感,学习应对压力、预防职业倦怠、提升心理健康水平的技能;引导教师在出现心理问题时,主动地寻求心理辅导的帮助。

(九) 心理危机干预

帮助处于心理危机状态的学生、教师个体或群体平衡其已严重失衡的心理状态,调节其冲突性的行为,降低、减轻或消除可能出现的对个体、他人和社会造成的危害。

三、 学校心理辅导的原则

学校心理辅导的原则,是指在学校范围内开展心理辅导工作时应遵循的指导思想和基本要求,也是学校心理辅导工作顺利开展的基本保证。学校心理辅导应遵循的基本原则有:

(一) 整体性原则

整体性原则包含两个方面:一是学校心理辅导追求的终极目标是学生个体的整体性发展,即通过帮助和指导,使学生完成不同年龄阶段的发展任务,解决相应的问题,使其健康全面地发展;二是追求学校心理辅导的各项目标与学校各项工作之间的协调一致,通过综合运用学校心理辅导、学校思想政治教育等各种方法,达到辅导与教育目标协调一致,相互促进,共同发展。

(二) 发展性原则

学校心理辅导应在兼顾少数有困扰、障碍学生的心理辅导的同时,针对全体学生共同的成长课题给予指导。在这个原则下,学校心理辅导工作应侧重于学生潜能的开发、积极心理品质的培养、自我健康形象的建立,培养学生良好的情绪管理与人际交往,这样不仅有利于学生的现时生存,更有利于他们未来的发展,使他们的心理状态能不断地进行适时的调整,做好适应、参与并创造未来的心理准备。

(三) 主体性原则

在学校心理辅导的过程中,应把学生作为辅导活动的主体。在贯彻主体性原则时,学校心理辅导工作者要尊重学生的主体地位,切忌把学生当作被动接受影响的客体,应从学生自身的需要出发,采取有效的方法和学生共同解决问题。

(四) 个别对待与面向全体相结合原则

面向全体学生原则是指学校心理辅导的价值在于提升全体学生的心理素质,这是由学校教育的本质决定的。坚持面向全体的原则,有助于提高学校心理辅导的效能与效率。

个别对待原则是指学校心理辅导中要重视学生的个别差异。学生的各种心理问题不仅在不同个体身上的表现形式、程度、持续时间等有所不同,而且其问题产生的背景及原因也各不相同,因此,学校心理辅导在针对每个学生身心发展特点的同时要具体问题具体分析,采用灵活多样的辅导策略与方法因势利导。

学校心理辅导要坚持将个别对待与面向全体相结合的原则,在实际工作中既要关注学生的共性问题,也要认真做好特殊学生的各项工作。①

第三节　学校心理辅导的方法

学校心理辅导的途径多种多样,其核心是帮助全体学生达成其发展阶段的各项任务,促进他们健康地成长。本节重点介绍目前学校心理辅导中一些常用的方法。

一、个体心理辅导

个体心理辅导是指学校心理辅导工作者对被辅导者进行一对一的心理辅导的方式,包括面谈、电话辅导、网络辅导等。

（一）个体心理辅导的阶段步骤

1. 开始阶段

（1）建立辅导关系。在开始阶段,学校心理辅导工作者应与被辅导者建立信任、接纳的辅导关系,这对于个体心理辅导的效果至关重要。在初次接触时,学校心理辅导工作者应向被辅导者进行自我介绍,并就个体心理辅导的性质、限制、程序、目标、保密性等做出解释,同时讨论辅导的次数、时间及期望等,并向被辅导者明确表明双方的权利与义务。学校心理辅导工作者对被辅导者要热情有礼、耐心慎重,装束整洁得体,行为举止大方。

（2）收集被辅导者的资料。主要收集与被辅导者有关的各种资料,通过会谈、观察、倾听或心理评估等方式,了解被辅导者的基本情况与心理诉求。基本情况包括:姓名、年龄、班级、家庭及社会生活背景、自身的生活经历、兴趣爱好、学习生活近况及有无心理辅导经历;心理诉求:对于那些主动前来寻求心理辅导帮助的个体,他们更有可能直接地描述自己的心理问题,而对于那些被教师、家长要求来的被动个体,更可能是由教师或家长转述其存在的心理问题。在此阶段,学校心理辅导工作者需要通过收集资料来厘清被辅导者心理问题的实质和原因,以便为下一阶段的工作奠定基础。

（3）进行评估。在收集资料的同时,对被辅导者心理问题的评估也应同步进行,进一步明确被辅导者心理问题的实质、程度、原因,以及被辅导者是否适合留在学校里面进行辅导,还是需要转介到其他专业机构进行干预等。首先,要确定被辅导者心理问题的类型,学校心理辅导工作者应明确学校心理辅导的工作范畴,对于那些超出工作范畴的被辅导者应及时做出判断和转介,避免因判断错误而延误他们获得合适的心理辅导的最佳时机。其次,学校心理辅导工作者还应明确被辅导者心理问题的类别,比如,是学业问题、个性社会性问题、生涯发展问题还是精神障碍问题。最后,应寻找心理问题产生的原因。

2. 问题解决阶段

（1）制定目标。首先,目标的制定可以使辅导双方都清楚地意识到努力的方向,从而不仅能够详细地制定计划、步骤,而且还可以在实施过程中根据目标与实施方案进行必要的调整;其次,它有助于双方积极合作,同时对被辅导者而言也是一种积极的心理暗示;最后,有利于心理辅导结束后的评估,这种评估不仅是学校心理辅导工作者

---

① 何艳茹.心理卫生与心理辅导[M].沈阳:辽宁大学出版社,1999.

对于自身工作的评估,也是被辅导者对自身改变的一种自我评估。需要注意的是,目标的制定应遵守双方共同制定、有操作性、目标属于心理辅导范畴等原则。

(2)确定辅导方案。这一部分包括辅导方法的选择和辅导计划的确定。确定辅导方案应明确以下几个问题:所采取的方法是否是辅导工作者擅长的;辅导所要达成的目标;该方法的实施要求;该方法是否适用于被辅导者的问题。

(3)具体指导与帮助。在明确了问题、原因、目标和方法后,这一阶段的工作就更为具体了,也对学校心理辅导工作者提出了更高的要求。在这一过程中,学校心理辅导工作者要运用具体的技术和方法帮助被辅导者不断地认识问题并获得成长。

3. 结束阶段

(1)巩固效果。巩固已经取得的辅导效果,是结束辅导之前必须完成的一项任务,具体工作包括回顾辅导目标、探讨关于心理辅导结束的话题。

(2)追踪。学校心理辅导工作者必须要对被辅导者进行追踪。追踪一般是在辅导结束后的数月至一年时间内进行。时间间隔过短,难以保证结果的真实性;而时间间隔太长,又不能及时发现问题。追踪可以采用电话回访的方式,这种方式最为普遍,也可以通过面谈了解,还可从与被辅导者有接触的教师、同学和家长那里了解情况。需要注意的是,在收集信息时一定要坚持保密性原则。

为了帮助被辅导者在心理上做好结束的准备,学校心理辅导工作者可以采用延长两次辅导时间间隔(诸如,从每周进行一次心理辅导变为每两周进行一次)或减少每次辅导时间(诸如,由每次 1 小时减少为每次 30~40 分钟)的方式逐渐结束。总之,要以被辅导者能接纳的、有利于他们保持和巩固辅导效果的方式结束心理辅导的过程。

(二)个体心理辅导的常用技术

1. 贯注技巧

贯注是指辅导者用躯体语言、面部表情向被辅导者表示"你是我现在唯一关心的目标,我会将精力集中在你身上"。在运用贯注的技巧时,应注意以下几点:善于对被辅导者察言观色;注意不要在被辅导者讲话时东张西望;让被辅导者感觉到你在专心地听他讲话;要以各种言语与非言语的举动来表达你对被辅导者的关注与理解。

2. 倾听技巧

倾听是指辅导者借助言语或非言语的方法和手段,使被辅导者能详细叙述其所遇到的问题,充分反映其所体验的情感,表达其所持有的观念,以便辅导者对其有充分、全面了解和准确把握的过程。在运用倾听技巧时,应注意以下几点:要鼓励被辅导者多讲话;要尽量从被辅导者的角度来感受他们讲话时的内心体验;倾听应该客观;要注意谈话中言语和肢体语言的配合。

3. 沉默技巧

沉默可以是尊重与接纳的表示,也可以是被辅导者自我反省的需要。沉默技巧的作用在于给被辅导者提供充分的时间与空间去反省自我,思考其个人成长的问题。在运用沉默技巧时,应注意以下几点:不要怕辅导谈话中出现沉默;要学会区分思考性的沉默与对抗性的沉默;要学会以各种非言语的举动(如微笑、亲切的注视)来表达你对被辅导者停止讲话的理解与期盼;要让被辅导者感觉到你在他沉默时并没有走神想其他事情。

4. 宣泄技巧

宣泄是指被辅导者将淤积已久的情绪烦恼与精神苦恼倾诉给辅导者的过程。在运用宣泄技巧时,应注意以下几点:心理辅导是一个很情绪化的过程;没有情绪的表露,就不可能有真正的心理辅导;不要对被辅导者的情绪表露麻木不仁;要让被辅导者感觉到你很关心他的感受。

5. 探讨技巧

探讨指学校心理辅导工作者帮助被辅导者积极认识、思考其成长中的挫折与障碍的过程。在运用探讨的技巧时,应注意以下几点:要对被辅导者提出的问题少做评论;要启发被辅导者从不同的角度来看待当前面临的问题;要以商量的口吻让被辅导者表达自己对问题的观点与立场;帮助被辅导者辩证地看待个人成长中出现的困难与挫折。

6. 面质技巧

面质是指学校心理辅导工作者运用言语描述被辅导者的感受、想法和行为中存在的明显差异、矛盾冲突和含糊不清的信息。在运用面质的技巧时,应注意以下几点:一定要对被辅导者表示理解;要对被辅导者的认识方法做到知彼知己,这样才能使被辅导者真心地接受面质;要学会以事实来改变被辅导者认识中的偏差;要让被辅导者感觉到辅导者的面质不是为了以势压人。

7. 自我表露技巧

自我表露是指学校心理辅导工作者通过与被辅导者分享其个人成长过程中的成功与失败经历来推动被辅导者认识自我、发展自我的努力。在运用自我表露的技巧时,应注意以下几点:一定要对被辅导者表示理解;选择适当的时机自我表露;不要为增强与被辅导者的沟通去刻意表露自己,甚至不惜编造假话;要让被辅导者感觉到辅导者的自我表露是为了启发他思考。

8. 情感反应技巧

情感反应是指学校心理辅导工作者把被辅导者用言语与非言语行为中包含的情绪、情感加以概括、综合与整理后,再用自己的言语反馈给被辅导者,以加强对被辅导者情绪、情感的理解,促进沟通。在使用情感反应时应注意:情感反应可以使用在个体心理辅导的任何阶段;辅导者所做的情感反应要准确反映被辅导者的感受;情感反应的焦点要放在此时此刻的情感上。

二、团体心理辅导

团体心理辅导是指在团体情境下进行的一种心理辅导形式,它通过团体内人际之间的交互作用,促使个体在交往中通过观察、学习、体验,认识自我、探索自我、接纳自我,调整、改善与他人的关系,学习新的态度与行为方式,以发展良好的适应的助人过程。

(一)团体心理辅导的阶段步骤

1. 关系建立阶段

这一阶段团体成员最重要的心理需求是获得安全感。团体领导者的最主要任务是协助成员之间尽快熟悉,增进彼此了解。在开始阶段,团体领导者需要向成员澄清团体心理辅导的目标及保密原则,同时还应与团体成员订立团体规范等。

2. 团体工作阶段

工作阶段是团体心理辅导的关键时期,如同个体心理辅导一样,团体成员在这一阶段感受到变化,团体的凝聚力也变得更强。随着对自我和团体的认识,成员意识到自己需要对团体负责,团体成员之间彼此互动增多,尊重和接纳也逐渐增加。领导者可以协助成员认识个人行为的主动权,体验和建立责任行为,鼓励成员彼此尊重,在团体中学习做求助者,也做助人者。

3. 团体结束阶段

这一阶段成员要面临告别团体这一问题,同时需要对自己在团体中的成长进行总结。领导者的主要任务一方面是使成员能够面对即将分离的事实,另一方面要协助成员整理、归纳在团体中学到的东西,肯定成长,鼓舞信心。

(二)团体心理辅导的常用技术

在个体心理辅导中所使用的技术可通用于团体心理辅导中,但由于团体动力在团体心理辅导过程中的重要作用,因此团体心理辅导还有一些独特的技术。

1. 关系建立阶段的常用技术

在开始阶段,可以多采用共情、倾听的方式帮助成员之间建立关系,同时要注意处理成员之间的负面情绪,建立信任感。关系建立阶段主要包括以下技术:

(1)建立关系。这也是团体心理辅导的起始技术,可以有效地让团体成员相识并建立起成员之间、成员对团体和领导者的信任。一般分为言语技术和非言语技术,例如,不同形式的自我介绍、互相介绍、信任之旅、信任圈等活动。

(2)建立团体契约。团体需要领导者与成员之间互相尊重和配合,为保证团体发挥正常功能,双方都要遵守一定的团体规则。团体契约是团体内约定的关于团体工作方式和目标的一种协议,既可以是口头的,也可以是书面的,采用开放的方式邀请全体成员共同讨论。

2. 团体工作阶段的常用技术

团体工作阶段可以促进成员的改变,因此除用到个体心理辅导中的技术以外,还可以利用团体动力,包括以下常用的技术:

(1)引导参与。在团体中,领导者应具有根据团体成员个人需要进行引导,激发成员思考、沟通的能力。为此,领导者应鼓励并协助成员讨论和决定团体事务,鼓励并提供每个成员民主参与的机会,同时不使过于活跃的人剥夺他人的机会,也不使拘谨的人袖手旁观,还应以事实为中心,避免无谓的纷争,注意增强团体向心力。

(2)问题解决。领导者可提供给成员比较客观而合理的解决问题的原则,这有助于成员处理面对他们的问题。这些原则应以正确而完整的观察为基础,以分析与综合的方法解释观察的结果,证明结论的正确。团体成员应在团体中学会运用这些原则,不断地学习与改进解决问题的方法,这将会使自己多方面受益。

(3)角色扮演。当团体成员无法清楚地陈述有关自己与他人沟通或关系上的困扰时,或有必要做沟通方面的技术演练、行为预演时,领导者可让成员以角色扮演的方式,深入探索问题。

(4)及时介入。当出现以下情况,领导者应及时介入:一个成员为另一个成员说话;集中注意力在团体之外的人或事物;成员中有人说话时要先寻求他人的认同;成员中认为某个问题由某人引起;成员中有人表示"我一直就是那样";成员中有人认为"只要我等待,改变就会出现";团体漫无目的地聊天。

3. 团体结束阶段的常用技术

团体结束技术包括每一次团体活动的结束技术和整个团体活动结束的技术,以总结和处理分离情绪为主,主要包括以下技术:

(1)每次活动结束。通常领导者需要在每次活动最后留出10分钟左右的时间进行总结,可邀请成员共同总结,也可由领导者进行总结,同时布置家庭作业,并进行下一次活动的预告。

(2)预告团体结束。在团体结束的前1~2次活动时,领导者就需要提前预告成员,让成员做好心理准备,处理想解决但未完成的问题,也可事先讨论分离情绪、团体收获或制订行动计划等。

(3)团体结束。领导者可采用一些活动,先回顾通过团体心理辅导的所学、所思、所感、所获,再以如真情告白等方式,让成员间互相进行离别赠言和反馈,并共同展望未来。[①]

三、 课程辅导

课程辅导是学校心理辅导最为有效的途径之一,心理辅导课程的价值不仅体现在促进全体学生心理健康的发展性目标上,帮助学生解决在成长过程中共性的心理问题,同时也体现在课程辅导可以更好地落实心理辅导全员性策略。

(一)课程辅导的概念

学校心理辅导课程是指学校依据课程本质的要求,从心理辅导课程的目标、辅导内容、辅导活动方式这三种基本成分来规范和设计课程。学校心理辅导课程通常以班级为单位,通过各种辅导活动,有目的、有计划、有步骤地去培养、训练、提高学生的心理品质,激发学生的潜能,增强学生的社会适应能力,帮助解决学生成长中的各种心理问题,维护学生的心理健康,塑造和培养全体学生的积极人格特质。

(二)学校心理辅导课程的功能

1. 维护和促进学生的心理健康

学校心理辅导课程的功能首先体现在促进全体学生心理健康的发展性目标上,帮助学生解决在成长过程中遇到的共性心理问题,如自我意识、生涯探索、青春期性心理等问题。通过学校心理辅导课程,可以帮助学生获得启示和感悟,维护和促进其心理的健康发展。

2. 激发学生的心理潜能

心理潜能主要包括认识自我、调节自我、评价自我以及对周围人情绪的感知和反应能力等,这些能力不是与生俱来的,而是通过后天学习获得的。学校心理辅导课程通过设计系统的教育活动,培养学生真实地感受情绪并恰如其分地控制情绪的能力,促进其保持健康的心理状态,提高他们的整体心理素质,充分开发他们的潜能和创造力,使之不断地超越自我,走向自我实现。

3. 塑造和培养全体学生的积极人格特质

深入研究和充分发展学生的需要、乐观、实现、幸福、快乐、满意等积极品质,发展和提升学生人性的优点比修复学生的心理问题更有价值和意义。学校心理辅导课程

① 樊富珉,何瑾.团体心理辅导[M].上海:华东师范大学出版社,2010.

关注如何充分开发全体学生的潜能,如何培养他们乐观向上的人格特质,如何用更积极的态度和行为对待自己、他人和社会,关注全体学生积极心理品质的塑造,关注全体学生的积极发展。

(三)学校心理辅导课程的设计

学校心理辅导课程的内容主要是围绕学校心理辅导的内容展开的,在确定课程辅导的内容后要进行相应的理论分析,然后进入辅导课程的单元设计。单元设计包括以下步骤和内容:

(1)确立单元名称:辅导课程的主题选择和单元名称命名。每一名称具体标志着特定的活动内容。

(2)理论分析:主题与单元名称确立后,要对与该主题有关的理论做认真的研究与分析。

(3)辅导目标的制定:根据理论分析,结合辅导对象的实际情况,制定出具体的辅导目标,主要包括认知目标、情感目标和行为目标。

(4)选择辅导策略与方法:配合单元主题及辅导目标,结合活动内容及各种资源,选择有效的辅导策略与方法。

(5)确定活动时间:详细地制定出每一单元课程所需的课时及每一活动步骤所需的时间。

(6)媒体与辅导材料的准备:对相关媒体与材料的收集、设计与运用技巧要在辅导前认真演练。

(7)实施场所的规划:活动前要布置好相应的场地。

(8)设计、明确活动的内容与流程:这是单元设计中的主要部分,它规定了辅导活动的内容、过程及具体步骤,从活动开始到活动结束每个流程都应有具体的说明。

(9)辅导效果的评估:结合不同的单元主题选择、设计不同的评估方法,收集相关的评估资料。①

(四)学校心理辅导课程的常用教学方法

学校心理辅导课程重在让学生参与、体验、感受。在教学中常用的方法有:

1.角色扮演法

角色扮演法,指教师让学生扮演或者模仿生活中的各种角色,重现部分场景,重现某件事的来龙去脉和人物的内心活动,让扮演者和观众从中获得反思、感悟和成长。在心理辅导课程中常用的角色扮演技术主要有空椅子表演、角色互换等。比如在主题为"亲子沟通"的课程中,教师可以设置相关情境,让学生分别扮演孩子、父亲、母亲,重现现实生活中学生与父母存在的沟通问题。之后,再进行角色互换,让学生明白自己应该如何与父母进行有效沟通。

2.讨论分析法

讨论分析法是指在教师的指导下,针对某一专题各抒己见,交流思想和感受,从而促进问题的解决。讨论的形式分为小组讨论和全班讨论两种。小组可以自由组合或者由教师指定。教师需要设计精密有层次的问题,同时善于引导而非主导,在讨论分

---

① 廖哲勋.课程学[M].武汉:华中师范大学出版社,1991.

享过程中要善于总结和倾听。例如,在主题为"青春期异性交往"的课程中,给学生一个问题情境:面对异性给自己的情书,你会怎么办?通过对这个问题的讨论,可以帮助学生了解面对这种问题时哪些行为是适度的、合适的,帮助学生学会处理这种问题。同时,学生们的分享也有助于教师了解学生的真实想法,从而更好地引导学生解决问题。

3. 游戏活动法

游戏活动法是以游戏为中介,让学生通过游戏活动的参与,在轻松、愉快、和谐的氛围中分享自己的情绪,探索自己的内心世界。教师可以根据不同的教学目标设计不同的游戏,但必须紧紧围绕辅导课程的主题进行设计。如为培养学生的合作和竞争意识,可以设计游戏:三人一组,每组一张报纸,看能使用多大面积的报纸来承受三个人的重量。

4. 讲授法

讲授法是常用的方法。讲授法是指教师根据学生具体的身心发展特点,贴近学生的生活实际,讲授一些心理学知识,以促进学生掌握相关的知识、获得一些维护和促进心理健康的技能,从而提高学生的心理健康水平。比如给高中生讲解如何调节情绪的内容时,可以讲解调节情绪的重要方法之一——合理情绪疗法,而要让学生明白此方法,又要讲解此方法的理论依据——情绪 ABC 理论。

5. 辩论法

辩论法是指教师引导学生就某个具有争议性的问题进行分组讨论,让学生提出正反两个方面不同的观点和论据,从而获得成长。比如,就中学生"追星"的现象可以开展辩论,最后教师总结。在这个过程中,学生从辩论中获得启发、发现答案:其实"追星"有利有弊,关键是要学习明星身上的优秀品质。

四、 学校心理辅导渗透

(一)学校心理辅导渗透的概念

学校心理辅导渗透是深化和强化学校心理辅导效果的重要途径之一。所谓渗透,是指通过将心理辅导的相关知识与学校因素进行有机的结合,从而达到全面促进学生健康发展的目标。在课堂教学和学校教育的方方面面渗透心理辅导,不仅有助于全体教职工自觉地运用所学习到的心理学基本知识、方法和技术,有针对性地帮助学生克服特殊的学习困难,机智灵活地处理学习过程中出现的各种心理问题,提高教与学的效率,同时,也有助于全体学生浸润在积极、和谐的校园文化中,使学校教育真正做到"润物细无声"。

(二)学校心理辅导渗透的必要性

1. 学校心理辅导学科教学渗透的必要性

学科教学是学生和教师在学校中相互交流的最主要的活动,占据了他们大部分的时间和空间。忽略这一活动,就会失去学校心理辅导的主战场。[①] 学科教学渗透是学校心理辅导直接而有效的途径。将学科教学和学校心理辅导有机地结合,不仅有助于学校素质教育的全面实施,也有助于帮助学生提高学习活动中的认知、情感、态度和技

---

① 樊富珉,何瑾.团体心理辅导[M].上海:华东师范大学出版社,2010.

能。促进人全面发展的素质教育应是德育、智育、体育、美育、劳育及心理健康等协调发展的教育,因此,学校心理辅导必须与其他学科相互协调和联系、相互促进,谋求共同发展。

2. 学校心理辅导校园环境渗透的必要性

校园环境作为学校心理辅导系统的支持性平台,起到弥补和补充其他途径的效果。一般而言,心理辅导课程、个体心理辅导、团体心理辅导等作用的发挥受限于时间和空间,这时候,就需要有良好的日常学习生活环境做支撑。另外,学生很大一部分时间是在校园中度过的,校园环境和学校人际关系对其心理有着极大的影响。可以说,没有全方位的渗透和校园环境的支撑,学校心理辅导的效果就会大打折扣,其影响的持久性就无法得到保证。如果能让学生在课堂内外都感受到心理辅导的存在,特别是学生能置身在有利于心理健康发展的校园环境中,并受其长期的濡染和潜移默化,对其整体心理素质水平的提高是大有裨益的。

(三) 学校心理辅导渗透的主要途径

学科教学渗透和校园环境渗透是学校心理辅导进行渗透的两种主要途径。

1. 学科教学渗透

学校心理辅导的学科教学渗透是指在遵循心理辅导相关原理的基础上,在各门学科中有目的、有计划地渗透心理辅导内容的教育教学过程,它主要体现在:

第一,在教学设计中,充分挖掘教材资源。不同的学科蕴含着不同的心理辅导素材,可以充分利用和挖掘。[①] 文科类课程(包括语文、历史、地理、思想品德、政治等)不仅涉及丰富的观察、想象、直觉、形象思维、逻辑推理等心理元素,而且蕴涵着丰富的社会认知和鲜明的人文精神。自然类课程(包括自然常识、生物、生理卫生、数学、物理、化学等)的学习需要各种心理品质的支持,而通过学习过程又有助于对学生进行科学精神与科学态度的培养,在教学过程中,教师通过有意识的渗透与引导,可以培养学生良好健康的心理品质。艺术、体育类课程(包括音乐、美术、体育等)也蕴涵着丰富的心理辅导资源,音乐课、美术课、体育课本身就是学校心理辅导的良好载体。音乐可以改善人的情绪状态,国外研究已经把音乐作为心理辅导的一种资源;美术课中绘画的色彩可以唤起学生不同的心理感受;至于体育课,更是包含了调节消极情绪、健全人格等心理辅导的资源。

另外,在教学设计中应从提高学生认知、情感和行为技能的角度设计教学活动,强调学生的主体地位与主体需要,教学要适应学生发展,促进学生潜能的开发、创造性的培养。

第二,在教学过程中,要灵活处理教材,善于把握教材内容中心理辅导的涉及点、教学方法中心理辅导的突破点、学生学习过程中心理辅导的接触点,并有意识地将这些点整合为贯穿于教学全过程中的一条主线索,同时努力实现教学的目的观、效益观,实现教学内容、教学方法、教学手段、教学活动及教学评价方式的进一步优化。从心理学角度看,教学过程是教师与学生之间、学生与学生之间在认知、情感、意志等方面的交往过程。师生应该民主平等、积极合作,努力在课堂上营造良好的心理氛围,教师自

---

① 周春梅.高职院校学生职业心理健康教育之学科渗透浅析[J].南京工业职业技术学院学报,2011(1).

然地、面带微笑地走进课堂,保持良好的教态,有助于形成生动、活泼、积极主动的学习互动局面,促进师生情感互动。

第三,要注重课堂管理与课堂环境营造。课堂心理环境是一种隐性教育,对学生的学习具有潜在影响,和谐合作的气氛有助于学生积极参与学科教学活动,使课堂教学活动生动活泼地开展。在课堂管理上,教师要善于运用表扬和批评,注意激励学生主动地进行学习。教师在课堂教学中应善于设计和运用课堂提问、耐心等待、多媒体互动、作业讲评等,对学生进行鼓励性评价,因人而异地提出切合不同学生实际的不同要求。要注意引导和帮助学生正确对待失败,使每个学生都有成功的希望,获得成功的体验,从而进一步迸发出学习的动机和积极性。

第四,建立多元化的教学评价体系。在应试教育背景下以考试分数为核心的评价方式,不能反映学生的心理健康状态,它会导致教师在教学中只关注知识性学习,而忽视对学生积极品质、情感态度、价值观的培养。所以,要建立综合、全面的教学评价系统,以促进学校心理辅导在学科教学中的渗透,从而培养学生积极健康的心理状态。

第五,就课程实施者而言,提高学科任课教师的心理学素养。在学科教学中渗透心理辅导,要求任课教师深刻认识到学校心理辅导的重要性,学习和掌握一定的心理学、教育学等方面的理论知识,还要学习和掌握心理辅导的方法与技巧;教师应在日常教育教学过程中细心观察学生的心理需求,帮助学生解决遇到的心理问题,在课堂中高度重视心理辅导知识的渗透。

2. 校园环境渗透

学校心理辅导的校园环境渗透是指学校心理辅导理念、内容等对学校物质环境和心理环境的影响和建设。

校园环境可以分为物质环境和心理环境两大类,这两种环境对学生的心理发展都起着熏陶作用。物质环境,即物质形态的硬环境,是由学校所处的气候条件、地理位置、自然景观等所构成的自然环境和由建筑设计、景观设计、宣传物、色彩与布局等所构成的人文环境融合而成。校园的每一个角落都应给人以美的感受,蕴含心理价值,使学生从中得到教育和心灵的净化。心理环境,即人文形态的软环境,包括一切精神和人文因素,既指校园的心理环境、校园的制度文化和校园的各种文化活动等,同时也指学校的校风、班风以及校园文化建设,尤其体现在学校中的师生关系和同伴关系。

第一,学校心理辅导的物质环境渗透需要依托于专业教师队伍挖掘,这支队伍应通晓心理学原理,进行理论和实践研究。学校自然环境的规划、建筑等物质情境的设计也是对其隐性心理辅导价值的设计过程,应该从教育的理念、学生的心理与审美需求出发,对学校内外的自然环境加以设计和改造并融合一定的思想、价值、情感和教育理念,使之符合教育的精神、宗旨和准则,体现学校的优良传统及校风校貌等,产生预期的学校心理辅导效果。

第二,学校心理辅导的心理环境渗透应依托于教师培训。要通过各种对教师的培训项目,帮助教师形成努力营造民主、和谐、积极向上、尊重等师生之间、教师之间关系氛围的理念。教师应参与并促进良好班风、校风的建设。好的校风、班风会提供一种积极的心理氛围,学校、班级的精神状态、价值观念、行为方式一旦形成就会对每个成员发生作用,会与置身于其中的人发生感应,从而不自觉地获得某种心理认识,感悟某种文化的精神、愉悦的情绪。学生如果长期在一种积极的氛围中学习和生活,不仅能陶冶积极的情绪和情感,还能锻炼努力克服困难的意志品质,培养蓬勃向上的精神。

第三,校园心理文化建设。如设立学校心理辅导专栏或校刊、开设心理图书阅览室等,营造一种浓厚的心理辅导氛围,提高学生维护心理健康的意识,使学生受到潜移默化的影响,在不知不觉中接受学校心理辅导。学校还可以开设心理辅导的网站,通过设置各种栏目方便学生获取心理辅导的相关知识和技能,进行相关的心理测试,与学校心理辅导工作者进行及时的沟通等。此外,也可以通过创办学生心理社团、在各班设立心理委员等方式发挥学生的主体作用,借此在学生中倡导积极健康的生活方式,普及心理学常识性知识,扩大心理辅导在学生中的影响。学校心理辅导工作者通过对心理社团、心理委员工作的专业指导和帮助,可以更有效地促进学生解决自身遇到的心理问题,学习一定的对他人进行心理辅导的技能。在学校心理辅导工作中要注重宣传的作用。例如,每年围绕"5.25——我爱我"心理健康节开展一系列的主题活动,在此平台上各学校开展许多诸如心理情景剧、户外拓展、团体游戏、心理知识竞赛等主题活动,很大程度上可以打破学校心理辅导在时间、空间、形式上的限制。另外,还可以通过广播、墙报、展板、学校网站等宣传媒体,多渠道、多形式地正面宣传,普及心理辅导的知识,增进学生促进和维护心理健康的意识。

五、 基于学校全员的多层系统支持的学校心理辅导

下面将详细介绍多层系统支持(MTSS)的基本原则、核心要素、实施步骤,并结合实例进行说明。

(一)多层系统支持的基本原则

多层系统支持有六个关键的基本原则。[①] 第一,所有学生都能够在适当的指导下满足年级期望,而不考虑诸如残疾、社会经济地位等个人因素。即相信学生的学业失败是由于错误的教学造成的,而不是由于学生天生的学习能力所致。年级期望在学业方面是指达到该年级的课程标准情况;在行为方面是指所表现出的积极行为的情况,常用的评估指标是学生因为违反校规、校纪被转介到校长办公室的频率;在社会、情感方面,学校会使用一些量表进行测量,并将测量结果与常模进行比较,以了解是否达到年级期望。第二,多层系统支持利用预防模型,根据学生的学业或行为需求,积极主动地确定哪些学生需要更多的干预、支持,当问题被完全预防或及早发现时,更容易解决。第三,多层系统支持强调使用通过经验、研究得以验证有效的指导、干预的方法,即运用循证实践的理念。第四,多层系统支持使用客观数据进行决策,即决策教学和课程如何设计与实施,制定评估和干预计划、资源分配方案,决策学校如何进行专业发展以及评估学校实践的总体成效。第五,在多层系统支持中,教学必须匹配,以满足儿童、青少年的独特需求,即为了获得进步和能够持续地进行有效学习,需要在儿童、青少年现有的技能水平和为其所提供的支持之间进行适当的匹配。第六,虽然多层系统支持的主要目的是促进所有学生的学习,但它也是对学校文化进行的全校性改革的一种方法,即创造团结和支持性的学校文化可以带来更有效、更可持续的实践。

① Harlacher J E, Sakelaris T L, Kattelman N M. Practitioner's guide to curriculum-based evaluation in reading [M]. Springer New York, 2014.

（二）多层系统支持的核心要素

除了上述基本原则，多层系统支持还有如下四个核心要素，分别是分级系统、普遍性筛查、过程管理、问题解决。

1. 分级系统

学校在多层系统支持框架下所提供的心理辅导是分级进行的，因为并不是所有的学生都面临同样或同等程度的问题。

第一级是面向全体学生的普遍性的心理干预，即从学业、社会情感和行为方面为学生提供心理辅导方面的支持与帮助，促进学生掌握获得进步与成功所需要的技能。例如，在学业方面，学校应就每一个核心的教学内容选择已被验证有效的课程（例如，学生将学习如何进行阅读，如何提高阅读技能）；在社会技能方面，学校可以通过实施心理辅导计划，以培养学生积极行动的心理品质，或预防校园欺凌等，在此需要特别强调的是，学校所要培养的学生的社会情感技能必须与学校的育人目标相一致（例如，培养具有责任感的公民所需要的品质、减少欺凌行为等）；在行为方面，更多的是采用积极行为支持干预的框架，学校相关人员所组成的工作团队针对本校学生提出和定义3~5个被普遍期望的行为（例如，尊重、负责、尽最大努力学习等）。无论是选择能够提升学生学业成就的课程，还是培养学生的社会情感品质，抑或是塑造学生的良好行为，都必须遵循循证的思想，即心理辅导干预所使用的方法、策略是通过最为科学、严谨的研究方法证实为有效的。并不是所有的学生在接受第一级的心理辅导干预后都能达到年级期望水平，大约有10%~15%的学生仍然会在学业、社会情感、行为方面存在各种困难，这部分学生就需要进入到第二级心理干预中。[①]

第二级干预是在实施第一级干预的基础上为有需要的学生提供更多的时间和机会去学习和练习他们所要习得的技能。学生每天会接受30~40分钟第二级干预的补充指导，既可以以小组的方式进行，也可以在个体层面进行。例如，在学业方面，由学科教师针对6~8名学生进行辅导，通过反复阅读，以提高口头阅读的流利性；在社会情感、技能方面，可以通过使用诸如辅导项目、社会技能小组和结构化反馈干预（如"check-in/check-out"，即教师会在记录单上记录学生一天的表现，然后让学生将记录单带回家并请家长签字，第二天到校时将记录单交还给教师，教师再进行新一天学生表现的记录）等经过验证是有效的干预措施进行辅导。第二级干预至少应持续6~10周，有些学生可能需要10~20周或更长时间。[②] 通过评估，如果学生在规定的时间内没有取得相应的进步，那么可能需要进行第三级心理辅导干预。

第三级干预通常是针对那些在学习、行为或情绪方面遇到较大困难的学生。这种干预可能涉及更专业的心理辅导师或专家的介入，以提供更深入和个体化的支持。这部分学生占到总体的3%~5%[③]，干预的频率会更加密集，也更具有策略性，持续的时

---

① Kathleen L L. School-wide systems to promote positive behaviors and facilitate instruction[J]. Journal of Curriculum and Instruction, 2013(1).

② Denton C A. Response to intervention for reading difficulties in the primary grades: Some answers and lingering questions[J]. Journal of Learning Disabilities, 2012(3).

③ Kathleen L L. School-wide systems to promote positive behaviors and facilitate instruction[J]. Journal of Curriculum and Instruction, 2013(1).

间也比在第二级干预中所提供的6~20周的补充指导持续得更长。在第三级干预中,学生每周可能会接受3次或更多次的30~40分钟的干预课程①,也是采用小组或个体方式进行。例如,在学业方面,根据所要达成的学生的具体学习目标,给学生提供更多的指导和练习时间;在社会情感方面,可以通过实施个体评估来理解学生行为的功能;在行为方面,可以通过帮助学生发展出替代的良好行为来减少问题行为的发生频率。

2. 普遍性筛查

普遍性筛查是实施分级心理辅导干预的关键。通过对所有学生进行普遍性筛查,可以确定在学业、社会情感或行为方面存在潜在风险的学生。通过普遍性筛查有助于确定哪些学生需要接受第二级或第三级的干预。

在美国,每个学年都会对学生进行三次普遍性筛查,分别在新学年伊始、寒假开学后和暑假来临前。普遍性筛查的工具有多种,比如,针对学业进行普遍性筛查的工具是基于课程的测量(Curriculum-based Measures,CbMs),针对外显行为问题进行普遍筛查的方式通常是监控学生因纪律问题被转介到校长办公室的频率(Office Discipline Referrals,ODRs)等,针对学生社会情感功能进行筛查的是简单、标准化的评级量表等。普遍性筛查的工具一般都是快速、易操作、标准化的测量。一个完善的普遍性的筛查工具,将会用学生的指标分数与学生常模的基线水平或临界分数进行对比。这些基准表明,与当地或全国同年级学生相比,学生应该在哪些方面表现出色。值得注意的是,一些行为和社会情感筛查工具,特别是那些评分量表,可以提供标准分数或t分数。因此,基准或其他可用的分数将被用来确定需要进行第二级干预,甚至更密集的第三级干预的学生。

学校数据分析团队可能会将筛查结果告知学校管理人员、教师和其他工作人员,为他们提供有关学生在学业、社会情感、行为方面达到期望程度的数据。基于这些数据,学校制定干预措施来为处在第二级和第三级的学生提供额外的辅导与支持。而且,学校也会根据这些数据调整在第一级实施的学业、社会情感、行为方面的干预内容和指导等,尤其是在发现学校达到第一级的基准水平的学生少于80%时。

3. 过程管理

多层系统支持每周或每两周进行一次数据收集,监测那些接受了第二级和第三级干预的学生的情况,并做出关于干预措施有效性的评估。当教育者想要对干预措施、干预类型或干预强度进行调整时,也会使用这些数据。此外,过程管理数据也可以用来评估学生是否朝着年级期望或个性化的目标方向前进并取得了显著的进步。②

4. 问题解决

多层系统支持框架下的问题解决常被用来作为一种转介前的过程。有学业或社会情感、行为困难的学生可能会被转介给专门的问题解决团队,该团队按照问题解决模型的步骤,最终目标是确定在普遍教育环境中,可以实施哪些干预措施来帮助学生。

---

① Gresham F M. Response to intervention and emotional and behavioral disorders: Best practices in assessment for intervention[J]. Assessment for Effective Intervention, 2007(4).

② Shapiro E S & Guard K B. Best practices in setting progress monitoring goals for academic skill improvement. In P. L. Harrison & A. Thomas (Eds.), Best practices inchool psychology: Student-level services[M].National Association of School Psychologists,2014.

然后,经过预期约定的几周后,团队会一起讨论实施的措施是否有效,如果无效,团队可能会调整或加强干预措施。团队也有可能选择对学生进行特殊教育评估。[①]

(三) 多层系统支持的实施步骤

1. 准备阶段的工作

(1) 组建团队

根据需要解决的问题来组建团队,成立专门的工作小组。从人员构成上看,工作小组需要包括学校主要负责人、德育或教学主任、学校心理辅导教师、教师代表、家长代表等。

团队需要完成的工作有:根据本学校的情况确定目标和具体工作方案;收集数据;与全校教师进行沟通,并就相关工作方式达成共识;对相关工作人员进行培训等。

(2) 获得学校教师的认同

多层系统支持作为一种需要绝大多数教师共同参与的干预模式,获得教师的认同与支持至关重要。团队成员需要在学校范围内对所要实施的内容进行积极的介绍、宣传和推广。

(3) 为决策收集数据

多层系统支持以数据作为心理辅导干预的基本依据,数据可以包括学生学业、社会情感、行为方面以及转介至专业心理咨询、治疗机构的次数等。学校要结合所需达成的目标,选择收集数据的类型。

选择好测查所需要的测验、量表、问卷等工具后,团队成员需要对全体学生进行筛查,评估学生的学习、行为或社会情绪方面的情况。通过对数据进行分析,确定不同需求学生的心理辅导干预方案。

2. 实施阶段的工作

多层系统支持的第一级干预是面向全体学生的,这一级的干预可以满足80%～90%学生的需要。第一级干预是面向全体学生提供关于学业、行为或社会情感等方面的积极指导和反馈,包括通过心理辅导课程、班会、学校专项活动等教给学生学业、行为或社会情感方面健康发展的知识和技能等,也包括通过班级环境及学校环境建设提供给学生良好的环境支持。在这个过程中,有少数学生(约10%～15%)在干预后仍然表现出学业、行为或者社会情感等方面的困难,则需要对他们实施第二级干预。

多层系统支持的第二级干预旨在满足少数学生的需求,这些学生可能面临学业、行为或社会情感等方面的问题。第二级干预是对学生进行有针对性的干预。例如,进行个性化的学业指导、社交技能指导、团体心理辅导等。第二级干预应至少持续6～10周,有些学生需要10～20周或更长时间。通过每周或者每两周一次的数据收集,监测这部分学生在学业、行为或社会情感方面的变化,基于数据及时调整干预方案(内容、强度、频率等)。第二级干预措施对大多数学生都有效,但如果有学生在干预后仍然没有取得进步或解决问题,则需要对其提供额外的个性化干预,也就是第三级干预。

第三级干预是个性化干预,当评估数据的结果显示学生在第一级和第二级干预中

---

① Gresham F. Evidence-based social skills interventions for students at risk for EBD[J]. Remedial and Special Education, 2015(2).

没有取得明显的进步或未达到年级期望水平时,学生会接受第三级的干预。大约有3%~5%的学生会从专业人员那里(例如,特殊教育教师、心理辅导教师等)获得第三级干预。第三级干预一般会持续6~20周,甚至更长时间,学生每周可以接受3次或3次以上的30~40分钟的干预辅导。第三级干预一般通过个体辅导方式进行,通过每周一次的数据收集及时调整干预方案(内容、强度、频率等),如果在这些干预后,学生仍然没有发生积极的改变,则需要对其进行特殊教育评估。

(四) 多层系统支持案例

下面以美国某高中开展的多层系统支持实践为例①,并结合我国中小学的特点,介绍如何在学校实施多层系统支持。

案例中的美国高中共有1 900名九年级至十二年级的学生,为解决学生经常出现的辍学、逃课、学业投入程度低等问题,该校在多层系统支持框架下开展了干预实践工作。

1. 准备阶段

(1) 组建团队

为解决学生辍学、逃课、学业投入程度低等问题,学校成立了解决此问题的团队,团队成员由校长、德育主任、教学主任、两位学校心理辅导教师、六位学科教师、一位特殊教育教师、五位家长代表组成。

(2) 获得学校教师的认同

团队成立后,校长在学校教师培训会上向全体教师解读了此项目的重要意义、团队主要成员、项目具体实施内容等。校长号召全体教师积极参加,并确定了每位学科教师在此项目中需要承担的动态监测学生课堂出勤、学业投入、学业成绩等方面的工作。

(3) 建立基于数据的决策

多层系统支持团队通过研究、讨论,确定了可能与学生辍学、逃课、学业投入程度低相关的数据内容,包括学生上学迟到情况、因纪律问题被转介到办公室的次数、日常作业完成情况、学业成绩等。

通过对全体学生的数据收集和分析,团队确定了三级干预的内容,同时多层系统支持团队决定将有辍学风险的学生界定为上课时间少于80%、每月平均3次或以上因纪律问题被转介到办公室以及出现至少一门课程不及格。

在问题分析阶段,多层系统支持团队还通过对学生以及任课教师的访谈,分析了导致学生较高辍学率的原因可能是学生缺乏与教师的积极互动、学生缺乏学习动机和学习策略、家庭参与学生教育的程度较低等。

2. 计划实施阶段

基于前期的数据收集与讨论,多层系统支持团队确定了三级干预的实践内容。

第一级干预是面向全体学生的干预。在第一级干预中,多层系统支持确定了适用

---

① Eagle J W, Dowd-Eagle S E, Snyder A, et al. Implementing a multi-tiered system of support (MTSS): Collaboration between school psychologists and administrators to promote systems-level change[J]. Journal of Educational and Psychological Consultation, 2015(2-3).

于全体学生的目标,即按时到校、认真完成作业、尽最大努力投入到学习中等。具体采取的措施包括创设班级文化,通过在班级中设置积分规则等鼓励学生积极参与到学习中;同时通过班会、学科课程、心理辅导课程等教给学生自我管理、激发学习动机、优化学习策略及与教师积极沟通的技能和方法等。在一个月后的数据收集和分析中发现,学校仍然有40名学生在第一级干预后没有发生明显的改进,到校情况、日常作业完成情况、因纪律问题被转介到办公室的频率仍然不理想,因此需要对这40名学生进行第二级干预。

第二级支持是有针对性的干预,在此阶段多层系统支持团队采用团体心理辅导等方式,一位教师辅导和监测3~5名学生。具体工作包括对学生进行更密集、更有针对性的学习指导、学习动机激发等内容;另外,也会采取 check-in/check-out 的方式,学生每次入校后需要让相关负责教师就其当天到校情况在记录单上进行登记;同时心理辅导教师需要记录学生每天的出勤情况、日常作业完成情况等;在放学后,学生再次让负责教师就其离校情况在记录单上进行登记;回家后,学生将记录单交给家长,请家长签字;第二天学生将记录单再带到学校,重复同样的工作,直到干预结束。学校心理辅导教师每周会针对学生本周的情况与学生进行讨论,也会根据需要邀请家长参与。

第三级干预是个性化干预,多层系统支持团队发现仍然有5名学生在两个月的二级干预后行为数据(日常作业完成情况、缺勤情况以及被叫到办公室的次数)仍无改变,于是就对这5名学生进行第三级干预,即个性化干预。在此阶段,多层系统支持团队会进行一对一的个体心理辅导,并引入更多的支持资源,包括邀请任课教师、家长、心理辅导教师或者引入校外心理辅导资源共同参与其中,促进学生发生积极的改变。

3. 实践评估

在实践评估阶段,多层系统支持团队会评估三级支持与干预效果的有效性,尤其是第二级和第三级干预的效果,主要是通过分析学生的数据(成绩、出勤率等),评估学生是否发生积极的改变,评估学校有辍学风险的学生数量是否减少。

(五)多层系统支持对我国学校心理辅导的启示

第一,学校心理辅导工作必须是全员参与。全员参与体现在如下两个方面:

(1)分层干预实现了真正意义上的一个都不落下、让全体学生都获益的心理辅导目标。这里的全体不再是以大多数为代表的全体。有研究表明,大约15%的学生在他们受教育生涯中的某个时候可能需要第二级干预,3%~5%的学生可能需要第三级干预。[①] 多层系统支持的三级干预模式满足了不同层次学生的需求,对于那些经过三级干预依然在学业、社会情感、行为等方面存在困难的学生,还有专门的问题解决团队对其进行是否需要进行特殊教育的评估,并为其提供更加精准的心理辅导服务和干预,从而让每个学生都获得基于他能力水平的进步,达到年级的期望水平。

(2)全员参与意味着学校全体教职员工从思想上高度重视学生心理辅导工作,认同心理辅导工作是学生努力学习、健康成长的必要保障,认同学校心理辅导工作不只是心理辅导教师、学校德育部门的工作,而是需要全体教师共同完成的工作,因为心理

---

① Fuchs D & Fuchs L S. Introduction to response to intervention: What, why, and how valid is it? Reading research quarterly, 2006(1).

辅导工作需要通过全体员工的努力才能落实到日常的细节中。当一所学校的全体教职员工齐心协力，确定并应用他们一致同意的策略和做法时，他们就创造了一个有意识地建立一种共同学校文化的机会。学校全体工作人员共同决定哪些积极行为表现是学校所要倡导的，并强化学生习得、实现这些期望行为，这是一个重大的转变，它不同于每个教师都只制定自己的规则，只照顾自己所教班级学生的模式。多层系统支持模式使学校全体员工能够积极主动地参与到学校的心理辅导工作中。

第二，学校心理辅导工作必须是循证实践。循证实践是基于证据的实践，将个人经验、最佳证据、专业判断以及决策过程进行有机结合。循证实践认为，最佳的学校心理辅导是遵循最佳研究证据的辅导，而最佳的研究证据必须通过最为科学、严谨的研究方法而获得。[①] 这就需要中小学与高校的专业团队进行联合。高校专业团队有相关问题的丰富的研究经验和成果，掌握最新的研究动态，他们能够根据对学校数据的分析，提供被证明是有效的实践方案，从而满足学生的需求并为中小学的心理辅导工作提供专业的支持，使两个领域的工作者都受益。

第三，学校心理辅导工作必须有据可依。这里的据是指数据。中小学在每个学年进行的学业测验种类繁多，这些学业考试成绩构成了评估学生学业成就的依据；有很多学校目前都会定期进行心理健康方面的评估，这些数据构成了评估行为、社会情感方面的依据。学校可以通过组建自己的数据分析团队或者借助高校专业团队的力量对各种数据进行分析并据此做出决策。这些数据有助于在多层预防模式的背景下做出关于谁需要被干预以及如何干预的准确决策，同时也有助于教师思考自己在促进教学过程中的作用。

---

① 杨文登.美国心理健康教育的循证实践：理论、实施及启示[J].外国教育研究,2017(6).

第四章　心理辅导的理论与方法

正如第一章所述,心理辅导是心理卫生领域主要的达成心理健康状态的措施和方法,是在特殊理论的指导下,采用多种形式帮助被辅导者自我认识、自我接纳、自我调节,从而充分开发自身潜能,促进其心理健康与人格和谐发展的活动过程。心理辅导作为一门科学,有自己的理论和方法。近百年来,经过许多学者的努力,已形成了诸多的理论流派,主要的理论模式有精神分析、行为主义、认知主义、人本主义等,并由此衍生出几百种具体的辅导方法与策略。本章重点介绍行为辅导法、理性情绪行为辅导法和以人为中心辅导法的理论与方法。

第一节　行为辅导法

建立在行为主义学派理论基础上的心理辅导的方法称为行为辅导法,又称行为疗法或行为矫正法,它是依据条件反射学说和社会学习理论,以减轻或改善被辅导者的症状或不良行为为目标的一类心理辅导技术的总称。行为辅导法是基于现代行为科学的一种非常通用的心理辅导方法,是一种治疗心理问题和精神障碍的技术,它的发展已有上百年的历史,具有针对性强、易操作、疗程短、见效快等特点。

一、行为辅导法的理论

（一）经典条件反射

巴甫洛夫是经典条件反射理论的创始人。经典条件反射理论的基本内容是,一个原是中性的刺激与一个原来就能引起某种反应的刺激相结合,而使动物学会对那个中性刺激做出反应,这就是经典条件作用的基本内容。

该理论的提出是源于巴甫洛夫的实验。巴甫洛夫的实验是将狗放在实验架上,让它面对窗口,从那里可以出现灯光。实验者通过遥控,使窗口的小灯闪闪发光,开始亮灯后狗并不分泌唾液。正式实验阶段,在灯亮几秒钟以后,就将碎肉呈现在狗的面前。此时饥饿的狗见到肉,便大吃起来。这时可记录到狗有大量的唾液分泌。经过多次重复,仅开亮小灯、不呈现碎肉,就发现狗仍然会分泌唾液。碎肉是原来就能引起狗分泌唾液的刺激,即无条件刺激;灯光是中性刺激,即条件刺激。

在经典条件反射建立的过程中,条件刺激和无条件刺激必须同时或近乎同时呈现,间隔太久则难于建立联系。即,如果灯亮之后迟迟不给肉,就无法建立灯亮使狗分泌唾液的条件反射。另外,条件刺激作为无条件刺激出现的信号,必须先于无条件刺激出现,否则也难以建立联系。即,如果在灯亮之前就给狗碎肉,因为狗一看到肉就会分泌唾液,所以也无法建立灯亮使狗分泌唾液的条件反射。

下面介绍经典条件反射中的一些概念。

1. 消退

条件作用建立之后,如果多次只给条件刺激而不用无条件刺激加以强化,结果是条件作用的反应强度将逐渐减弱,最后将完全不出现,即出现条件作用的消退。例如,在建立灯亮使狗分泌唾液的条件反射后,如果只亮灯但不出现碎肉,多次之后,狗在灯亮时分泌唾液的反应就会变得很弱。通过消退虽然可以将已经建立的条件反射减弱，但却难以完全消除，要完全消除一个已经形成的条件反射比形成这个条件反射要困难得多。这也就是我们要求从小就注重培养孩子良好行为和习惯的原因，因为如果一旦不良的行为或习惯养成，要想完全消除是非常困难的。

2. 泛化与分化

某种特定刺激的条件反射形成后，另外一些类似这一刺激的刺激，也可能会诱发出同样的条件反射。新刺激越是近似于原刺激，条件反射被诱发的可能性越大。这一现象被称作泛化。例如，用 500 Hz 的声音与碎肉相结合建立起来的唾液分泌条件作用，在实验的初期阶段，许多其他频率的声音同样可以引起唾液分泌条件作用，只不过它们跟 500 Hz 声音的频率差别越大，所引起的条件作用效应就越小。

分化是指通过选择性强化和消退，使有机体学会对条件刺激和与条件刺激相类似的刺激做出不同反应的一种条件作用过程。例如，在上述用 500 Hz 的声音建立条件反射的过程中，在经历初期阶段之后，只对 500 Hz 的声音进行强化，而对近似的刺激不给予强化，这样泛化现象就逐渐消失。建立了条件反射的狗只对经常受到强化的 500 Hz 的声音产生唾液分泌条件作用，而对其他近似刺激则产生抑制效应。

刺激泛化和刺激分化是互补的过程，泛化是对事物相似性的反应，分化则是对事物差异性的反应。泛化能使我们的学习从一种情境迁移到另一种情境，也就是我们常说的举一反三；而分化则能使我们对不同的情境做出不同的恰当反应，使反应精准，从而避免盲目行动。

（二）操作性条件反射

操作性条件反射最初是由美国心理学家桑代克进行系统研究的，但对其做出重要贡献的人却是斯金纳。操作性条件反射的原理是，实验动物出现反应 A、反应 B、反应 C，然后选择出现反应 B 时给予食物奖励进行强化，重复若干次，一听到声音（或看见光），实验动物只表现为反应 B，而不再表现出反应 A 和反应 C。这样，就形成了操作性条件反射。

斯金纳的实验是这样做的。他首先设计了斯金纳箱，在斯金纳箱上有一个小圆窗，当小窗上有某种特殊的光出现时，鸽子去啄它就可使一个食丸掉到食盘中。鸽子先是乱转，胡乱地啄这儿啄那儿，最后碰巧啄到有光的小窗，自动装置使盘中出现食物，这种对于适宜反应的奖励就是强化。在多次尝试之后，鸽子进一步学会了只在这个窗子有光时进行反应。如果这种行为不被强化，它最终也就会停止啄小窗的行为。这个实验中，最初鸽子啄有光小窗的行为本是偶然而为之，它并不明白啄有光小窗与食丸之间的关系，但在多次"偶然"之后，由于食丸的强化，鸽子就形成了操作性条件反射。在此反射中，鸽子是主动的，它先表现出行为，是随着个体行为表现率所造成的结果而改变的。

下面介绍操作性条件反射中的一些概念。

1. 强化

强化是一个中性术语，是操作性条件反射的核心概念，可简单定义为能增强反应率的效果。强化分为正强化和负强化两种。

正强化指的是，当个体做出一个行为后，给予一个积极强化物，这会增加个体做出该行为的频率。例如,在学校中,对表现好的学生予以其喜爱的奖励。

负强化指的是,当个体做出一个行为后,出现一个使消极强化物消失的事件,这也会增加该行为的出现频率。例如,妈妈告诉孩子,只要他每次数学考试成绩都在90分以上,他就可以不用做妈妈每天布置的数学练习题了。

2. 惩罚

惩罚是和强化相反的概念,它涉及的是降低行为在今后发生的概率。惩罚也分正惩罚和负惩罚。

正惩罚是指,当个体做出一个行为后,出现惩罚物。例如,当学生上课不认真听讲时被教师批评。

负惩罚是指,在行为出现之后立刻除去积极刺激,可以降低该行为的发生概率。负惩罚主要有隔离和反应代价两种形式。例如,儿童在团体游戏过程中,如果做出破坏游戏规则的事情,教师让他站在一旁,不让他再继续参加游戏,这属于隔离;儿童在做作业的过程中如果经常开小差,父母就可以通过减少其参加喜爱活动的时间的方式减少其开小差的频率和持续时间。

3. 消退

操作性条件反射的消退概念与经典条件作用的消退概念很接近。它指的是:在一特定情境下,如果某人做出以前被强化过的反应,而现在这个反应没有得到通常的强化,那么,此人下次遇到类似情境时,就较少可能再做同样的事。

(三)班杜拉的社会学习理论

在经典条件反射和操作性条件反射的理论中都忽视了认知因素对行为产生的作用,但从20世纪70年代开始,行为主义运动已经承认在了解及处理行为问题上,认知因素所扮演的重要角色。班杜拉社会学习理论的出现,正体现了这一趋势。班杜拉是现代社会学习理论的奠基人,他认为,人的行为模式实际上都是从观察别人的行为及其后果习得的,学习者无须事事通过亲身接受外来的强化进行学习,而可以通过观察别人的行为,替代性地得到强化。

班杜拉所做的实验如下:

实验一:让儿童观看电影里一个女性成年人对一个充气人的攻击性行为,然后让他们再现。结果是所有儿童都能较准确地显示出榜样的攻击行为。

实验二:把4~6岁的儿童分成两组。两组儿童在电影中都看到一个成年男子演示四种不同的攻击性行为,但在影片快结束时,甲组儿童看到这个成人榜样受到奖励;乙组儿童看到的则是这个成人榜样受到惩罚。接下来,让儿童进入一间游戏室,里面放有一个同样的充气人及成人榜样使用过的其他物件。结果甲组儿童比乙组儿童表现出更多的攻击性行为。再组织两组儿童看完电影,回到游戏室后以糖果作为奖励,要求儿童尽可能回想榜样行为,并付诸行动。结果两组儿童表现无任何差异。

在这两个实验的基础上,班杜拉提出了观察学习理论。他认为,人们可以只通过观察他人行为而习得新的反应。榜样行为所得的不同结果只影响模仿表现,对学习几乎没有影响。例如,青少年在观看了充满暴力的影片后,可能并没有表现出影片中的一些行为,但这并不能说明他们没有习得这些行为。

观察学习(又叫模仿学习)指个体通过他人的行为而习得复杂行为的过程。替代反应是指个体受到示范者行为的暗示而表现出一种与示范者相似的反应。

观察学习经历如下四个过程：

（1）注意的过程：集中注意观察所要模仿的行为。

（2）保持的过程：把观察得到的信息进行编码并存储在记忆中。

（3）运动的再现过程：通过自己的动作组合再现被模仿的行为。

（4）动机建立过程：这是使一项模仿实际实行与否的制约因素，这一过程会影响前面三个过程。多数有目的的模仿行为都需要某种动机力量的支持。观察、记忆和重现，如果没有动机推动和支持，都有可能不发生。如上面青少年观看充满暴力的影片的例子，他再不再现影片中同样或相似的行为是受动机影响的。

鉴于此，我们在教育中一方面要将青少年与那些不良的、违法犯罪的行为隔离开，切断习得的途径；另一方面要奖励那些弘扬社会正能量的行为，严惩那些破坏社会道德和法律的行为，在为学生树立健康的模仿对象的同时防止他们再现那些坏的行为。

二、行为辅导方法[①]

（一）行为辅导目标

行为辅导的目标包括：

（1）克服行为中的不足。

（2）加强适应性行为。

（3）减弱或消除病态行为。

（4）强化放松的能力。

（5）强化自我肯定的能力。

（6）加强有效的社会技能。

（7）强化自我控制的能力。

（二）行为辅导的具体方法

1. 系统脱敏法

系统脱敏法又称交互抑制法。人的肌肉放松与焦虑是两个对抗过程，两者不能相容。一种状态出现，必然会对另一种状态产生抑制作用，即交互抑制。系统脱敏法包括如下三个程序：

第一，对被辅导者进行肌肉放松的训练，直至被辅导者达到完全放松的方法。在行为辅导中，最常采用的是通过肌肉紧张—放松的结合，逐个放松身上的肌肉群。这又称为循序渐进紧张放松法。举例如下："现在，我教你怎样使自己放松。为了做到这一点，我先让你体验紧张，然后再放松。因为只有知道了紧张的感觉，才能更容易体验出什么是放松的感觉，从而学会如何保持这种感觉。""现在先体验一下肌肉紧张的感觉。（心理辅导工作者用手握住被辅导者的手腕），请你用力弯曲前臂，紧，再紧，紧到不能再紧了，好，体验这种肌肉紧张的感觉（约持续10秒），好，放松，尽量放松，体验放松后的感觉，体验紧张、放松的差别（约停10秒）。"上述是一个紧张—放松的基本练习。在被辅导者体验了紧张、放松和掌握了完全放松的方法后，就可以开始逐步进行主要肌肉群紧张和放松的练习了。逐步放松通常从头部开始，按照由上至下的顺

---

① Jones R N. Theory and Practice of Counselling and Therapy [M]. SAGE, LON: SAGE Publications,2004.

序进行,即从头开始、然后是面部、颈部、双肩、双侧上臂、前臂、双手、胸部、胃部、腹部、背部、腰部、臀部、双腿、双脚。通过这样的过程达到全身放松的目的。

第二,心理辅导工作者和被辅导者一起建立一个恐惧、焦虑事件的等级表。由心理辅导工作者与被辅导者共同设计出一个引起恐惧、焦虑的由轻到重的等级表,即按刺激的不同大小确定一个刺激梯级表。通常是根据被辅导者的口头报告,评价出对每一级事件感到焦虑(或恐惧)的主观程度。刺激梯级表一般分 5~10 级,从轻到重,逐步递增。下面是以考试焦虑为例设计的焦虑等级表:

(1) 距考试一个月　　　　35 分
(2) 距考试两个星期　　　40 分
(3) 距考试一个星期　　　45 分
(4) 距考试 5 天　　　　　50 分
(5) 距考试 3 天　　　　　55 分
(6) 考前的晚上　　　　　65 分
(7) 走在考场的路上　　　75 分
(8) 到达考场　　　　　　85 分
(9) 面对考卷　　　　　　95 分
(10) 回答考卷　　　　　 100 分

第三,被辅导者在心理辅导工作者描绘那些焦虑或恐惧层次的等级时,练习放松技术。让被辅导者在完全松弛时依次想象或经历梯级表中的不良刺激情境,心理辅导工作者通过口述让被辅导者进行想象,当其进入到所指定的情境想象时请被辅导者示意,让被辅导者保持这一想象中的情境 30 秒左右。每种情境重复数次,其间休息片刻,每一治疗期呈现 1~4 项事件,持续时间 15~30 分钟,直至呈现最强刺激事件,让被辅导者学会使自身在克服焦虑或恐惧的过程中保持放松,直到他(她)不出现不良反应为止。举例如下:首先让被辅导者放松 3~5 分钟,然后,心理辅导工作者说:"当你感觉非常舒适和轻松时,请抬起右手的食指示意。如果你仍有点紧张,请抬起左手的食指示意。"当被辅导者抬起右手食指,辅导便可开始。从焦虑或恐惧事件等级表中最轻的事件或情境开始,让被辅导者将这个事件清晰地呈现在脑海中,当其感到焦虑紧张时,抬起左手食指示意,心理辅导工作者马上让其停止想象,并报告体验焦虑的程度。在被辅导者报告之后,就指示其进入放松状态。如果被辅导者感觉到能完全放松,则仍抬右手食指示意。如果被辅导者对一个事件想象时间超过 30 秒或者连续 3 次报告想象焦虑程度下降,可以认为该事件已不再能引起焦虑,可换下一个焦虑或恐惧的事件继续进行系统脱敏。如果被辅导者报告每次这样想象—放松之后,焦虑程度难以忍受,则说明脱敏没有发生,此时就必须调整辅导程序。

有学者认为,在实施此技术之前,心理辅导工作者应首先跟被辅导者会谈,以了解焦虑的情形,并收集对方的背景资料。有些心理辅导工作者还会以问卷方式调查引起被辅导者焦虑的情境的其他资料。

总之,系统脱敏法是在放松条件下从弱到强呈现刺激或情境,让被辅导者由轻至重逐渐暴露于容易引发其不良情绪的场景,同时给予奖励,使之产生逐步适应,达到脱敏目的。

2. 行为塑造法

行为塑造法是一项通过强化而造成某种期望的良好行为出现的行为治疗技术。行为塑造法是根据斯金纳的操作条件反射原理设计出来的,这种疗法主要是通过某种奖励系统,在被辅导者做出预期的良好行为表现时,马上就能获得奖励,即可得到强化,从而使被辅导者所表现的良好行为得以形成和巩固,同时使其不良行为得以消退。奖励可以用不同的形式表示,如用记分卡、筹码等象征性的方式。只要被辅导者出现预期的行为,强化马上就能实现。例如:小明在上学途中遇到伯伯能够主动问好时,爸爸马上表扬;当走进校门主动跟爸爸说"再见"时,爸爸马上表扬;当放学回到家主动跟妈妈打招呼时,妈妈马上予以表扬;在路上遇到熟人主动打招呼时,身边的家长马上予以正强化。通过上述一系列的强化,可以塑造孩子的礼貌行为。

3. 代币制

代币制是源于行为主义的行为辅导技术。在儿童行为塑造过程中,代币制是指儿童完成规定的行为后奖励一定的代币,然后儿童积累代币来换取相应奖品的一种强化方式。代币制对儿童教育具有积极的意义,它有利于儿童正确行为的养成和不良习惯的矫正。例如,为了帮助小学一年级的学生更好地适应学校生活,养成良好的行为习惯,班主任可以采用代币制的方法。具体做法是,班主任告诉全部同学,班里会从上课认真听讲、遵守学校纪律、热爱班集体、团结同学四个方面开展好学生的评选活动,评出的好学生就会得到奖品。怎样才算是好学生呢? 就是在上课认真听讲、遵守学校纪律、热爱班集体、团结同学四个方面都要表现得好。每表现好一次,班主任就会在该生的名字后贴一颗星(最好将全班学生的名单张贴于教室的墙壁,学生们会对自己所获得的星星数一目了然,这样效果更佳),如果得到了 10 颗星,班主任就会发一个奖品。

代币其实是一种中介物,在行为改变的过程中,用一种本来不具有增强作用的物体为表征(如筹码、铜币、纸币、五角星等),让它与具有增强作用的其他刺激物(如食品、玩具等)相联结,让这种表征物变成具有增强力量的东西。这种经由制约历程而获取增强力量的表征物,通常称为制约增强物。能够累积并可兑换其他增强物的制约增强物,则称为代币。任何可以累积的东西,都可以在代币制中充当中介物,以之换取后援增强物,如食物、日常用品等。代币制的成效,完全取决于后援增强物的种类多寡以及增强力量的大小,所以行为改变方案务必慎重选择后援增强物。

4. 自信训练

美国学者沃尔普对行为辅导具体方法的发展做出了巨大的贡献,他认为,自信行为是社交中任何情感的适度的言语表达,而不是一种焦虑。在早期,有一种趋势,将自信训练看作是坚持某人的权利或将其定义为一种反抗行为。而现在,自信训练已被扩展到表达、情感的准确沟通等方面。自信行为既包括积极想法和情感的表达,也包括消极想法和情感的表达。

沃尔普认为,所有的被辅导者是因为神经质的恐惧阻止了他们的正常行为。自信训练采用两种方式消除病态的对他人行为的焦虑性反应习惯,其中一种是弱化被辅导者的恐惧,改变个体说话和行为的旧有模式。被辅导者获得了鼓励,表达已经在问题情境中表现出来的合理情绪。合理情绪的表达能够成功地与阻止这种表达的恐惧相抗争。

辅导者和被辅导者一起工作,定义在具体情境中什么是适度的行为,例如,让老板加薪、约会女孩。这个过程包括改变反应的产生和对改变反应的思考。此外,鼓励被辅导者观察有效的行为模式。自信训练要考虑被辅导者的个人风格,适度的自信行为对于被辅导者而言应该是自然的。从辅导者角度看起来适度的反应对一些特殊的被辅导者而言可能并不合适。另外,时机也是非常重要的,如果被辅导者没有做好准备就鼓励其进行自信的任务训练是不合适的。构建自信层级也是必需的。

一旦适宜的行为建立起来了,辅导者就会通过自信训练来提高被辅导者的自信心。阿尔贝蒂和埃蒙斯认为①,自信心训练不应该只关注言语行为的训练,更应该关注其他的一些方面,比如眼神交流、身体姿势、手势、面部表情、语调、语音和音量大小以及自信心训练的频率和时间。进行行为辅导的辅导者应该善于捕捉被辅导者的非言语信息和部分言语信息。自信训练还包括训练被辅导者处理由他们的自信心所带来的一些积极或消极的后果并处理一系列的问题。进行行为辅导的辅导者可以通过录像等为被辅导者提供他们自信心训练的一些反馈。

接下来自信训练就是在现实生活中的应用。被辅导者应该安排适应有一定困难的自信心家庭作业。来自现实生活中的反馈可以告诉他们,其行为在哪些方面还有不足,以及必要的话,他们应该在哪些方面进行改进。此外,进行行为辅导的辅导者可以把被辅导者的注意转移到任何能够对他们的自信心训练有帮助的行为上面。如果结果是消极的,辅导者和被辅导者可以回顾、反思目标行为的适应性。自信心训练有可能会导致冲突,这时候,辅导者和被辅导者就应该主要去处理冲突和自信心之间的关系。

三、 行为辅导法的贡献与局限

(1)行为辅导法是以人类行为的学习模式为基础,特别强调按行为确定问题,主张行为能够以客观的方法加以观察和测量,并把观察和测量到的变化作为评价治疗结果的最好指标。

(2)行为辅导法注重科学方法的应用,将很多过去视为疾病及其症状的变态行为看作是非病理的"生活问题"。这些"生活问题"与正常的行为一样都是后天学习的结果,并且这些变态行为是可以通过重新安排环境,制定行为改造程序得到治疗的。

(3)行为辅导法过于强调环境决定论,忽略意识和主观经验的倾向,在分析问题时并未给个人的自由意志留出位置。

第二节　理性情绪行为辅导法

理性情绪行为辅导法是 20 世纪 50 年代由阿尔伯特·艾利斯在美国创立的,它是认知心理辅导的一种方法。认知心理辅导法没有同出一源的统一理论,但却有殊途同归的观点,即以改变认知或认知过程的方式,来达到减轻或消除情绪问题或非适应性行为的目的。本节重点介绍理性情绪行为辅导法的理论和常用方法。

---

① Alberti R E, Emmons M L. Your Perfect Right: A Guide to Assertive Living(8th)[M]. Atascadero, CA: Impact Publisgers,2001.

一、 理性情绪行为辅导法的理论

（一）ABC 理论

理性情绪行为辅导法的基本理论主要为 ABC 理论。ABC 来自三个英文单词的首字母，A 是指诱发性事件（Activating events），B 指个体在遇到诱发事件之后相应而生的信念（Beliefs），C 指在特定情境下，个体的情绪及行为的结果（Consequences）。通常，人们会认为人的情绪及行为反应是直接由诱发性事件 A 引起的，即是 A 引起了 C，但理性情绪行为辅导法不这样看。ABC 理论认为，诱发性事件 A 只是引起情绪及行为反应的间接原因，而 B——人们对诱发性事件所持的信念、看法、解释，才是引起人的情绪及行为反应的更直接的原因。例如，考试不及格的学生，面对失败，可能会有不同的想法。某个学生可能会想："不及格真让人伤心，我要是能考好就好了。还是复习得不够充分！"而另一个学生可能会认为："我是应该考好的，没能考好真是糟透了！连考试都考不好，我还能干什么，我可真是一文不值！"这两个学生的不同想法，会导致他们产生不同的情绪和行为反应。对第一个学生来讲，考试失败的确是一件让人伤心的事，他希望这样的事情不发生，他会因此而难受，但也会查找失败的原因，并重做努力。而第二个学生的情绪反应可能不仅仅是难受，而是非常抑郁，并可能一蹶不振。从这个例子我们可以看出，人们的情绪及行为反应与其对事物的解释、评价和看法有关，而解释、评价和看法都源于人们的信念。人的信念分为有理性的、合理的信念和无理性的、不合理的信念。在上述例子中，第一个学生在理性情绪行为治疗中被称为合理的信念，而第二个学生则被称为不合理的信念。合理的信念产生合理的情绪和行为反应，不合理的信念则产生不合理的情绪和行为反应。当人们坚持某些不合理的信念，长期处于不良的情绪状态之中时，就会导致情绪障碍的产生。

（二）不合理信念的特征

艾利斯在 1962 年总结了他认为在西方社会具有普遍意义的、通常会导致神经症症状的 11 种信念。20 世纪 70 年代以后，他进一步把这些主要的不合理的信念归并为 3 大类，即人们对自己、对他人、对周围环境及事物的不合理要求和信念。韦斯勒等人则从另一个角度总结了不合理信念的特征，认为不合理信念都包含有这样几个特征：绝对化的要求、过分概括化和糟糕至极。

艾利斯所提出的第一类不合理信念，是人们对自己不合理的要求。如：我必须出色地完成我所有的事情，赢得人们的赞赏；否则，我会认为自己是一个毫无价值的人。从韦斯勒等人提出的不合理信念的特征看，上述人们对自己的不合理要求中，第一句话是一种绝对化要求的体现，而第二句话则是过分概括化的体现。

绝对化的要求是一种不合理的走极端式的要求。在这里，人们给自己提出的是难以达到的目标。因为人们不可能在每件事上都获得成功，即使某件事取得了成功，也不可能得到所有人的赞赏，或者说并不可能每件事都得到他人的赞赏。在这样的情况下，持有此类信念的人就会感到受不了，因此而产生情绪上和行为上的问题，甚至产生情绪障碍。理性情绪行为治疗的辅导者们认为，理性的人们不会这样做，他们会努力在自己原有的基础上做好每件事，不是忙于和他人比较；他们会把别人的话当作参考，而不会把自己的生活重心放在别人的评价之上；他们会学习怎样在努力的过程中得到乐趣,而不是把眼光仅放在事情的结果上;他们会学习如何把事情办得更好,而不是试图去做一个完美的人。

过分概括化是一种以偏概全、以一概十的思维方式。人们在自己的绝对化要求中常会走极端,认为自己某一件事没办好、未获成功,就是自己一无是处、毫无价值的证明。这种以自己的某一件事、某个言行对自己进行整体评价的方式,只可能使人陷入消极情绪的泥沼而难以自拔。理性情绪行为治疗认为,当人们一件事没有做好时,并不能说明这个人一无是处,而只是说明他在这件事上办糟了。因此,理性情绪行为治疗鼓励人们摆脱那种以某件事对自己进行整体评价的不合理的思维方式,而代之以对自己的某种行为、行动或表现进行评价,不能因一件事而否定一个人的存在价值。由于在这个世界上不存在十全十美的完人,因此艾利斯指出,每个人都应承认和接受自己是一个有可能犯错误的人类一员。

艾利斯所提出的第二类的不合理信念,是人们对他人的不合理要求。例如:"人们必须善意地对待我、体谅我,以我所希望的方式来待我,否则,社会应该对他们那种轻率之举给予严厉的谴责、诅咒和惩罚。"在这段话中,显而易见,存在着人们对他人的绝对化要求。艾利斯认为,人们无权对他人提出绝对化的要求,要求别人按自己的意愿行事。因此,人们只应希望他人的所作所为与自己的愿望符合。超越此界限,则一旦人们发现他人的言行不符合自己的绝对化要求时,即会陷入消极的情绪状态之中,如大怒、抑郁等。此外,正如每个人自己都不是完美的人一样,那种认为当别人冒犯了自己就要受到最严厉的惩罚,也是一种对他人的绝对化要求的体现。理性的人会尊重他人,不要求别人行事时以自己的意志为转移。如果别人责备了他们,他们会设法认识和改正自己的问题;如果他们没做错什么事,他们会认识到那种责备是别人的情绪问题和表现。如果别人犯了错误,他们会努力理解别人,在可能的情况下阻止别人继续犯错误;如果阻止是不可能的,他们就会努力使自己少受别人行为的影响。

艾利斯所提出的第三类不合理信念,是人们对周围环境及事物的不合理要求。例如:"我周围的环境与条件必须安排得很好,以便我能很舒服地、很快地、很容易地得到每一样我想得到的东西,而我不想要的东西一件也碰不到。"这也是绝对化要求的一种体现。世界上各种事物都有其各自的规律性,不可能为某个人的意志所左右。如果一味要求周围事物都顺遂自己的心意,那么最终一定会碰壁。在生活中,遭受挫折的事是常见的,如果因此就陷入情绪困扰,那就不仅不能改变现状,反而会使情形变得更糟。在生活中一旦遇到问题,理性的人们会尝试去改变或改善自己周围的环境事物;如果改变被证明是不可能的,他们就努力学会接受这种现实。艾利斯认为,令人不快的环境确实会引起人的情绪波动,但绝不是可怕的或灾难性的,除非人们自己把其看成是一种灾难。

从上述三类不合理信念的分析可以看出,不合理信念常常带有绝对化的要求和过分概括化的特征。其中绝对化的要求在言语表达上,多伴随着"必须""应该""绝不能"等字眼。这可能是帮助我们寻找不合理信念的钥匙。而韦斯勒等人提出的"糟糕至极",则多半是陷入极度的消极情绪时的言语表达。

二、 理性情绪行为辅导方法

（一）辅导目标

理性情绪行为辅导法的目的是帮助被辅导者能够更理性地进行思考,情绪反应适度,以更有效地行动,获取幸福的生活。通过治疗,被辅导者学会有效地处理诸如悲哀、遗憾、挫败感和烦恼等负性情感。

（1）无条件地接纳自己:被辅导者无条件地接纳自己,这种接纳并不取决于他们是否做得成功或受到他人的赞美。

（2）无条件地接纳他人:不论他人做了什么或他们做的事情多么令人讨厌,被辅导者都能接纳他们,能够调试自己在与这些人相处时的消极、敌意的想法。

（3）无条件地接纳生活:对高挫败的容忍、对生活的无条件接纳意味着被辅导者能承认他们未被满足的需要。不幸并不可怕,只是给正常的生活带来了各种不便利。被辅导者能够容忍他们所不喜欢的环境或事物,在为今天的幸福奋斗的同时不忽视明天。因为对生活的无条件接纳,被辅导者将会更多地获得他们想要的东西,更少地获得他们不喜欢的东西。

（二）具体的辅导方法

1. 与不合理信念辩论

在理性情绪行为辅导中,一个普通但却重要的方法是教会被辅导者与不合理信念进行辩论。辩论有三个部分:发现、分辨和辩论。现详述如下:

第一,发现不合理信念。被辅导者要学会如何发现他们的不合理信念,特别是那些绝对化的语句,例如,"应该""必须"以及"自我威胁""自我贬抑"的信念。被辅导者可以通过询问自己"我的想法是什么"来发现不合理信念。

第二,从合理信念中分辨不合理信念。对同一事件,人们往往有合理的与不合理的两种信念交替出现,而不适当的情绪反应的起因是不合理的信念。在辅导过程中要教会被辅导者识别不合理信念的方法。当被辅导者询问自己"我的想法是什么"时,可以将自己关于某一事件的想法逐一列出来,然后以不合理信念的三个特征为标尺,逐一进行比对,只要某个想法符合三个特征中的一个,此想法即为不合理的信念,就可以针对其进行辩论。

第三,与不合理信念进行辩论。在理性情绪行为辅导中,主要强调与不合理信念辩论。辩论的方法有逻辑化的辩论、以事实为依据的辩论、实用的辩论、替代的理性的辩论四种。现举例如下:

（1）逻辑化的辩论。"我对情境的信念是合理的、明智的和合乎逻辑的吗?""那种自言自语是合乎逻辑的、合理的吗?"

（2）以事实为依据的辩论。"我对事件的信念和自言自语是建立在现实事件和观察的基础之上吗?""有什么证据表明我的信念和自言自语是正确的呢?"

（3）实用的辩论。"我对突发事件和情境的信念和自言自语对实现我的目标有帮助吗?""相信那种观点,有助于减轻我的抑郁吗?"

（4）替代的理性的辩论。"有没有其他的更好的理性信念和自言自语呢?""认为自己一无是处,或认为自己确实有些缺点,这两种看法中哪个更能减轻我的忧虑? 更有利于我下周的聚会?"

理性情绪行为辅导中的辩论与苏格拉底的辩论相似,但苏格拉底的辩论是让对方不断说"是",承认自己的观点,而理性情绪行为辅导中的辩论是让被辅导者说"不是""没有"等否定性的回答,使其逐步放弃其不合理的信念。

辩论的英文单词是 Disputing,通过辩论帮助被辅导者以合理的信念代替不合理的信念,随之而产生的是新的情绪、新的行为。Effect 就代表这些新的想法、新的行为、新的情绪。因此,ABC 的模型变成了 ABCDE。

辩论是理性情绪行为辅导独有的方法,为了更好地帮助学习者掌握此方法,现将与不合理信念辩论的具体方法进行总结:

第一步,以一个典型事件入手先找出诱发性事件 A;

第二步,询问对方对这事件的感觉和是怎样对 A 进行反应的,即找出 C;

第三步,询问对方为什么会体验恐惧、愤怒等情绪(即从不适当的情绪及行为的反应着手,找出其背后的看法、信念等);

第四步,分清对方对事件 A 持有的信念中哪些是合理的,哪些是不合理的,将不合理的信念作为 B 列出来。

例如:

被辅导者:我们公司最近在扩招。人力资源部主任告诉我,许多来报名的人都很优秀,他们很高兴,我却一点也高兴不起来,因为我本来是公司里最好的推销员,这样一来,就有很多人会超过我。我越想越害怕,心急如焚,寝食不安,不知如何是好。

根据与不合理信念辩论的方法,我们针对此个案总结如下:

A:公司扩招,人力资源部主任告诉我,有许多优秀的人来报名。

C:害怕,心急如焚,寝食不安,不知如何是好。

B:我本来是公司里最好的推销员,这样一来就会有很多人超过我。

该被辅导者的信念具有绝对化、糟糕至极的特征。

D(辩论):

心理辅导工作者:你不可能一进公司的时候就是"最好的推销员",当时你肯定做了许多努力,这证明你是有超过别人的能力的。现在这种能力消失了吗?(以事实为依据的辩论)。

心理辅导工作者:很多人会超过你,成为"最好的推销员"的概率是多少? 是100%吗? 如果是,那么这些人都是"最好的推销员",究竟谁是最好的推销员呢?(逻辑化的辩论)

心理辅导工作者:你现在的焦虑、着急对你继续在公司保持好的业绩有帮助吗?(实用的辩论)

心理辅导工作者:"我必须是公司里最好的推销员""我希望通过自己的努力在公司里始终保持名列前茅的销售业绩",这两种想法中的哪一种更有利于你减轻目前的焦虑呢?

2. 合理情绪想象技术

理性情绪行为辅导的技术有认知技术、情感技术、行为技术。上述辩论的方法是认知技术,而此处介绍的合理情绪想象技术属于情感技术。

合理情绪想象技术是一种想象方法,但其中被注入了理性情绪辅导的思想内容。在辅导时,先让被辅导者想象引起其情绪困扰的场景,如某个被辅导者报告说对受到批评感到无法忍受,可让其想象受到批评的场景。当被辅导者可以想象这一场景时,让其报告此时的心情如何,例如,被辅导者可能报告说自己感到窘迫和难堪。此时让被辅导者保持想象的场景,但要想办法改变自己的情绪,由非常消极的情绪改为适度的情绪反应。如要求上述被辅导者将窘迫、难堪的情绪改为不安、有些难受的情绪。一旦被辅导者在想象中做到了这一点,就要求他们讲出来是怎样做才达到了这一目标。上述被辅导者可能说自己在想,受批评也不一定是那么糟糕的事情,还有更糟的事呢,等等。通过这一想象技术,心理辅导工作者帮助被辅导者达到了某些新的认识,那就是:自己的情绪是由自己的想法造成的,情绪也是可以通过想法的改变而改变的。心理辅导工作者还可以通过留家庭作业的形式,让被辅导者回到家中自己去做这种想象,为将来被辅导者在现实生活中也能运用较为合理的信念做出努力。

　　3. 家庭作业

　　家庭作业属于行为技术,心理辅导工作者要求被辅导者将他们的问题列出来,寻找出他们的绝对化信念,然后质疑这些信念。给被辅导者布置家庭作业,是追踪被辅导者内化的自我信念中蕴含的“绝对”“应该”和“一定”的方式。部分的家庭作业是将理性情绪行为辅导的 ABC 理论运用到他们日常生活中所遇到的困难上。他们要填写理性情绪行为辅导的自助表格,其中鼓励被辅导者把自己放在一些假设的冒险情境里,以便挑战他们自我设限的信念。例如,一个有表演才华的人因为害怕失败,不敢在观众面前表演,心理辅导工作者也许会要求他在舞台剧中扮演个小角色,教导他改变原来挫败的自我信念:“我会失败”“我看来很愚蠢”“没有人会喜欢我”,而以更积极的想法来取代:“尽管我偶尔会表现得很笨拙,但这并不能使我变成一个笨蛋。我能表演,我将尽力而为。被人喜欢是挺不错的,但不是每个人都会喜欢我,而这也不是世界末日”。这一类作业的背后理论是:被辅导者时常创造出一种否定自我的应验预言,而实际上也失败了,因为他们事先就告诉自己会失败。鼓励被辅导者在辅导过程中,尤其是在日常生活中完成特定作业,让他们渐渐学会处理焦虑,并向基本的不合理信念挑战。

三、 理性情绪行为辅导法的贡献与局限

　　（1）它注重人的认知层面,强调人应该对自己的情绪和行为负责。ABC 模式很清楚地解释了认知、情绪和行为三者之间的关系。

　　（2）强调把新的领悟付诸行动。比如,给被辅导者布置家庭作业,这不仅可以帮助被辅导者练习新的行为,还可以帮助他们达成重新制约的过程。

　　（3）理性情绪行为辅导否定和忽视被辅导者的生活层面。理性情绪行为治疗流派的咨询员并不愿意倾听被辅导者的过去,他们也不鼓励被辅导者详述自己的故事。

第三节　以人为中心辅导法

　　以人为中心的辅导方法是由美国心理学家卡尔·罗杰斯建立的,主要是基于人本心理学的思想。罗杰斯对人性持有积极的观点,认为人的天性趋向于自我发展、自我

完善。罗杰斯的工作强调辅导关系而不是辅导技术,他认为如果在辅导关系中能够满足真诚、无条件积极关注和共情,那么辅导性的改变就会发生。

一、 以人为中心辅导法的理论

(一) 人性[①]

人本主义者都承认人有本性。罗杰斯不赞成人的本性是后天学习的说法,他认为人不是白板,不是胶泥;人是天生就有某些心理趋向的,是有本性的。这个思想源于他认为"凡生物就有本性"。罗杰斯将生物本性界定为"该物种的一些共同属性,体现着该物种的一般特点",例如,老虎吃肉,羊吃草。对于生物的本性,不能去反对它,而是应该接受它,如果我们一定让老虎吃草,让羊吃肉,势必会毁掉这些生物物种。

人性同样也是先天的,是这个物种的共同属性。对于人的本性就如同对于所有生物的本性一样,应该接受它,而不是去反对它。人应该按照本性的指引来生活。罗杰斯认为,人的本性事实上是积极的、建设性的,是指向与其他人建立密切的个人关系的。

(二) 实现倾向[②]

集中体现罗杰斯人性观点的概念就是"实现倾向"。罗杰斯假定实现倾向是人身上的一种最基本的、统御人的生命活动的驱动力量。实现倾向最典型的表现就是"朝充分发挥机能的方向前进"。

实现倾向的含义大体上是,生物要求将其遗传赋予的潜在的性状充分表达出来,要求将自身所赋有的机能(对人而言,包括人的各种身体的、心理的机能)充分发挥出来,而所有这些表达、这些发挥,从某个特别的角度看,是有方向的,这个方向如罗杰斯所说的,是向上、向前、积极的,建设性的,创造性的。

实现趋向包括两个方面:生物学方面,指一切生物共同的成长、成熟趋势;心理方面,表现为人独有的自我实现趋向。这种实现趋向赋予人强大的生存动力,顽强地追求发展。例如,孩子在学习走路的过程中经常会摔倒,按照行为主义的理论,摔倒是一种正惩罚,孩子应该减少走路的行为,但是,为什么在现实生活中,没有一个人会因为学习走路时摔倒而拒绝继续学习走路呢?为什么在一次次摔倒后,我们每个人都走得越来越好,越来越远呢?因为在人的身上有自我实现的倾向,这就是自我实现倾向的具体表现。

(三) 机体智慧和自我估价过程[③]

个体所遭遇的一切,他生活中发生的任何变化,最终都要用实现倾向来确定它们对于个体的意义。符合实现倾向的,有助个体成长、发展的,就对人具有积极价值,反之则具有消极价值。

这里产生一个问题:怎样判断一个事件、一个外部影响是积极的、符合实现倾向的呢?罗杰斯对此有一个独特看法。他不去寻找某种外部标准,而是假定生物体自身有能力做出这种判断。这种能力源于有机体本身,是一种"机体智慧"。

个体具有的机体智慧表现为他能通过一种"机体估价过程"来评价什么是好(符

---

① 郑日昌,江光荣,伍新春.当代心理咨询与治疗体系[M].北京:高等教育出版社,2006.

②③ 郑日昌,江光荣,伍新春.当代心理咨询与治疗体系[M].北京:高等教育出版社,2006.

合实现倾向），什么是不好（阻碍实现倾向）。在人身上，这种机体估价的直接体现形式是感受或体验。

（四）自我发展的过程

人格自我发展是指个体自婴儿到成年一生人格成长的机制和历程，也是罗杰斯人格自我心理学的重要内容之一。在论述人格的自我发展时，罗杰斯不像其他心理学家那样侧重于对人格发展阶段的划分，而更重视对人格自我发展方式的探讨。

在罗杰斯看来，个体自我概念的发展，主要包括以下三方面的内容：

（1）自我认定（或自我统合），即能认定自我的存在；

（2）自我评价，即个人对自己价值的判断；

（3）自我理想，即个人对未来自我的期望。

自我是个体把我与非我区分开来并成为自己心身活动的主体时的产物。婴幼儿开始并无自我，与外界浑然一体。但是，个体在与周围环境中他人的交互影响下，由于使用语言符号如主语"我"和宾语"我"的经验的丰富，他逐步发展了自我概念。例如，能区分出我是谁，什么是属于我自己或我自己的一部分，什么是我看到、听到、触摸到和嗅到的客体，想象我应当是什么样子或者我希望能够成为什么样子，我觉得自己和别人做得对或不对，我知道别人对我的看法，等等。

由上述可见，自我发展是一个使有机体倾向于更分化或者更复杂的实现倾向的重要形式。关于实现倾向我们在前面已有论述，从某个特别的角度看，实现倾向是有方向的，这个方向就是罗杰斯所说的人性，即向上、向前、积极的，建设性的，创造性的。实现倾向在自我形成之前，它表现了有机体的总体特征；在自我形成之后，它也表现了自我的特征。换句话说，那些被看作能增强个人自我概念的经验得到了肯定的评价；那些被看作会损害自我概念的经验得到了否定的评价。

（五）自我发展的机制

罗杰斯认为，影响儿童自我发展的因素很多，其中自我发展的主要机制如下：

（1）条件性积极关注（或条件性正向关怀）是自我发展的方式之一，它是一种具有外在价值条件的关注体验。例如温暖、喜欢、尊重、同情、认可、爱抚、关怀和赞许等。

在儿童社会化的过程中，罗杰斯认为，条件性积极关注既是个体自我发展的普遍需要，又是促进自我发展的外在价值条件。大人对儿童"好行为"给予的积极关注，如肯定、赞许，就会使儿童逐渐懂得应该做的事和不应该做的事。如果儿童多次获得父母积极关注的体验，他们就会将价值条件内化为自我结构的一部分，以"良心"或"超我"的形式指导自己的行为。这时即使父母不在场，它们也一样起作用。例如，儿童主动将糖果分享给小伙伴，被父母表扬、赞许，在多次体验这种被父母的积极关注后，他会逐渐觉得主动与人分享是一件能给自己带来舒服体验的事情，每当他想与人分享时就会有这种感觉，尽管父母不在身旁。

罗杰斯认为，自我发展除了先需要他人的积极关注外，继而还需要自己对自己的积极关注。儿童对自己行为肯定性或否定性的评价，其内部参考框架是与儿童亲近的人对儿童行为积极关注的价值条件投射到儿童自我结构中产生的。所以，儿童评价自己的行为时，就受到了与周围积极关注相联系的价值条件的约束。

罗杰斯认为，条件性积极关注常常出现两种情况：

①自我概念与机体经验相一致:指自我价值观与实际行为的统一。罗杰斯认为,这是保持自我概念一致性的方式,也是增进心理健康的关键。人本心理学家明确指出,有机体并不存在趋乐避苦,而是在维持以价值观为核心的自我结构。即使有的现实行为并没有给人带来愉快的机体经验,人们仍以能够维持自我概念的方式去行动。例如,一个见义勇为的人,虽然有生命危险,但仍能挺身而出与歹徒搏斗。很明显地,这种行为方式与自我评价相一致,这是他依据自我内化了的社会价值观去同化机体经验的结果。

②自我概念与机体经验不一致:指自我概念与机体经验之间的矛盾。例如,你平常被认为是一个比较老实的学生,没有违纪行为,一旦你考试中出现作弊的现象,你就会处在老实与不老实、喜悦与怨恨的矛盾的情感体验之中。罗杰斯认为,这种自我不协调,是导致强化防御、焦虑不安、自我混乱,甚至人格障碍的一种方式。

当机体经验与自我概念不协调时,人们或者否认此经验的存在,或者以曲解(或变相)的形式将此经验接受下来。例如,一个儿童本来已有了一种"好孩子"的自我形象,但他又爱打他的小弟弟,结果受到父母的批评,这时他会以下述几种方式掩盖真实自我:我是个坏孩子;父母不喜欢我;我并不愿意欺负弟弟。前两种方式是对经验的曲解,而最后一种方式则是对他真正情感的否认。其实,否认并不等于这种经验不存在,而是将其排斥于自己的意识之外。罗杰斯认为,机体经验与自我的矛盾不仅会引起防御的加强,而且还会因为防御的人往往以敌意的方式对待他人而引起人际关系的恶化。

(2)无条件积极关注(或无条件正向关怀)是自我发展的方式之一。它是一种没有价值条件的积极关注体验,即使自我行为不够理想时,他觉得自己仍受到父母或他人真正的尊重、理解和关怀。

罗杰斯认为,个体社会化的过程中,外在价值条件的影响虽是不可缺少的和难以回避的,但是人总是有意识地生活在条件性关注中,因此就不可避免地会产生对发展的被动感和局限性,出现顺应不良和自我异化。

为了形成健康人格,最基本的必需品是在婴幼儿时期得到无条件积极关注。当母亲给予婴幼儿以温暖和慈爱而较少注意他们如何行动时,这种满足也就实现了。在无条件积极关注的氛围中成长起来的儿童,不会显现出价值的条件;在一切情况下,他们都感觉到他们自己的价值,而且也就没有了防御的需要,在自我与现实知觉之间也不会有不一致。因此,这种人在自我实现的道路上,会无拘束地发展一切潜能,达到最终指向的目标,变成充分发挥机能的人。

罗杰斯指出:"如果个体体验只是无条件积极关注,那么就不会形成价值条件,自尊也将是无条件的,关注的需要和自尊的需要就不会同机体估价过程相矛盾,因而个体就会不断获得心理上的调节,成为一个机能完善者。"

在强调无条件积极关注的重要性时,并不意味着罗杰斯认为应当允许儿童去做他们想做的任何事情。因为如果把人真正变成游离于社会之外的纯粹自我主义者,这样的人恐怕也很难被社会所接纳。

罗杰斯认为,用理性的、民主的方法来处理行为问题是最好的方法。在他看来,价值条件是一切人出现适应不良问题的中心,因而应当千方百计避免它们。罗杰斯建议,处理不良行为的儿童应掌握无条件积极关注的策略。如果某个儿童总是得到鼓励的话,即使一些行为是被禁止的,他自己的感情也会被人接受,因而各种价值条件就不会形成。

二、以人为中心辅导方法

(一)辅导目标

以人为中心辅导法的辅导目标大约可分为两类:

1. 人格成长型目标

常用这样一些概念来表述人格成长的心理治疗目标,如"发展积极的生活方式""减少人格冲突""增强人格整合",其主旨在于促进人格的改变。

2. 问题解决型目标

常用这样一些概念来表述问题解决的心理治疗目标,如"减少症状痛苦""增强自信""选择更好的职业"等。

罗杰斯坚持把人格成长作为心理治疗的目标,主要表现在减少内在的冲突、增强自尊心和自我整合能力,提高对生活方式的满意度,真正成为一个机能完善者。为了达到这些目标,首先必须实现一些次级目标,如改变自我结构,以开放的态度对待经验等。在罗杰斯看来,咨询和心理治疗的目标之一就是填平真实自我与理想自我的沟壑。

罗杰斯还认为,以人为中心辅导方法的最终效果在于人性的实现和人格的改变。他说:"在辅导过程中,个体实际上已成为一个具有一切丰富内涵的人类有机体。他能够现实地控制自己,他的欲求不可逆转地社会化了。在人的本质中,没有兽性,只有人性。这样,我们才能获得自由与解放。"

(二)具体的辅导方法

以人为中心辅导法的实施依赖于一些必要的条件。在进行时,如何形成以被辅导者为中心的最佳的辅导氛围,显然是最重要的条件。要想形成理想的辅导氛围,通常需要提供以下两方面的条件:

其一是被辅导者本身必须先承认自己在自我概念上有矛盾之处,如自己觉得兴趣和能力适合学文科,而又不得不顺从父母的期望,勉强去学医科,而且愿意向辅导者坦诚地说出自己的感受,并希望获得他的帮助。

其二是辅导者与被辅导者之间要建立良好的关系,一方面被辅导者对辅导者有良好的印象,向他表露自己的内心世界时有足够的安全感;另一方面,辅导者要具有坚实的专业素养和广博的知识经验,以及协助被辅导者解决问题的实际能力。

以人为中心的辅导常用的辅导方法有:

1. 共情

共情也称作同感、同理心,是指辅导者深入了解并能设身处地体会被辅导者的内心世界。辅导者应该敏感地倾听并感同身受地理解被辅导者当时的心境、痛苦、恐惧等情绪,帮助和鼓励他更充分地、自由地加以宣泄,表露其隐藏在内心的郁结,既可认识到自己的问题所在,又可使自己的人格和行为发生良性变化。

应当指出,共情与同情心是不同的。同情心指能主观地体验到他人内心的感情,通常指对他人痛苦的怜悯。共情指设身处地以他人的立场去体会他人心境的心理历程。共情与同情心的区别在于：同情心重在"感人之所感"，以"情"为主，主要是靠个人的生活体验；而共情则是"感人之所感"和"知人之所感"两者的统一，既有情感的因素，更有认知的成分，并要靠认知能力来实现心理换位或将心比心。

要想具有正确的共情，就要依赖一些条件。主要有：

（1）辅导者要放弃自己主观的参考标准，设身处地从被辅导者的参考标准来观察和感受事物。正如罗杰斯所说的："辅导者要尽自己所能代入被辅导者的内心参照标准，从被辅导者的角度看世界，看被辅导者有如他看自己一样；透过这种做法，辅导者一方面可以放下所有其他的成见，另一方面又可以将这种共情的了解传达给被辅导者。"

（2）辅导者必须踏上一条与被辅导者的体验同步的情感旅程，但又不能对此进行判断或受到它们的感染。因为把共情变成按照自己的标准的判断或评价，不但不能传达辅导者设身处地的理解，而且还会使被辅导者采取防御措施。同样，不能以同情或被感染来取代共情，因为这样会使辅导者无法抓住被辅导者所表达的情感内涵，陷于表面的理解，表现出辅导者的无助感，甚至超越了共情的程度，自己不是体验到而是拥有了被辅导者的情感。罗杰斯在《导致治疗性人格改变的必要条件和充足条件》（1957）一文中将共情的定义修改为："体会被辅导者的内心世界，有如自己的内心世界一般，可是却永远不能失掉'有如'这个品质——这就是共情。"

（3）辅导者不仅要体会到被辅导者难以觉察到的意义，而且也不能把这种处于被辅导者潜意识中的意义很快提出来与被辅导者对峙。这样做既会对被辅导者造成威胁，也不是共情的真正含义。相反，设身处地的理解，就意味着不断地与被辅导者进行交流，以确证被辅导者的知觉，而不是停留于被辅导者所表达的内容，要寻找被辅导者所表达的内容里面的含义。为此，辅导者要有能力面对那些在被辅导者看来是可怕的事情，而自己不会感到害怕。从某种意义上来讲，这也就意味着及时把自己放在一边，要做到这一点，辅导者才能逐渐步入被辅导者那有时会很危险的内心世界。[1]

（4）辅导者要善于运用言语和非言语行为表现自己的共情。例如，辅导者的身体姿势、面部表情、语气语调、目光接触等非言语行为，均可反映出辅导者对被辅导者的态度与理解。同时，吉利兰德等人认为，设身处地的理解就是要理解被辅导者的言谈话语所反映的情感和认知信息。[2] 对被辅导者的理解可分为表层理解和深层理解。如下例：

被辅导者：那次考试之后我感觉非常坏，我没想到我考得那么差。

辅导者①：你对这次考试感到很失望。

辅导者②：你对你这次考试的情况感到惊讶和失望。特别是因为你曾希望自己做得更好一些。

在这里，辅导者①的反应只是重复了被辅导者原话之意，而辅导者②的反应有助于被辅导者理解自己的情感的更深一层的含义，后一种反应有助于启发被辅导者对其

---

① 王登峰,谢东.心理治疗的理论与技术[M].北京:时代文化出版公司,1993.

② Gilliand B E, et al. Theories and Strategies in Counseling and Psychotherapy[M].New Jersey:Prentiee-Hall, 1989.

自我、自我概念及自我体验之间的关系进行深入的探索。辅导者②的反应相当于高级准确的共情反应。辅导者借助于对被辅导者体验的共情反应，一步步引导被辅导者，使之在自我的探索历程上不断向前迈进。而由于辅导者对于被辅导者的深刻理解，被辅导者更加信任辅导者，治疗关系也进一步得到改善。

从20世纪40年代起一直到罗杰斯去世为止，他多次强调设身处地的理解在人类活动中具有特别重要的意义。在当今，这种基本的治疗条件的重要性已由医疗领域扩展到所有涉及人际关系的许多方面。

2. 真诚一致

所谓真诚一致，是指辅导者表里如一，言行一致，不造作，不虚假。只有辅导者在同被辅导者接触时不摆专家的架子或持骄矜的态度，以自己的本来面目出现，特别是敢于把自己的情感与行为毫无保留地暴露在被辅导者面前，才会建立和谐或融洽的治疗关系，消除交流上的障碍，使被辅导者产生信任感，坦率地表露完整的自我，真正促动他进行自我探讨和健康成长。可见，坦诚、表里如一，不仅会从根本上改善治疗关系，而且会起到治疗的作用。罗杰斯指出，"辅导者与自己的情感和态度的一致性及其表达程度，也就决定了被辅导者通过治疗所取得的进步的程度"。

在治疗中要想做到真诚一致地交流，就必须注意下述五项①：

（1）从角色中解放出来：辅导者无论是在生活中或是在治疗关系中都是真诚的，不必隐藏在自己专业角色之后。

（2）自发性交流：辅导者与被辅导者的言语交流与行为应是自然的，不应受某些规则和技术的限制。而这种自然的言语表达和行为表现是建立在辅导者的自信心基础之上的。

（3）非防御的态度：辅导者应努力理解被辅导者的消极体验，帮助他们深化对自我的探索，而不是忙于抵御这些消极的体验对自己的影响。

（4）一致性：辅导者应言行一致，表里如一。

（5）自我暴露：辅导者应以真诚的态度，通过言语和非言语行为表达其情感。

3. 无条件积极关注

无条件积极关注是指辅导者对被辅导者表示真诚和深切的关心、尊重和接纳。当被辅导者在叙述某些可耻或令人焦虑的感受时，要尊重他自由表达的权利，以关注的态度接纳他，既不鄙视或冷漠，也不给予评价或纠正，相信被辅导者自己能够找到改正的途径和方法。在罗杰斯看来，我们之所以尊重和帮助被辅导者，是因为相信被辅导者具有成长的潜力，相信他们具有自我指导的能力，支持他们去发展自己的潜力，支持他们发展其独特的自我。因此，在治疗的每一个时刻，辅导者都需要乐于接受被辅导者可能会有混乱、恐惧、愤怒、蔑视、痛苦以及其他各种各样的情感。这种关注是无条件的，不管被辅导者的情感正确与否或合适与否。但是，无条件积极关注既不是包揽一切，也不是说在所有的时间里对一切状况均采取这种态度，而是指在治疗过程中辅导者应表现出无条件的积极关注。罗杰斯等人的研究表明，在治疗中无条件积极关注

---

① Gilliand B E, et al. Theories and Strategies in Counseling and Psychotherapy[M]. New Jersey：Prentiee-Hall, 1989.

的态度出现得越多,治疗就越容易成功;而这种态度出现得越少,被辅导者的创造性和积极的变化就可能越少。

事实上,在治疗过程中,辅导者往往会发现被辅导者的问题不少是明知故犯,或者是咎由自取。在这种情况下,辅导者很可能就会产生对被辅导者的不满甚至否定的情绪,使治疗马上中断。为了防止这种现象的出现,应采取两种办法:要有高度的自觉,随时敏锐地了解个人当前的感受,以便最快地加以调整;要明确我们所接纳的、所尊重的是被辅导者个人,并非他的不适应的乃至危险的思想和行为。因此,我们必须坚持对被辅导者的温暖和关心,坚持对他们的无条件的接纳。

三、 以人为中心辅导法的贡献与局限

(1) 相比较于行为辅导法和精神分析法,人本主义具有巨大的吸引力,是因为人本主义积极地看待人,强调人优秀的潜质。纵观罗杰斯、马斯洛和其他人本心理学家的著作,他们对于人类的看法都非常乐观。他们关注人们如何被赋予信心,了解人们的优势,了解生命中关于真正自我的问题,哪些需要改正,以及如何改正。

(2) 以人为中心辅导法的非指导特征,也会使得那些寻求指导的人感到困惑和迷惑,因为以人为中心的辅导是让被辅导者发现自身的力量,帮助他解决问题。所以对于有些被辅导者,如果希望从人本倾向的辅导者那里得到明确的答复,往往会感到失望。

第五章　中小学生个性社会性发展与辅导

个性是指具有一定倾向性的各种心理特征的总和,它是一个人区别于他人的稳定而统一的心理品质,具有多重结构和特征。社会性是指个体在社会生活环境的相互作用过程中,掌握社会规范、形成社会技能、学习社会角色、发展社会行为,并以独特的个性与人相互交往、相互影响,由自然人发展为社会人的社会化过程中所形成的心理特性。[①] 人类的个性社会性从婴幼儿时期就开始发展,其中,中小学阶段是其发展与形成的黄金时期。因此,了解中小学生的个性社会性发展特点,掌握其发展规律,从而开展有效的辅导,培养中小学生健康的个性社会性,帮助其不断完善自我、发展自我,是学校心理健康教育工作的重要内容,也是我们每一位心理健康教育工作者的重要使命。本章将主要阐述中小学生的个性社会性发展特点、中小学生常见的个性社会性发展问题以及辅导策略。

第一节　中小学生个性社会性发展概述

自我意识和人际关系是个性社会性的核心结构成分,是衡量个体成熟水平的标志,是整合、统一个性社会性各个部分的核心力量,它们的发展在很大程度上影响着个体是否能适应周围的生活环境,能否将自己习得的知识经验有效运用于未来的生活之中。中小学阶段是个体自我意识蓬勃发展的关键期,同时也是个体与他人、与社会互动频繁、发展人际交往能力的重要时期。此阶段,个体的自我意识发展水平、人际关系状况,不仅直接影响到个体自我教育、自我完善的程度,还会在某种程度上影响其社会化成长和心理健康发展水平。

一、自我意识的发展概述

所谓自我意识,就是指我们对自己及自己与外界关系的一种认识和态度,它表现为自我认识、自我体验、自我控制等多种形态,具体内容涵盖自我觉察、自我分析、自我评价、自我印象、自我感受、自信、自卑、自尊、自傲、责任感、优越感、自制、自律、自立、自强等。自我意识是隐藏在个体内心深处的心理结构,它是人的意识发展到高级阶段之后才形成的,是人格的自我调控系统,与心理健康紧密相关,并会对个体成长与发展的方方面面都产生重要影响。

(一)自我意识的缘起及概念界定

自我意识这个问题由来已久,追本溯源,它起源于对自我的探讨。对自我的研究在过去的很长一段时间主要停留在哲学的思辨领域中,比较有代表性的是笛卡儿对于"我究竟是什么?"的回答——"我思,故我在"。直至1890年,威廉·詹姆斯开创了从科学心理学视角来阐述自我问题的先河,在他的著作《心理学原理》一书中,詹姆斯认为自我包括主体我和客体我。[②] 主体我是知觉的主体,可以进行积极主动的知觉和思考,它负责认识、调节和指挥个体的互动;客体我是被注意、被知觉和被思考的对象,又

---

① 彭聃龄. 普通心理学(修订版)[M]. 北京:北京师范大学出版社, 2001.
② 威廉·詹姆斯. 心理学原理(上)[M]. 北京:中国城市出版社, 2010.

称为经验自我,且涵盖物质自我、社会自我和精神自我三层水平。其中,物质自我包括身体自我和一个人的所有物,它处于最底层;社会自我是由那些被他人识别的特征所构成的,它强调人际交往和社会互动,处于第二层;精神自我包括个体所感知到的能力、态度、情绪、兴趣、动机、意见、特质、思维、倾向性、道德判断等内容,它处于最高层,代表了个体对自己的主观体验。詹姆斯的自我理论对后世影响巨大,尤其是他将自我研究从生理层面扩展到非生理方面,这为后续的研究奠定了基础。

查尔斯·霍顿·库利承袭了詹姆斯的经典自我理论,重点关注社会互动对自我的形成与发展的影响,并提出了镜像自我的概念,意即我们在他人眼中所看到的自我。[①]库利认为,他人都是自我的一面镜子,个体通过与他人互动、社会交往,想象他人对我们的看法,然后融入这些反射性的评价,从而形成自我,此即观点采择过程。简言之,自我就是内化他人关于自我的观点,它包括三种要素:想象我们在他人眼中的形象,想象这个人如何评价我们,因为这种想象里的判断而产生的某种或好或坏的情感。库利的这一观点在某种程度上预见了情感在自我及自我意识发展过程中的重要作用。

符号互动论的创始人乔治·赫伯特·米德对詹姆斯的"社会自我"和库利的"镜像自我"进行了很好的理解和融合,并在此基础上提出:自我源于社会互动,社会行为在本质上是一种有意义的符号,符号化构成客体,符号化的结果就是自我。[②]他认为:人类的自我意识并不是先天性的,而是在学习语言等符号的过程中理解和掌握他人所扮演的社会角色,并获得社会反馈,从而把自己作为客体的思考对象,进而产生自我意识的。米德还指出,自我的发展经历了从模仿到游戏再到竞赛三个阶段。米德是在詹姆斯的基础上用更加社会性的角度来界定自我,这为后续的研究者们从个性社会性发展的视角来探讨自我及自我意识提供了启示。

卡尔·罗杰斯对自我概念进行了界定,认为个体现象场中与自身有关的所有内容都是自我概念,甚至个体自我知觉的组织系统和客体自身的协调方式也在自我概念的内涵之中。[③]罗杰斯强调,相较于真实自我,自我概念对于个体的人格和行为具有更重要的意义。1959年,他又提出了与真实自我相对应的概念——理想自我,并指出"真实自我"与"理想自我"之间的矛盾即自我矛盾,是引发焦虑的关键。焦虑情绪使得个体启动防御机制,此时个体就无法客观地解释和评价自己的行为。依照罗杰斯的理论观,自我概念是关于我们对自己人格特点看法的积累,即自我意识的结果,它会影响个体对周围世界的认知,从而影响个体的行为。罗杰斯的这一观点不仅是自我意识研究过程中的重大发现,更对心理辅导与治疗的发展产生了举足轻重的影响。甚至有学者提出:对自我心理进行干预,关键在于启发当事人对自己进行积极的再解释和再评价,从而实现理想自我与真实自我的和谐统一。这对本书中自我意识课程干预方案的设计具有重要的参考价值。

1982年,伯恩斯出版了《自我概念发展与教育》一书,书中他对前人在自我方面的研究进行了总结,并得出一个兼容主体我与客体我的自我结构图(详见图5-1)。[④]该

① 岳彩镇. 镜像自我研究:理论与实证[M]. 北京:中央编译出版社,2014.
② 乔治·H.米德. 心灵、自我与社会[M]. 赵月瑟,译.上海:上海译文出版社,2008.
③ 罗杰斯. 罗杰斯著作精粹[M]. 刘毅,钟华,译.北京:中国人民大学出版社,2006.
④ R. Burns. Self-concept Development and Education [M].London: Holt, Rinehart and Winston,1982.

图以詹姆斯的经典自我理论为基础,融会罗杰斯、库利等人的观点,从新的视角对自我进行了阐释:个体通过自我评价、自尊情感、自我接纳三个过程,形成对自己的态度或自我概念,其中又涵盖被自身所认知的自己、被他人所认知的自己、理想的自我意象等内容。伯恩斯的自我结构图对自我研究史上几个影响较大的理论进行了总结整合,具有里程碑式的意义。

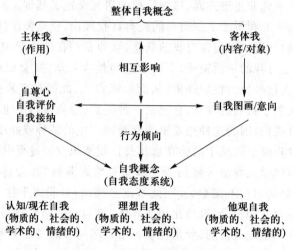

图 5-1　伯恩斯自我结构图

追溯自我意识的缘起及不同学者对其概念内涵的界定可以发现,西方心理学界多把"自我""自我意识""自我概念"等术语等同使用;而苏联的心理学家则更倾向于使用"自我意识"这一术语,并把自我意识纳入个性社会性的范畴之中,认为自我意识就是指"自己意识到自己",它包括认识上的问题,以及对自己的情绪体验和行为调节。国内学者也对自我意识的含义进行了探讨,此处列举几个比较有代表性的观点:时蓉华(1985)指出,自我意识等同于自我,二者都是指自己对自己存在的察觉,包括察觉自己的生理状况、心理特征以及人我关系;桑标(2004)主张,自我意识是个体对自身生理、心理和社会功能状态的知觉和主观评价,指主体对其自身的意识;聂衍刚(2007)认为,自我意识是一个关于自己与他人关系的观念系统。

综上所述,自我就是指个人的反身意识(以自身为对象的意识)或自我意识,对自我的研究是自我意识研究的源头。从詹姆斯到库利和米德,再到罗杰斯和伯恩斯,他们对自我意识的探讨都是在这一意义上进行的。沿袭前人的研究,后续的研究者基本都认同"自我意识就是主体我对客体我的意识"的界定。20世纪中后期,正值自我意识研究的高峰阶段,西方学者对自我意识进行了深入探讨,在这个时期,"自我意识"和"自我概念"均属于自我意识的研究范畴之中,二者的定义并没有严格区别。在查阅文献的时候也会发现,这个时期的研究者或者把"自我概念"归为"自我意识"的一个重要组成部分,或者把"自我概念"等同于"自我意识"。因此借鉴苏联的翻译,我国学者把这两个词都译为"自我意识"。可见在此阶段,自我、自我意识、自我概念的内涵是相通的。但随着研究的不断深入,研究者们从不同的侧重点对这三个概念进行了区分:自我主要是指个体本身,它既是自我意识的主体,同时又是自我意识的对象;自我意识则属于意识的范畴之中,是指一个人对自己的意识,它与客体意识相对应;自我概念是指他人及个体经过知觉加工后形成的对自己的印象,它是自我意识的结果。简言之,自我为自我意识提供动力源泉和着力对象,同时自我又只有通过自我意识活动才能得以形成和发展,而自我概念则是自我意识活动的结果。

(二)自我意识辅导的相关理论

1. 弗洛伊德的人格结构理论

精神分析学派的创始人西格蒙德·弗洛伊德认为,人格是从内部控制行为的一种心理机制,这种内部心理机制决定着一个人在一切给定情境中的行为特征或行为模式。弗洛伊德还提出完整的人格结构由三大部分组成,即本我、自我和超我。

弗洛伊德认为,本我、自我、超我,三者相互作用并保持着动态平衡的关系。[1] 本我不顾现实,只要求满足欲望,寻求快乐;超我按照道德准则对人的欲望和行为多加限制,而自我则活动于本我和超我之间,它以现实条件实行本我的欲望,又要服从超我的强制规则,它不仅必须寻找满足本我需要的客体,而且还必须考虑到所寻找的客体不能违反超我的价值观。因此,在人格的三方面中,自我扮演着难当的角色,一方面设法满足本我对快乐的追求,另一方面必须使行为符合超我的要求。所以,自我的力量必须强大到能够协调它们之间的冲突和矛盾,否则,人格结构就处于失衡状态,导致不健全的人格形成。

2. 埃里克森的自我意识发展阶段论

新精神分析学派的著名代表人物爱利克·埃里克森主张,个体自我意识的发展是贯穿并持续整个一生的。他把自我意识的形成和发展过程划分为八个阶段,这八个阶段的顺序是由遗传决定的,但是每一阶段能否顺利度过却是由环境决定的,所以该理论也被称为"心理社会"阶段理论。[2] 每一个阶段都不容忽视,个体在不同阶段里面临的危机矛盾及核心发展任务也是不同的。

(1)婴儿期(0~2岁):基本信任和不信任的心理冲突

此阶段的主要任务是满足生理上的需要,发展信任感,克服不信任,体验着希望的实现。在这一阶段,婴儿通过生理需要的满足来建立对周围环境的信任感。例如当婴儿因为饥饿而哭闹时,父母及时地出现,就会让婴儿感到安全,这有利于他们信任感的建立。信任在人格中形成了"希望"这一品质,它起着增强自我的力量。一般来说,具有信任感的婴儿对未来充满着美好的希望与理想,反之则不抱希望,时时担忧自己的需要得不到满足。埃里克森把希望这一心理品质定义为:"对自己愿望的可实现性的持久信念,反抗黑暗势力、标志生命诞生的怒吼。"

(2)儿童期(2~4岁):自主与害羞和怀疑的心理冲突

此阶段的主要任务是克服羞怯和疑虑,获得自主感,体验着意志的实现。这一时期,儿童掌握了大量的爬行、走路、咿呀说话等生存技能,并且逐渐学会了怎样坚持或放弃,甚至开始由自己的主观意志来决定做什么或者不做什么。此阶段也是父母与子女之间容易发生激烈冲突的时期,也就是所谓的第一个反抗期。一方面父母必须要控

① 西格蒙德·弗洛伊德.自我与本我[M].林尘,张唤民,陈伟奇,译.上海:上海译文出版社,2011.
② 林崇德.林崇德心理学文选[M].北京:人民教育出版社,2012.

制儿童的行为使之符合社会规范,例如训练儿童在洗手间大小便、按时吃饭、不浪费粮食等,并培养儿童对与之相反的行为习惯感到羞耻;另一方面,儿童本身的自主感不断发展,他们坚持按照自己的方式行事,例如随心所欲地随地大小便、挑食等,他们会反复用"我""我自己来""我就不"之类的语言来反抗外界的控制,对此假如父母听之任之、放任自流,就不利于儿童的社会化发展,反之,如果过分严厉,则又会伤害儿童自主感和自我控制能力的发展。因此,把握住"度"的问题,才有利于在儿童人格内部形成健全的意志品质。埃里克森把意志定义为"不顾不可避免的害羞和怀疑心理而坚定地自由选择或自我抑制的决心"①。

（3）学龄初期(4~7 岁):主动对内疚的冲突

此阶段的主要任务是克服内疚感,获得主动感,体验着目的实现。在这一时期鼓励儿童的主动探究行为将有助于其主动性的发展,也为其将来成为有责任感、有创造力的人奠定了基础;反之,如果成人阻止儿童的独创行为和自由想象,那么儿童就会逐渐失去自信心以及自己开创幸福生活的主动性,将来很可能生活在别人为其安排好的狭窄圈子里。当儿童的主动感超过内疚感时,他们就有了"目的"的品质。埃里克森把目的定义为"一种正视和追求有价值目标的勇气,这种勇气不为幼儿想象的失利、内疚感和惩罚的恐惧所限制"。

（4）学龄期(7~12 岁),勤奋对自卑的冲突

此阶段的主要任务是克服自卑感,获得勤奋感,体验着能力的实现。这一阶段的儿童正在学校接受教育,他们在此学习着各种今后适应社会以及生存与发展所必需的知识和技能。因为大量新知识、新技能的掌握,大多数儿童常常感到自己无所不能,非常乐于表现自己,但随着时间的推移和学习生活的深入,他们就会不可避免地产生很多对比,例如跟同学比谁的答题速度更快、准确率更高、谁更受老师喜欢等。在这种对比中,获胜的一方就会体验到成功和满足,从而获得勤奋感以及对自己能力的信任感,即自信心;反之,失败的一方则会产生自卑感,长期的失败体验还会导致他们自我否定、自我评价过低,对自己失去信心。当儿童的勤奋感大于自卑感时,他们就会获得有"能力"的品质。埃里克森认为,"能力是不受儿童自卑感削弱的、完成任务所需要的一种自由操作的熟练技能和智慧"。

（5）青春期(12~18 岁):自我同一性和角色混乱的冲突

此阶段的主要任务是建立自我同一性和防止角色混乱,体验着忠实的实现。青春期是自我意识飞速发展的阶段,也是个体进入成人期的短暂准备阶段。在此阶段,个体经常思考"我是谁""我在群体中占什么地位""我将来准备成为什么样的人"等问题,并努力尝试将过去经验中有关自我的能力、信念、性格等与当前自己的身份角色以及面临的发展任务组织起来,形成对自我的整体认识。如果整合较好,他/她所想的和所做的与他/她当前的角色概念相符合,个体就会获得较好的自我同一性,反之则会出现角色混乱。自我同一性的建立主要有两种途径:其一是努力改变和提升现实的自我,使之逐步趋近理想自我;其二是修正、改变理想自我,使之符合并能悦纳现实自我。建立良好自我同一性的个体意味着对自己的认识比较充分,会对自己的过去、现在和

---

① David R. Shaffer,Katherine Kipp.发展心理学:儿童与青少年[M].北京:中国轻工业出版社,2009.

将来都产生"内在一致和连续"的感觉,与周围的客观环境也能取得协调一致,并且拥有内在力量去接受成年期的生活挑战,否则,个体对自我的认识混乱,不能正确应对和选择相应的生活角色,就无法根据社会的规范和要求来确立自己的理想与价值观念。随着自我同一性的建立,"忠诚"这一积极心理品质逐渐形成。埃里克森把忠诚定义为"不顾价值系统的必然矛盾,而坚持自己确认的同一性的能力"。

(6)成年早期(18~25岁):亲密对孤独的冲突

此阶段的主要任务是获得亲密感以避免孤独感,体验着爱情的实现。埃里克森认为,只有那些具有牢固稳定的自我同一性的人,才敢于主动冒与他人发生亲密关系的风险,因为与他人发生亲密的、爱的关系,就是把自己的同一性与他人的同一性融合为一体,从而意识到个人对社会的义务,这其中包括自我牺牲、压制与损失,但只有这样才能在恋爱中建立真正亲密无间的关系,从而获得亲密感,否则将产生孤独感。埃里克森把爱定义为"压制异性间遗传的对立性而永远相互奉献"。

(7)成年期(25~50岁):生育对自我专注的冲突

此阶段的主要任务是获得繁殖感而避免停滞感,体验着关怀的实现。当一个人顺利度过了自我同一性时期,以后的岁月中将过上幸福充实的生活,他将生儿育女,关心后代的繁殖和养育。埃里克森认为,繁殖感有生和育两层含义,一个人即使没生孩子,只要能关心孩子、教育指导孩子,也可以获得繁殖感。反之,没有繁殖感的人,则可能会陷入极度的自我关注,他们只考虑自己的需要和利益,不关心他人(包括儿童)的需要和利益。在这一时期,人们不仅要生育孩子,同时要承担社会工作,这是一个人对下一代的关心和创造力最旺盛的时期,人们将获得关心和创造力的品质。

(8)成熟期(50岁以上):自我调整与绝望期的冲突

此阶段的主要任务是获得完善感和避免失望、厌倦感,体验着智慧的实现。由于衰老过程,人的体力、心率及健康每况愈下,对此个体必须做出相应的调整和适应,所以此阶段被称为自我调整对绝望感的心理冲突期。当老人们回顾过去时,如果体悟到自己所过的一生是幸福美满有建树的,就可能怀着充实的感情与世告别;但如果感觉一生经历中没有做出自己理想的事,有些自我期许的目标也未能实现,就可能怀着绝望走向死亡。自我调整是一种接受自我、承认现实、超脱的智慧之感。如果一个人的自我调整大于绝望,他将获得智慧的品质。① 埃里克森把智慧定义为"以超然的态度对待生活和死亡"。老年人对死亡的态度直接影响下一代在儿童期信任感的形成。因此,第八阶段和第一阶段首尾相联,构成一个循环或生命的周期。

埃里克森的自我意识发展阶段论,指出了人的一生在不同时期所面临的发展任务以及要建立的积极心理品质,这对个体的成长发展指导以及教育实践工作都有着非常重要的启发作用。

3. 奥尔波特的人格特质理论

戈登·奥尔波特作为人本主义心理学的创始人之一,他非常反感弗洛伊德主义过于强调人的难以确定的深层潜意识,以及心理学中的实验化倾向,进而提出了人格特质理论。他把人格定义为一种"动力组织"(也称"统我"或"自我统一体"),有别于古

---

① 陈琦,刘儒德.当代教育心理学[M].2版.北京:北京师范大学出版社,2009.

代及后来人们称之为"灵魂"和"自我"的晦涩用语。奥尔波特将"统我"的概念用来表征自我意识的结构特征①,他认为"统我"有七个特征:① 躯体感觉;② 自我认定或超越时限的连续性;③ 自我提高;④ 自我延伸;⑤ 理性的过程;⑥ 自我想象;⑦ 力求自我统一。此外,有别于詹姆斯侧重于对自我意识的内容结构的划分,奥尔波特更关注自我意识的形成与发展以及人格的统整。他认为人的自我意识发展的模式是,从生理自我发展到社会自我,最后发展到心理自我的一个过程:① 生理自我(自我中心期),这是自我意识的最原始形态,从出生 8 个月开始至 3 岁左右成熟,称为早期的自我意识。② 社会自我(客观化时期),从 3 岁到青春期,这是获得社会自我的时期,这一阶段个体接受社会文化影响最深,也是学习角色的重要时期。角色意识的建立,标志着社会自我观念趋于形成。③ 心理自我(主观化时期),从青春期到成人的发展过程是个体不断社会化的过程,也是个性特征形成的过程,其成熟标志着个性的形成。自我意识是人的个性结构的重要组成部分,是个性结构中的自我调节系统,也是区别于动物心理的重要标志之一。

西方心理学家詹姆斯、奥尔波特、罗杰斯、弗洛伊德等人都对自我意识的内部结构进行了分析和论述,他们的观点各有侧重,但都有一个共同点:都论证了自我意识是一种具有多重属性的心理结构②。

(三)中小学生自我意识的发展特点

1. 小学生的自我意识发展特点

随着年龄的增长,儿童越来越多地参与社会交往活动,并在活动过程中不断发展社会认知能力,个体的自我系统也会随之不断发生变化,尤其是在小学阶段,儿童自我意识加速发展。从幼儿时期游戏为主的生活,到小学阶段"背着书包去上学",个体从"小孩子"变成了"小学生",他们开始意识到自己应当怎样地学习和行动,并主动考虑如何很好地完成集体交给的各种任务,以得到同伴、教师和家长的认可与尊重,这就使小学生的自我意识逐步提高到一个新的、较高的水平。

韩进之,魏华忠(1985)通过问卷调查的方法,将小学生自我意识的发展趋势概括为③:

(1)一年级到三年级处于上升时期,其中一年级到二年级上升的幅度最大,是上升期中的主要发展时期。

(2)三年级到五年级处于平稳阶段,年级间无显著差异。

(3)五年级到六年级又处于第二个上升期。

随着抽象逻辑思维和辩证思维的逐渐发展,小学生的自我意识更加深刻,对自己的认识与描述开始从比较具体的外部特征向比较抽象的心理特征转移;自我评价的独立性逐渐提高、深入性愈益增强,开始慢慢从外部笼统的表面评价向内部的深化评价转移;自我体验与自我调控能力渐趋成熟,理性认识不断增加,自尊感、自卑感、自豪感等自我体验日渐丰富、深刻。

---

① 高羽晨. G.奥尔波特的人格心理学思想研究[D]. 南京师范大学,2010.
② 肖晓玛,尹显作. 论自我意识研究的历史与发展[J]. 韶关学院学报(社会科学版),2002(11).
③ 韩进之,魏华忠. 我国中、小学生自我意识发展调查研究[J]. 心理发展与教育,1985(1).

2. 初中生的自我意识发展特点

发展心理学将个体从十二三岁到十七八岁的阶段称为青春期,初中生正处于青春期初期阶段,在这个时期,个体随着身体生理上的变化,心理上也产生了巨变,尤其是自我意识方面迎来了飞速发展。[①] 他们会逐渐产生一种惶惑的感觉,自觉或不自觉地将自己的思想从一直嬉戏于其中的客观世界抽离,重新转向主观世界,思想意识再一次进入自我,从而导致了自我意识的第二次飞跃,内心世界越发丰富起来,在日常学习生活中,常常将很多心智用于内省。"我到底是个怎么样的人?""别人喜欢我还是讨厌我?"诸如此类的关于"我"的问题开始反复萦绕于他们的心中。此外,初中生的辩证逻辑思维不断发展,认知能力有了很大的提高,他们能更抽象、更具概括性地描述自我概念。并且由于自我意识中独立意向的发展,初中生要求独立的愿望日趋强烈,开始出现反抗性及个性上的主观偏执性,自尊心蓬勃发展,当言行受到肯定和赞赏时会产生强烈的满足感,反之则极容易出现挫折感。

3. 高中生的自我意识发展特点

到了高中阶段,随着生理发育的显著变化,尤其是第二性征的出现,高中生开始产生"我是一个成年人了"的感觉。他们已经能够完全意识到自己是一个独立的个体,自我意识获得了一个全新的感觉,"我的事情我做主"的独立感日益增强,希望自己能像成人那样去独立抉择。他们开始强调自己个性特点方面的优缺点,自我评价日臻成熟,自我意识逐步分化,在心理上把自我分成了"理想自我"与"现实自我"两个部分,对父母及其他成人的反抗性成分相较于初中阶段,已明显减弱,能够以理性、尊重的态度对待长辈。这个阶段他们的自尊感格外突出和强烈,极其渴望得到别人发自内心的赞赏与肯定,对于外界的评价尤其关注和敏感。此外,他们自我认识的全面性和深刻性显著提高,自我评价的标准发生了从表象到本质的过渡,自我体验日益丰富,自我调节由被动性向主动性逐渐增强,自我教育水平不断提高。

二、人际关系的发展概述

人际关系是人与人之间由于交往而建立起来的一种心理关系,它反映了个体或群体寻求满足其社会需要的心理状态。人总是在一定的社会群体中生活,总是在不断的交往活动中从事工作、学习和其他社会活动。人际关系状况的好坏,直接关乎人们能否顺利地完成活动任务、能否适应周围的社会集体环境、能否拥有成熟的人格及健康的身心。尤其是对于中小学生而言,因为生活阅历的局限性,以及生理、心理发展水平的限制,在人际关系的处理和适应方面通常会出现一些问题,因此有必要加强对中小学生人际关系发展的辅导。

(一)人际关系的概念界定

人际交往是中小学生社会生活的重要部分,是个体认识自我、他人和社会的基本形式与重要途径,它为个体自我意识的发展创造了条件,并使个体的内在需求在交往中得到满足。总之,良好的人际交往、协调的人际关系既是中小学生社会化的重要条件,又是其保持心理平衡和完善自我个性的有效方式。由于在中小学阶段,个体的人际交往对象主要是同伴、父母和教师,因此,中小学生的人际关系主要包括同伴关系、

---

① 林崇德. 发展心理学[M].北京:人民教育出版社,2009.

亲子关系和师生关系。

1. 同伴关系

心理学家认为,同伴是"社会上平等的""共同操作时,在行为的复杂程度上处于同一水平的个体"。同伴关系是指年龄相同或相近的儿童之间的一种共同活动并相互协作的关系,或者主要指同龄人间或心理发展水平相当的个体间在交往过程中建立和发展起来的一种人际关系。[①]

同伴关系包括同伴接纳和友谊。同伴接纳(受欢迎)是一种群体指向的单向结构,反映的是群体成员对个体的态度——喜欢或不喜欢、接纳或排斥,同伴接纳水平是个体在同伴群体中社交地位的反映;友谊关系则是一种以个体为指向的双向结构,反映的是两个个体间的情感联系。[②]

2. 亲子关系

亲子关系原是遗传学用语,指亲代和子代之间的生物血缘关系。有学者从生物条件(血缘关系)、社会条件(法律或制度关系,如入赘或婚姻)和心理条件(当事人双方以亲子互许,有亲子情感交流)这三个维度把亲子关系分成七种类型:A 型(通常的血缘之亲子关系);B 型(真实的亲子,却无心理沟通);C 型(有血缘关系,也有心理沟通,因某种理由未入籍者);D 型(收养的亲子关系);E 型(只有血缘关系,无社会、心理联系);F 型(名义上的亲子关系);G 型(因约诺而成的亲子关系)来理解亲子关系。朱智贤教授认为,亲子关系是父母与其亲生子女、养子女或继子女之间的人际关系,这种理解可以从生物、社会和心理的角度更广泛地解释亲子关系。[③]

3. 师生关系

师生关系是发生在教育过程中人与人之间最基本、最重要的人际关系,是教师和学生在教育活动中通过交往互动而形成的,对教育效果具有重要影响的特殊人际关系。从宏观的角度来看,师生关系包含在整个社会关系之中,它反映和包含了一定的社会、经济、政治、道德等关系;从微观角度来看,师生之间的直接关系也是一种非常复杂的关系。心理学家西伯曼把教学情境中的师生关系分为了四大类:友好型、冷淡型、关怀型和拒绝型。[④]

(二)人际关系辅导的相关理论

1. 首属群体理论

首属群体,又称初级群体,是由库利最先提出的,是个体进入社会期间,在逐渐成长中最初接触的群体,包括家庭、左邻右舍、志趣相投的伙伴小团体等。首属群体的形成有赖于成员之间彼此的情感联结与互动交往,并且这种群体一旦建立,对每个成员都会产生直接影响,因此它是个体社会化的重要平台。

2. 两种不同性质的人际关系理论

美国学者哈杜普将儿童与他人的关系划分为水平关系与垂直关系,其中水平关系

① 聂玉玲.初中生自我意识及重要他人对其影响的研究[D].曲阜师范大学,2008.
② Bukowski W M,Newcomb A F.Stability and Determinants of Sociometric Status and Friendship Choice:A Longitudinal Perspective[J].Developmental Psychology,1984(5).
③ 朱智贤.儿童心理学[M].北京:人民教育出版社,2003.
④ 刘万伦.初中与小学生师生关系的发展特点及其与学校适应性的研究[D].北京师范大学,2000.

是指和自己同样拥有社会权利的同伴关系,这种关系的性质是互惠平等的,主要功能是帮助儿童获得相关的学习技能以及交流分享的机会;垂直关系则是指儿童和父母、教师等成人之间的关系,这种关系具有互补性,儿童寻求帮助,成人提供帮助,因此成人处于控制地位,儿童予以服从,其主要功能是给儿童提供保护与安全,帮助儿童获得技能和知识。在这两种人际关系中,儿童与同伴之间的水平关系对他们的社会化过程之影响更广泛、更强烈。

3. 重要他人理论

美国学者米尔斯首先明确提出"重要他人"的概念,是指那些对个体在社会化过程中具有非常重要影响作用的具体人物。个体在日常生活的人际互动中认同的重要他人一般主要包括父母、教师和同伴。随着个体年龄的不断增长以及身心成长的变化,其主导的重要他人的类型大致遵循"家长—教师—同辈的同伴—没有现实存在的重要他人"的演化趋势并逐步发展和变化。这说明随着年龄的增长,父母及其他长辈对个体的影响力在不断降低,而同辈同伴的影响力却在逐步提高。

4. 群体社会化发展理论

美国心理学家哈里斯在美国颇具影响的杂志《心理学评论》上发表了长篇综述,首次提出了"群体社会化发展理论",认为儿童在其社会化过程中独立地习得了两套行为系统,一套用来适应家庭内部的生活,另一套用来适应家庭环境之外的生活。家庭对儿童年幼时的社会化有重要影响,但这些影响后来会减弱、淡化,并逐渐被社会群体影响所取代。每一个儿童都必然要参与并认同于一个社会群体,在群体中学会符合社会规范的行为方式。哈里斯理论的核心观点是"家庭对儿童的社会化影响不大,儿童的社会化主要是在同伴群体中完成的"。虽然,这与我们根深蒂固的"家庭烙印"论相悖,但我们可以辩证地吸收其合理成分,因为国内有大量学者的实践研究也确实发现,这一理论可以很好地解释一些社会化现象,例如孩子越大,越不愿意听父母的,而更愿意跟随同辈的伙伴;又如高龄段的孩子慢慢地不再喜欢高高在上、以权威自居的长者型教师,反而更喜欢与自己打成一片、朋友式的教师。

(三)中小学生人际关系的发展特点

1. 小学生的人际关系发展特点

进入小学以后,个体的交往对象依然主要是父母、教师和同伴。但因随着自我意识的发展,小学生的独立性与批判性不断增长,他们与父母、教师的关系开始从依赖走向自主,从对成人权威的绝对服从到开始怀疑和有自己的思考,而在另一方面,具有更为平等关系的同伴交往却愈发占据重要地位,同伴关系对个体的影响也逐渐凸显。

心理学家塞尔曼曾提出儿童友谊发展的五阶段理论①:第一阶段(3岁左右),儿童还没有形成友谊的概念,彼此之间的关系只是短暂的游戏同伴关系;第二阶段(4~9岁),单向帮助阶段,处于此阶段的个体要求朋友能服从自己的愿望和要求,如果顺从自己就是朋友,否则就不是朋友;第三阶段(6~12岁),双向帮助但不能共患难的合作阶段,小学生对友谊的交互性有了一定的了解,但仍具有明显的功利性特点;第四阶段(9~15岁),亲密的共同关系阶段,个体开始强调朋友之间要互相保持信任和忠诚,要

---

① 佟月华. 儿童友谊发展阶段[J]. 外国中小学教育,1989(2).

能够讲义气和同甘共苦,彼此可以互相倾诉秘密、互相帮助、解决问题,但这一阶段也同时具有强烈的排他性和独占性;第五阶段(12岁开始)友谊发展的最高阶段,更为亲密的友谊开始建立,使个体之间的相互影响日益增强,同伴的行为往往是跟随与模仿学习的对象,且已经开始有了明显的群体认同,据此发展起来的同伴接纳对个体的影响明显,在同伴群体中受欢迎的、同伴接纳水平较高的儿童更容易出现亲社会行为,而被忽视的儿童往往会害羞或退缩,不善言谈,甚至在被拒绝或排斥之后出现敌意与攻击性。

2. 初中生的人际关系发展特点

不同年龄阶段的个体,建立人际关系的场所不尽相同,感情所指向的对象也有所区别。进入青春期后,个体会凸显出许多心理上的不安和焦躁,亟需一个能倾吐烦恼、分享内心小秘密且能保守秘密的地方,而泛泛之交的小团体并不具备这种功能,因此随着年龄的增长,青少年交友的范围反而逐渐缩小。此阶段,初中生选择朋友时主要考虑是否有共同的兴趣爱好或理想追求,是否有共同的内心烦恼,彼此是否能相互理解等。此外,个体在这一阶段所交往的朋友一般都是同性别的,建立起的友谊也相对稳定和持久。

3. 高中生的人际关系发展特点

到了高中阶段,个体对交朋友的含义有了新的认识。他们认为,朋友之间应该能够有福同享、有难同当,在必要时要能给予对方心理支持和帮助。因此,他们对朋友的质量产生了特殊的要求,认为朋友应该坦率、通情达理、关心别人、保守秘密。在高中生的日常交往中,好朋友之间往往彼此公开自己认为最重要、最秘密的事情。这种交流对他们的心理发展是有积极意义的,能够使他们通过别人更好地认识自己的内心世界,并更好地了解自己。此阶段,个体在异性关系上也发生了重大变化,从小学阶段的不分性别,初中的异性敌对状态,进入到高中时期的男女生之间开始融洽相处,甚至可能会出现相互欣赏、彼此倾慕。

第二节　中小学生个性社会性发展的常见问题与辅导

一、中小学生个性社会性发展的常见问题

中小学生正处于个性社会性形成与发展的重要时期,这一时期的发展如果偏离了正常轨道,他们就会出现各种个性社会性心理问题。此外,个性社会性在连续的发展过程中还存在着明显的阶段性,每一阶段的中心任务和基本矛盾不尽相同,如若处理不好,也会导致个性社会性心理问题的产生,进而还会对个体的身心健康产生负面影响。

(一) 小学生常见的个性社会性问题

1. 以自我为中心,忽视他人感受

随着年龄的增长,小学生的自我意识快速发展,一方面他们开始认识并了解客观世界之外的主观世界,自我认识不断深化,但另一方面由于认知思维发展水平的局限性,他们对自我的认识并不全面客观,心理成熟度较低,社会成熟相对迟缓,很容易以自我为中心,只关注自己的需求,忽略他人的感受。

2. 自我调控能力不足,产生自卑、自负心理

自我调控系统的作用机制是,我们根据对自身潜能的认识和分析,通过自我评价和自我评估来做出抉择,指令自己的行为,最终的行为效果又会直接关联着我们对自身的综合评价,并成为下一次自我调控的依据。在小学阶段,个体由于自我认识的不完整,自我评价缺乏客观性,因此会出现自我调控能力的不足。他们或是盲目自信,追求过高,但在实际的活动任务中却力不从心,或是自我评价过低,遇到事情畏首畏尾,怯懦犹豫,不敢表现自己,极度压抑自己的内在潜能,产生自负或自卑心理。

3. 封闭自我,孤僻心理

孤僻是指不愿参与集体活动,不喜欢与外界接触,对周围人表露出厌烦、鄙视、胆怯或戒备的心理现象。内向型的学生更容易产生孤僻心理,他们常常郁郁寡欢、对周围的人和事漠不关心。具有这种个性特点的人猜疑心较强,非常敏感,喜欢独来独往,缺乏朋友、同伴之间的欢乐和友谊,也体验不到人际互动所带来的愉悦感受,内心很压抑,常常觉得苦闷沮丧,久而久之很容易消沉颓废、封闭自我,并且可能会因为缺乏群体的朋辈支持而出现恐惧心理,严重者还可能会产生攻击性及反社会行为。

4. 逆反心理

逆反是一种比较普遍的心理现象,而且出现这种现象的年龄正在趋向于低龄化。我们经常能从新闻里看到某小学生因为不满家长的管制或者教师的教导而做出一些极端的事情,心理学上将这种现象称为逆反心理,即对态度变化的心理上的抗拒。所谓心理上的抗拒,是指个人感觉到在某些方面享有自由行动的权利被剥夺时,自身激发出的一种动机状态,目的是想要确保行动的自由,而且这种自由对于个人来说越重要,那么心理上的抵抗就越大。小学生的逆反心理主要表现为抗拒权威、蔑视规则,故意反着来,或是沉默不语、拒绝沟通。

(二)中学生常见的个性社会性问题

1. 独立性与依赖性的矛盾

进入中学阶段,个体最显著的一个特点就是独立自主性增强,并格外在乎自己在他人心目中的形象,同时也开始逐渐割裂自己与父母之间的心理联结,形成所谓的"心理断乳期"。虽然,中学生在心理上迫切地想要独立自主,但因年龄阅历有限,心理认知发展水平尚不成熟等原因而无法完全凭借自己的能力实现独立自主,尤其是遇到一些困难和棘手的问题时依然期待父母的帮助和支持,如此就会出现独立与依赖的彼此较量,产生心理矛盾。

2. 强烈的活动需要与能力发展不同步的矛盾

由于生理上的迅猛发展,中学生的精力旺盛,极力争取独立自主的地位,特别想证明自己的价值,但他们相应能力的发展水平还不足以应对这些,如果身体、心理两者发展不协调的矛盾适度,就有益于个体能力的发展,但如果矛盾过度,则很容易导致各种消极后果。例如,有的学生对自己的能力估计过高而导致活动失败,就会很轻易地产生挫折感,从自信甚至是自负走向另一个极端——自卑。

3. 交往性与心理闭锁性的矛盾

个体到了青春期就开始拥有并关注自己的内心世界,不再像儿童时期那样直率坦

诚,毫无顾忌地向父母或教师敞开心扉。但另一方面,青春期的学生又有强烈的人际交往的需要及与好朋友互相分享内心体悟的愿望。随着内心世界秘密的增多、自尊心的增强以及个性的明朗化,中学生越来越表现出一种特有的心理闭锁性,既不愿吐露自己的内心世界,但又渴望被理解、被赏识,由此就可能会形成交往性与闭锁性之间的矛盾。

4. 理想与现实的矛盾

随着自我认识的日益丰富与深刻,大多数中学生都对自己的未来有美好的憧憬,常常会陷入自己将来会成为什么样的人的遐想之中,从而形成了一个"理想自我"。但是中学生的想象中幻想成分居多,他们的"理想自我"往往脱离客观实际。因此,他们的"理想自我"与"现实自我"往往相差悬殊,两者常处于矛盾的状态。

二、中小学生个性社会性发展常见问题的辅导策略

自我意识是个性结构中的核心成分,它在人的心理活动和行为方式中占主导地位并起着指挥作用。人际交往则是个体生存和发展的重要前提,是社会性发展的必要平台,因此中小学生常见个性社会性发展问题辅导,主要就是进行自我意识辅导及人际关系辅导。

自我意识辅导就是根据自我意识的内涵结构及相关理论,引导学生正确地进行自我意识活动,帮助学生形成积极的自我意识品质,其内容包括:其一,端正自我认识;其二,悦纳自我,树立积极的自我概念;其三,掌握自我监督与调节、进行自我教育的方式方法,合理定位,完善自我。人际关系辅导就是运用相关的心理学理论、技术和手段来指导学生的人际交往,引导学生正确认识交往动机、把握交往原则、掌握交往艺术,从而建立和谐的人际关系,增强人际互动和社会适应能力,推动个性成长和成熟。

(一)端正自我认识

自我意识辅导首先要引导学生端正自我认识,既能看到自己的优点,也能看到自己的缺点和不足。具体的辅导策略如下:

1. 引导学生在比较中认识自己

心理学家费斯汀格提出的社会比较理论认为,人们有知道自己真正样子的需要,而社会比较——即将自己和他人进行比较可以满足他们的这种需要。评价本身就是相对而言的,是将自己与他人进行对比之后所做出的自我判断,因此引导学生与别人进行比较是帮助他们培养良好自我意识的有效途径。

2. 鼓励学生进行自我反省

当个体心理发展到一定程度的时候,他们开始从自己的内心世界获得关于自我的知识,此即内省与自我觉察的过程。尤其是到了青春期,随着年龄的增长和认知水平的提高,个体的内省能力得到不断发展,此时教师可以引导学生对自己的行为进行反思,通过内省与自我觉察来对行为背后的原因进行解释和分析,从而在冷静客观的自我思考中更加深刻地认识自我。

3. 通过人际互动来客观认识自我

个体对自身的认识通常带有一定的视觉盲区,而别人眼中的自己则很好地弥补了这一视觉盲区所带来的误差。教师可以采用多种活动形式,鼓励学生进行人际互动,认真倾听并思考别人对自己的评价,不断发展、修正个体对自我的认识,从而形成较为

全面客观的自我认识,发展出积极的自我意识品质。

(二)悦纳自我,树立积极的自我概念

悦纳自我就是能够欣然接受自己现实中的各种状况,它涉及一个人是以积极的态度认可自我,形成自尊、自信的人格品质,还是以消极的态度拒绝自我,形成自卑的人格倾向。因此,在进行自我接纳的教育与辅导过程中,应有意识地采取措施来培养学生的自尊心及自信心,帮助他们悦纳自我。具体可以通过以下途径来实现:

1. 给予学生充分的信任

关于期望和信任的积极暗示作用,罗森塔尔效应给出了最好的佐证。在教育教学实际中,如果教师相信学生是一个有自尊自主能力的独立个体,那么学生的自信心就可以得到很好的发展,对待人与世界的态度就会更为积极,在今后的生活实践中也将表现得更为出色。

2. 尊重并理解学生

每个人在成长过程中都会体验到喜、怒、哀、乐等各种情绪,都会从内心希望自己的情绪得到理解和表达。尤其是处于青春期的学生,父母及教师都应对他们的感受表示理解和关心,不可随意对其行为进行主观臆断或试图强行改变,应彼此尊重、相互理解,在此基础上建立起来的平等民主的师生关系及亲子关系,有助于培养学生的自尊。

3. 引导学生进行积极的社会比较

社会比较不仅是个体认识自我的重要途径,也是获得自尊感的有效方式。中小学生对自我的认识会格外受到生活中重要他人的影响,诸如"你就是不如他""你看看别人家的孩子"这样的社会比较,不仅会给学生带来心理上的压力,也会打击学生的自尊心,对学生的自我认识产生消极的影响。因此,在进行社会比较时,要引导个体挖掘社会比较的积极功能,淡化负面影响,同时还要引导学生学会自我比较,发现每天都在进步的自己,从而获得自尊、自信。

4. 通过赏识教育培养学生的自尊与自信

人类本质中最殷切的需要是渴望被赏识。所谓赏识,是指充分认识人的积极因素,并加以肯定与赞赏。赏识对于学生的健康成长至关重要,它是培养学生自尊自信的原动力。因此,充分肯定和鼓励学生,通过赏识教育和积极的心理暗示,坚持自然而然、真心实意、及时恰当地赞赏学生,有助于提升学生的自信心与自尊感。

(三)有效的自我调控

个体能够进行有效的自我调控,标志着自我意识发展的成熟。因此,我们需要引导学生通过以下方法来进行有效的自我调控:

1. 给予学生鼓励性和建设性的反馈

个体总是在与他人的交往互动中通过他人的态度和评价逐渐形成自我概念,并丰富自我认识,进行有效的自我调控,最终实现自我完善的。因此,我们要有意识地给予学生鼓励性和建设性的反馈,帮助他们充分认识自我、发展自我调控能力。

2. 加强自我监督能力

自我教育中的监控,并非是指父母或教师的外部监控,而是指学生能自觉主动地对自己的行为、心理加以监控和调试。因此,我们要引导学生随时检查自己的行为与预先设定的行为模式、目标是否存在偏差,进而能对自身的行动做出主动调整,力求使自己的思想或行为符合预定的目标。

3. 培养共情能力

中小学生由于自我调控能力的发展不足,他们往往自我中心化倾向较强,更多的是站在自己的角度进行思考,很容易忽视他人的感受。因此有必要培养学生的共情能力,提高其对他人情绪情感的敏感性,学会站在他人的角度感受和理解自身行为对他人所造成的影响,从而有意识地控制和调整自己的行为,以提高自我调控水平。[1]

(四)建立和谐的人际关系

人际交往是个体社会性发展的重要组成部分,在此过程中建立起来的人际关系直接影响着个体的学习生活及其心理健康水平。要改善个体的人际关系状况,需要帮助和指导个体克服在交往过程中产生的各种心理问题。

1. 克服社交恐惧

社交恐惧是一种因心理紧张而造成的交往失调,这样的个体对被人注视特别敏感,他们害怕成为大家关注的焦点。产生社交恐惧的原因有很多,其中被动、害羞、依赖、胆小、多疑等个性上的弱点是主要原因,因此要帮助学生克服社交恐惧,就要引导他们消除自卑,进行合理的自我评价,多多参与集体活动,在活动中锻炼自己的性格,在人际交往过程中逐渐去除怯懦、恐惧感。另一方面,要有意识地创造机会,帮助个体在人际交往中获得成功的体验。

2. 积极倾听,非暴力沟通

倾听并非被动地接受伙伴的诉说,而是一个主动的过程。积极倾听就是要让对方知道自己一直在被倾听,并且他们的观点能够被充分理解。美国心理学家马歇尔·卢森堡提出了非暴力沟通模式,他认为"当我们专注于澄清彼此的观察、感受、需要和请求,而不是分析和评判时,我们可以更好地倾听我们自己以及他人,这有助于促进相互尊重、关注和理解,进而引发人与人的友爱互助"。[2] 暴力沟通是造成人际冲突的主因之一,因此我们要引导学生进行非暴力沟通,减少误解,积极倾听,从而建立和谐的人际关系。

3. 换位思考

在人际交往的过程中,由于种种原因,难免会遇到冲突和矛盾,然而冲突和矛盾并不是有百害而无一利的,交往冲突如若处理得当,有助于促进人际关系的和谐。在遇到冲突时,可以引导学生进行换位思考,通过推己及人、设身处地的思考方式来尝试理解和体谅对方,从而达到有效处理并解决冲突与矛盾的目的,最终建立和谐的人际关系。

第三节　个性社会性发展辅导课程的设计与实施

一、心理辅导课程的设计理念——个性社会性发展

由于个体在人生的不同阶段所面临的发展任务及问题不尽相同,其个性社会性的发展特点也就不尽相同,因此,在进行个性社会性心理辅导课程的开发时,既要考虑学生个性社会性发展的阶段性特点,又要充分关注他们当前的实际心理需求。概括地

---

① 官群.自我调控学习:研究背景、方法发展与未来展望[J].心理科学,2009(2).
② 马歇尔·卢森堡.非暴力沟通[M].阮胤华,译.北京:华夏出版社,2018.

说,可以通过思考下面三个问题来厘清:其一,阐明个性社会性心理辅导课程的目标是什么?有了目标的引领,心理辅导课程的指向性才能更加明确。其二,个性社会性心理辅导课程设计的心理学理论基础是什么,主题相关的概念术语怎样界定?个性社会性的内涵十分丰富,在课程设计时就要斟酌选取适合授课对象实际情况的切入点。其三,授课对象与此主题相关的当下心理发展特点是什么?小学生和中学生的个性社会性发展特点差异明显,在设计课程时必须要清楚了解此阶段学生的个性社会性发展特点,唯有如此,才能有的放矢地为学生提供其成长中所亟需的营养。

心理辅导课程是提高全体学生心理素质、实施发展性心理健康教育的主要途径。心理辅导课程强调学生在活动中通过充分的体验、感受获得领悟,因此,在个性社会性心理辅导课程的设计和实施时,要注重以活动为载体,通过创设一定的情境,促成学生产生各种丰富、深刻的体验与感受,从而达到促进学生个性社会性健康发展的目的。相较于其他主题的心理辅导课程,个性社会性发展辅导课程更强调个体内在的自我探索,因此,在课程设计与实施时要格外注意充分调动学生自身的内在资源,鼓励学生进行深入的自我探索,而不是依赖教育者的说教或纯粹的心理学知识的灌输。

个性社会性的内涵十分广泛,包括气质、性格、自我意识、人际交往等。初中学生正处于青春期阶段,由于生理上的发育变化,带来自我意识的蓬勃发展,独立自主意识凸显,自我体验水平以及自我调控能力有了明显的进步,理想中的自我形象开始逐渐确立,但同时由于年龄和生活阅历的局限性,又很容易出现自我同一性危机,过分在乎他人对自己的看法,常常陷入自我否定的状态,缺乏自我认同感和内在一致感。鉴于此,本节以个性社会性中的核心结构成分——自我意识为例,就初中一年级学生自我意识心理辅导课程的设计与实施展开论述。

二、个性社会性发展辅导课程举例——初中一年级学生的自我意识

(一)课程目标

初中一年级的学生已进入新的学段,无论是学科数量、学习内容、学习策略等各方面都与小学阶段有了很大的不同,正值青春期的他们面临着更多、更大的挑战。因此,本系列课程的课程目标是:以进一步提高学生的心理健康素养为宗旨,激发学生探索自我、认识自我、理解自我的兴趣,领略探索自我的乐趣与喜悦;尊重和促进学生的个性社会性发展;帮助学生获得正确认识自我、积极悦纳自我、适当调整自我、合理控制自我所必需的知识、技能和态度,提高学生探索自我、理解自我的能力;在实践中增强学生的自尊、自信、自我接纳,帮助他们更好地适应中学的学习与生活;引导学生认识到健康的自我意识对提高个体生活质量方面的重要影响。

(二)政策依据

初中阶段正是自我意识发展的第二个飞跃期,《中小学心理健康教育指导纲要(2012年修订)》明确指出,使学生正确认识情绪,增强调控情绪、承受挫折、适应环境的能力,并帮助学生加强自我认识,客观地评价自己,这是初中阶段心理健康教育活动课程的重要内容。

(三)理论依据

1. 罗杰斯关于自我概念的论述

人本主义心理学家罗杰斯提出了真实自我与理想自我的概念,前者包括对自己存

在的感知、对自己意识流的意识,个体通过对自己体验的无偏见反映,以及对自我的客观观察与评价来认识现实自我;后者则代表个体最希望拥有的自我概念,也就是他人为我们设定的或我们为自己设定的特征,包括潜在的与自我有关的且被个人高度评价的感知和意义。罗杰斯认为,对于一个人的个性和行为具有重要意义的是自我概念,而不只是真正的现实中的自我。他在临床实践中发现,真实自我和理想自我之间的不一致是导致神经症的原因之一。基于罗杰斯的自我理论,有研究者发现,对青少年羞怯心理的有效干预,关键在于当事人对自己进行积极的认知重评,从而实现理想自我与真实自我的和谐统一。①

2. 埃里克森的自我同一性理论

美国心理学家埃里克森把自我意识的形成和发展过程划分为八个阶段,在每一个阶段都存在一种"危机",或称矛盾、冲突。对危机的积极解决有助于自我力量的增强,有利于个人适应环境。埃里克森认为,建立自我同一性和防止同一性混乱是青少年期最为基本和重要的心理社会任务。自我同一性可以理解为有关自我形象的一种组织,它包括有关自我的能力、信念、性格等的一贯经验和概念。埃里克森认为,自我既与个体过去的经验相联系,又与个体当前面临的任务有关,自我同一性的形成与职业的选择、性别角色的形成、人生观的形成等有着密切的关系。同一性混乱是指青少年在寻求自我同一性过程中出现的同一性失败的一种现象,同一性混乱者对自我缺乏清晰的同一感,不清楚或回避考虑个人的品质、目标、需扮演的角色及价值观等问题,自我评价偏低,难以承担自己的生活责任。有研究者指出,在中学阶段,青少年最主要的任务是选择和确定自我角色,建立一种新的自我认同或自己在别人眼中的形象,以及他在社会集体中所占的情感位置,这是达到自我同一性的关键因素。如果中学生不能很好地完成自我同一性,就会产生同一性的混乱,阻碍其人格的健康发展,甚至影响其一生。②

3. 自我意识的三维结构

如前所述,自我意识是一种具有多重属性的心理结构,国内心理学家在自我意识的结构划分上也存在着多种不同的见解。聂衍刚、张卫等人在探索青少年自我意识的心理结构并编制切合我国实际的测评工具过程中,提出了自我意识的三维结构模型,即从心理功能的角度将个体的自我意识划分为自我认识、自我体验和自我控制(或自我调节)三大紧密相连的结构维度③:① 自我认识,是对自己的洞察和理解,包括自我觉察、自我印象、自我概念、自我分析和自我评价等,主要涉及"我是谁"或"我是一个什么样的人"等问题。例如,"我是爸爸的女儿""我是一个胖子"。② 自我体验,是指个体对自己情绪的觉知,也是主体通过对自身的认识而引发的内心情感体验,它以情绪体验的形式表现为个体是否悦纳自己,包括自我感受、自尊、自信、自卑、自傲自大、自爱、优越感、责任感等,主要涉及"我是否对自己感到满意"等问题。③ 自我控制,指监督和调节自己的行为以达到自我的目标,这是服务于自我实现,包括自制、自立、自

① 张文斌. 基于青少年自我同一性提升的羞怯心理干预研究[D]. 淮北师范大学, 2022.
② 侯岩峰. 论中学生的自我同一性心理危机干预[J]. 现代教育科学, 2012(8).
③ 聂衍刚, 张卫, 彭以松, 等. 青少年自我意识的功能结构及测评的研究[J]. 心理科学, 2007(2).

律、自主、自强等。自我控制是自己对自身行为与思想言语的控制,具体表现为发动作用与制止作用。例如,"我一定要管住我自己""我的自我约束能力较低,常常需要在外界压力和要求下被动地从事实践活动,因此我应学会借助外部压力,发展自我监控能力"之类的问题。

(四)学习者分析

1. 初一学生的身心发展特点

初一年级的学生已进入青春期,这个阶段的青少年生理发育十分迅速,但其心理发展的速度则相对缓慢,由此造成青春期少年身心处在一种非平衡状态,引起种种心理发展上的矛盾。例如,渴望独立但又依赖父母,时而叛逆时而顺从,有时表现得成熟但有时又很幼稚,积极进取努力向上但又难以持久、缺乏毅力和目标性……有研究者将这一时期的青少年描述为矛盾统一体①,具体表现为:① 成熟性与幼稚性的统一。一方面,由于身体的迅速发育以及学习环境的变化,初一学生开始产生强烈的成人感,渴望独立,但另一方面,他们理性思维的发展是有限的,个体经验、心理品质等方面仍然保留着小学时期的稚嫩特点。② 向上性与盲目性的统一。初一学生的自我意识开始迅猛发展,有了一定的评价能力,也开始注意塑造自己的形象,希望得到教师和同学的好评,但思维的独立性和批判性还处于萌芽阶段,神经系统调节能力较差,容易受外界影响,顺利时盲目自满,遭遇挫折时盲目自卑、泄气,有从众心理。③ 独立性与依赖性的统一。不愿让成人管束,但在学习和生活中遇到具体困难时又希望得到教师和家长的帮助。④ 新鲜感和紧张感的统一。对新环境、新老师、新同学、新学科感到新鲜、好奇,但不久后,由于学科增多、复杂性增强、课时延长、考试增多、教法和学法与小学阶段不同等原因,又会致使其感到紧张。

2. 初一学生的认知发展特点

在初中阶段,学生认知发展的特点是辩证思维和创造性思维有了很大发展,观察、有意识记、想象等能力迅速发展,思维的目的性、方向性更加明确,自我评价和自我控制能力也在不断增强,虽然抽象逻辑性思维得到迅速发展,但依然属于经验型的逻辑思维阶段,在一定程度上还需要感性经验的直接支持。

3. 初一学生的自我意识发展特点

初中阶段是个体自我意识发展的重要转折点,在此阶段,个体面临前所未有的学业压力,学习负担逐渐增加,此时的青少年思想多变,情绪不稳定,在自我认识与评价上容易产生心理冲突与困惑。

(五)课程主要组成单元

本系列课程以"自我意识"为主题,以初一学生为教学对象,根据课程目标和上述理论,重点围绕自我意识的三维结构,设计了十课时的教学内容,具体如下:

(1)第一课时 寻"我"启事［自我探索(自我认识)］

(2)第二课时 我很特别［了解性格(自我认识)］

(3)第三课时 我最在乎什么［澄清价值观(自我认识)］

(4)第四课时 我的兴趣版图［探索兴趣(自我认识)］

"自我意识"系列
课程展示

---

① 雷雳,张雷.青少年心理发展[M].北京:北京大学出版社,2003.

（5）第五课时　不完美的我［发现有缺点（自我认识）］

（6）第六课时　当我开始爱自己［积极看待自己（自我体验）］

（7）第七课时　我的高光时刻［培养自信心（自我体验）］

（8）第八课时　笑对不如意［应对挫折（自我体验）］

（9）第九课时　我的情绪我做主［调节情绪（自我控制）］

（10）第十课时　我的未来不是梦［实现自我（自我控制）］

三、教学实例

下面以初中一年级学生自我意识发展辅导系列心理课程的第一课时"寻'我'启事"为例，从教学目标、内容分析、教学重难点、教学过程等方面来具体说明一节完整的心理辅导课的设计。

（一）"寻'我'启事"单元教学目标及与其他部分的关系

"寻'我'启事"作为本系列课程的第一课，直接影响着学生对整个课程的第一印象，同时也为后续课程奠定基础，因为个体只有在充分认识自我的基础上，才能进行自我体验，从而最终实现自我调控。自我认识、自我探索涉及的内容很广泛，包括认识自己的外貌体形特征、了解自己的性格特点、探索自己的兴趣爱好等，还包括探寻"他人眼中的我"等，因此，整个课程安排了五个课时来引导学生进行自我认识，"寻'我'启示"单元不仅需要完成本节课的教学任务，还承担着激发学生进行自我探索的欲望和好奇心的重要使命。

本节课主要针对"自我认识"的结构维度进行设计，旨在通过一些体验性的探究活动，让学生认识自我，初步形成对自己的印象，并能够初步掌握一些进行自我认识和自我探索的方法与途径。

具体来说，本节课的教学目标如下：

（1）知识与技能：学生知道从生理、心理、社会等多个不同的角度认识自我；初步学会探索自我的一些方法。

（2）过程与方法：经历探索自我的过程，认识探索自我、了解自我、理解自我的意义，尝试应用课堂所学的方法探索自我。

（3）情感态度和价值观：感受到探索自我的乐趣，保持好奇心和求知欲，乐于探索自我、欣赏自我。

（二）"寻'我'启事"教学内容分析

"寻'我'启事"一课的教学内容由导入阶段——激趣导入，展开阶段——自我画像，深入阶段——寻"我"启事，升华阶段——夸夸我自己，结束阶段——总结反馈五大环节组成，共计需要40分钟。其中，第一个环节热身导入计划用时4分钟，教师采用故意卖关子的方式，让学生参加"教师心目中最喜欢学生的照片"的小游戏，在开场时营造轻松诙谐、开放接纳的情绪氛围，调动学生参与的积极性，以便为后续的教学内容做好心理铺垫。第二个环节"我的自画像正念小练习"计划用时6分钟，这一环节也可以采用情境体验、小组辩论或其他的教学组织形式，主要目的是引起学生的探索欲望，帮助学生知道可以从生理的我、社会的我、心理的我等多个维度、多个视角来全面认识自己。本环节采用"我的自画像正念小练习"的方式，是基于初一年级学生自我意识迅猛发展，独立自主的意识非常强烈，但是由于年龄的限制，生活经验不足，常常陷入对自我的否定和怀疑之中,因此,试图通过"我的自画像正念小练习",用正念的背景音乐烘托氛围,让学生在课堂上深入思考,进行充分的内在自我探索。第三个环节是本课的主体部分,计划用时 20 分钟,主要是通过教师讲解乔哈里窗和体验活动"寻'我'启事"来完成,引导学生进行自我探索,并在过程中掌握自我认识的方法与途径。这一环节要切忌教育者的单方面说教和灌输,而应充分调动学生自身的教育资源,不仅要尊重学生对本节课主题的多元化理解,还要尽力促进学生对本节课主题产生生成性认知顿悟。第四个环节"夸夸我自己",计划用时 5 分钟,让学生在经过了前面三个环节,对自我有了比较丰富的认识后进行的一个积极心理自我暗示的小活动,引导学生形成自我欣赏、珍爱自我的意识。第五个环节总结反馈,计划用时 5 分钟,这一环节绝不仅仅只是让学生说说"我今天收获了什么",而是要引导学生梳理、归纳、回顾、总结整节课,将课上带来的感悟与思考迁移到后续的课程、今后的实践行动中,从而实现将课上的教育效果延伸到课后实际生活之中的目标,让教育真正服务于学生的实际生活。

(三)"寻'我'启事"教学重点和难点的分析与处理

1. 教学重点

(1)让学生懂得认识自我的价值与意义。

(2)帮助他们形成初步的自我印象,并掌握正确认识自我的一些方法与途径。

2. 教学难点

学生能够自觉、客观、勇敢地直视自我、剖析自我,并能够努力突破自我认识的盲区。

应对策略:这部分内容之所以是教学难点,是因为初中一年级学生的自我意识尚在发展中,存在着独立性与依赖性并存的特点。他们一方面非常渴望独立自主、摆脱成年人的影响,但另一方面对自己的认识又在很大程度上仍然依赖于父母、教师等成年人的评价,在现实生活中也常常是被评价的对象,因此缺乏主动剖析自我、认识自我的意识。在本节课中,首先通过热身游戏激起学生认识、探索自我的兴趣和好奇心,进而通过"我的自画像正念小练习"以及"寻'我'启事"两个对比强烈的游戏活动来让学生分别体验从自己眼中看到的"我"和从他人眼中看到的"我",通过双重角度帮助学生减少自我认识的盲区,更加充分、深入地认识自己。

(四)"寻'我'启事"学生分析

本节课是初一学生自我意识发展辅导系列课程的第一课。虽然初一学生已经进入了青春期阶段,他们的自我意识发展迅速,开始格外在意自我形象,看重周围人对自己的评价。但是在本节课之前他们并没有系统、全面、深入地从自我意识的三大结构方面进行自我探索,并且由于初一学生的逻辑思维仍主要属于经验性,理性思维的发展水平还不够,他们对认识自我的方法还不够了解,对自我探索带来的积极体验也较为欠缺。因此,本节课尤其要注意,既要引导学生对自我意识产生兴趣,又不能过分强调概念名词的输出,还要兼顾心理健康教育活动课的体验性和情境性。

(五)"寻'我'启事"教学过程

1. 导入阶段:激趣导入

教师:老师这儿有一个礼品盒,里面是老师最喜欢的我们班同学的照片。谁有兴趣想来看看?(老师手里拿着的礼品盒,包装精美,里面是一面镜子)然后请看过的同学谈谈自己的感受。

【设计意图】 通过热身游戏不但可以消除学生上课的紧张情绪,而且能引起学生对"认识自我"的关注与兴趣。教师根据学生认知的兴趣,自然而然地引入本次课的主题——认识自己。

2.展开阶段:我的自画像正念小练习

播放正念练习的背景音乐,通过引导语,让学生进入冥想放松的状态之中,然后让学生在学案纸上给自己画一幅自画像,可以加上文字解读。完成后,请学生分享自己的自画像。教师提问:请用三个词语来形容一下你的自画像;你最喜欢这幅自画像里的哪个部分? 为什么?

【设计意图】 通过"我的自画像正念小练习"探究活动,让学生在身心放松的状态下进行内在的自我探索。

3.深入阶段

(1)走进"乔哈里窗"

乔哈里窗是美国心理学家乔瑟夫和哈里在 1995 年提出的关于自我认知的理论。

他们把自我分为(A)(B)(C)(D)四个区域,如图 5-2 所示。(A)是指自己知道、别人也知道的内容,例如,自己的性别、身份等;(B)是指别人知道而自己不知道的内容,例如,自己没有意识到的如生理上的表现、习惯动作、口头语言等;(C)是指不愿告诉别人的隐私,例如,曾经做过的不被人认可的事情;(D)表示的是自己和别人都不知道的领域,即潜意识的部分,而这一部分恰恰是我们生活中大量行为背后的驱动力量。

如果个体自我公开区域(A)越大,未知区域(D)越小,说明对自己的认识越客观,生活就会变得越真实,就越能够扬长避短,发挥自己的潜能,在人际交往中也会更顺畅。在我们通过接受他人适当的反馈和自我开放后,他人把观察到的和了解到的告诉我们,就能给自己提供更多自我认识的机会,从而达到使公开区域(A)扩大的目的。

【设计意图】 用通俗易懂的语言讲解乔哈里窗,让学生意识到自我认识中的视觉盲点,懂得自我认识的多种途径。

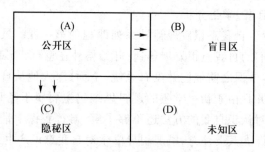

图 5-2 乔哈里窗的四个区域

(2)寻"我"启事

小组活动,全班同学按照 6~8 人为一组,如果不方便分组,就近的两排同桌为一

个小组,每个小组发一张"寻人启事"A3纸,教师在幻灯片上展示"寻人启事"的要求:

① 每组协商,秘密确定一个待寻找的人。

② 该人必须是此时此刻在班级教室里的任意一个人;描写特征时,只能描述该人"心理的我或者精神的我",即不能出现姓名、性别、班级职务、衣着、装饰(比如服装、饰品、眼镜、头绳、发型)等,在便签纸的隐秘处或背面写上该"神秘人"的学号,便于第三步的核对。

③ 写好之后,每组派代表站起来,向全班宣读寻人启事,看看是否能找到"神秘人"。

④ 采访学生对这个游戏的感受和启发。

【设计意图】 通过"走进乔哈里窗"以及"寻'我'启事"的小活动,引导学生逐渐了解自己和他人的差别,从多个角度认识自己,尊重他人与自己的差异性。

4. 升华阶段:夸夸我自己

教师在幻灯片上出示"夸夸我自己"的标题,组织学生在小组内用"我表扬我自己,因为我……"的句式进行自我表达。

【设计意图】 本节课通过导入环节的"谁是老师心目中最喜欢的人"、展开环节"我的自画像正念小练习"、深入环节"走进乔哈里窗"以及"寻'我'启事"的活动,学生已经从教师、自己、同学等多人视角对自己有了比较全面的认识,在此基础上进行"夸夸我自己"的自我表达,有助于帮助学生强化良好的自我概念。

5. 结束阶段:总结反馈

请学生采用头脑风暴的方式想一想:"我们可以通过哪些方式来认识自己呢?"

用幻灯片呈现教师总结的认识自己的几种方法:照镜子、反省自己、参加集体活动、听取别人的评价、敢于同他人竞争、从书本中认识自己……

(六)"寻'我'启事"教学反思

进入青春期阶段的初中生,面临着建立"自我同一性"的发展任务,由于身体发育带来的生理上、心理上的剧烈变化,他们对自身的关注变得格外敏感。他们时常思索"我是谁""我想成为什么样的人"。"我是谁"这个问题看似简单,却是世界上最难回答的问题,古今中外,许多哲学家都曾围绕此问题辗转反侧。本节课旨在引导学生懂得:你是如何看待自己的? 你是通过什么方法来认识自己的? 自我认识不仅包括知道自己的身高、体重、外貌等生理特点,还要认识自己的性格、能力、倾向等心理特点;不仅认识自己的优势特长,还要认识自己的缺点短板。理想我与现实我矛盾交织的中学生,很容易在心理上形成以自我为中心的特点。自我中心者在人际交往中常常只以自己的兴趣和需要为出发点,只关注自己的利益得失,而忽视他人的感受,这非常不利于学生个性社会性的发展。

本节心理辅导课程通过"我的自画像正念小练习""走进乔哈里窗""寻'我'启事"等活动来引导学生深入地认识自我,这些活动符合学生的年龄阶段特点,生动有趣,简单直观。在课程过程中学生对自我有了更多、更深刻的认识,发现了许多自我认识的盲区,并在现有自我认识的基础上,通过分析、综合他人的评价,逐步建立起相对成熟的自我认识。

第六章　中小学生生涯发展与辅导

高考是所有中小学教育工作者、学生、家长和社会都广泛关注的问题,近年来,高考改革如火如荼。新高考的重要表现之一就是高考考试科目选择的多样化。这一改革在为学生提供机遇的同时,也为学生带来了挑战,学生需要在高一甚至更早之前就要对自己未来的生涯有所规划,对自我、专业和职业的关系有清晰的认识。加之国家大力发展中等和高等职业教育,以及以全生命周期为基础的生涯教育理论的引入,生涯发展与辅导便成了近年来中小学心理健康教育与学校辅导中的热门话题,越来越多的中小学开展了相关实践,部分地区甚至出台了具体的指导意见。为此,本章希望通过对中小学生生涯发展与辅导相关内容的讲解,帮助读者厘清生涯发展与辅导的各种理论、概念等;然后通过对中小学生生涯发展常见问题的论述,引出中小学生常见的生涯辅导方式;最后通过一段课程的举例为具体的实践提供参考和借鉴。

第一节　中小学生生涯发展与辅导概述

一、生涯发展与辅导的相关概念

在生涯发展与辅导领域有一些关系紧密又容易混淆的概念,对这些概念的厘清有助于我们更好地认识生涯发展。

(一)生涯

生涯作为名词在词典中的解释大多分为两类:第一,一个人所从事的职业或职业角色;第二,生命或历史的一段过程。对于"生涯"的定义,不同学者均有自己的看法,大多数人都认为生涯围绕职业展开,但又不局限于职业,人的生涯是贯穿个体一生发展的。目前来看,被研究者最为广泛接受的定义来自美国学者舒伯。[①] 舒伯认为,生涯是个体在其生命历程中所扮演的综合的连续的角色,这些角色既包括儿童、学生、休闲者、公民、工作者、配偶、持家者、父母和退休人员等大多数人都会在某些时间段扮演的角色,也包括了那些并不常见的角色,如罪犯、改革家和情人。舒伯认为,并不是每个人都会扮演每一个角色,例如,有些人在退休之前就去世了,因此也不会成为退休人员。还有些人可能一辈子都不结婚,那么他们就无法成为另一个人的配偶。在大多数情况下,一个人都需要扮演多种不同的角色,例如一个成年女子可以同时是配偶、家庭主妇、父母、公民、休闲者等。同时,舒伯还认为,这些角色都是没有性别之分的。例如,随着"家庭妇男"的出现,持家者也不仅仅只有女性可以担当,在更多的情况下,女性和男性可以一同分担照顾家庭的重任。生涯的概念要比职业宽泛许多,一个人的生涯不仅仅包括其在工作中的角色,还包括其在社会和家庭中的角色。但同时我们需要注意,生涯是以职业为中心的,并非一个与生命一样宽泛的概念。

本章以舒伯对生涯的定义为基础,即生涯是一个人在其生命历程中所扮演的综合的连续的角色。我们强调,生涯不同于职业,生涯是从人出生时即存在的。

---

① Super D E. A life-span, life-space approach to career development[J]. Journal of Vocational Behavior, 1980(16).

在这一核心概念的基础之上,我们可以认为,生涯发展不再局限于职业发展,而是指个体在履行不同角色任务时所经历的过程,即生涯发展不仅仅指一个人与职业相关的发展,还包括其他生命角色的发展。生涯发展从儿童阶段开始,一直到个体的消亡,是一个持续发展的过程。本书将生涯发展定义为个体发展自我意识、生涯意识、履行生涯角色和进行生涯选择的过程。

为了更清晰地理解生涯这一概念的内涵在中小学教育中的应用,人们通常希望有一个概念可以概括性地描述个体在生涯发展中所应具备的能力,"生涯适应性"因此应运而生。"生涯适应性"是由"职业成熟度"这一概念发展转变而来的。职业成熟度这个概念最初是就青少年对即将步入职场的准备程度而言的,包括升学和就业。随着研究的不断完善,人们发现职业成熟度的概念是基于环境不变的假设上的,而这一假设与当今时代发展并不相符。同时,由于基于理性决策基础之上的生涯理论忽视了直觉的重要性,更为重要的是,由于职业成熟度的适用对象主要是青少年,而我们知道生涯发展是一个贯穿人整个生命周期的过程,因此,为了弥补职业成熟度这一概念的缺陷和不足,生涯适应性这一概念便由此产生。

生涯适应性是指个体对可预测的生涯任务、所参与的生涯角色、与生涯改变或生涯情境中不可预测之生涯问题的相对应的准备程度。生涯适应性理论的代表人物萨维卡斯将生涯适应性分为关注、控制、好奇和自信四个维度,以帮助我们更清晰地理解生涯适应性的内涵。萨维卡斯认为,生涯适应性可以取代职业成熟度作为生涯发展理论的核心组成部分。[①] 生涯适应性将心理辅导工作者的注意力放在了针对所有年龄段的个体关于发展的准备程度问题上,不管是青少年还是成人。同时,生涯适应性还包含了不同年龄段个体对于准备的态度、对自我和环境关系的探索以及相关决策。生涯适应性既强调了个体适应环境,也强调了个体对环境的改变——人与环境是一种互动的关系,个体对环境的改变也是人主观能动性的体现。

（二）生涯教育、生涯辅导与职业辅导

1. 生涯教育

生涯教育(也称生计教育)是一种综合性的教育计划,内容包含了生涯认知、生涯探索、生涯定向与生涯准备、生涯熟练,其贯穿于个体从幼儿园到成年,旨在帮助学生获得谋生的技能和形成个人的生活方式,解决学校教育与社会生活脱节的问题,引导青少年将注意力从升学转向个人的生涯与未来发展。到目前为止,国内外关于生涯教育最具影响力的定义是:生涯教育是指学校教育和社区教育共同努力来帮助儿童和青少年获得和使用知识、技能以及能够使工作具有意义和满意度的态度的过程。

综合对生涯教育的各种定义,我们可以发现,生涯教育更多的是一种教育思想,它将对工作世界和人生角色的选择贯穿到教育的始终,并不局限于一门生涯辅导课程或一系列生涯辅导活动,而是渗透在教育的各个方面。因此,综合以上研究成果,本书对生涯教育给出如下定义:生涯教育即帮助从幼儿到成人的个体获得和使用与生涯相关的知识、经验与技能,帮助他们为生涯发展做准备的综合性教育计划。

---

① Savickas M L. Career Adaptability: An Integrative Construct for Life-Span, Life-Space Theory[J]. The Career Development Quarterly, 1997 (1).

2. 生涯辅导

如果说生涯教育更多的是一种抽象的理念，或者一种综合性的计划，那么生涯辅导则更具体、更有针对性一些。通常来说，生涯辅导是根据生涯及生涯教育的理念所设计的一套系统的辅导计划，这一计划旨在帮助个体探究、评价、整合从各方面获得的有关知识、经验。但由于目前对生涯教育与辅导的研究仍然不是很充分，在我国的很多研究中，研究者并没有对生涯教育与生涯辅导的概念做严格的区分，因此常常将二者等同。

3. 职业辅导

职业辅导与生涯辅导不同，其核心是围绕就业进行辅导。以匹配论的观点为例，职业辅导就是帮助求职者找到与自己人格特征相匹配的职业的过程。同时，职业辅导还针对就业为求职者提供各类信息以及查找信息的方法、指导面试、处理求职过程中的各种问题等。我国高校的就业指导中心在很大程度上就发挥了职业辅导的作用。对于还要接受高等教育的中小学生来说，职业辅导并不在其生涯辅导的范畴之内；而对于就读于职业中学或不再接受高等教育的中小学生来说，对其进行职业辅导是非常重要且必要的，职业辅导应被包含在其生涯辅导的范畴之内。

综合各种观点，我们可以发现，生涯辅导是生涯教育的实现形式之一，而职业辅导则被包含在生涯辅导的范畴之内。

二、生涯发展与辅导的相关理论

（一）霍兰德职业兴趣理论

个体的生涯发展是以职业为中心的，特别是对年龄较大的个体的生涯发展辅导，更是绕不开职业这一核心要素。因此，生涯发展辅导工作者就需要了解基本的职业发展理论。现有的职业发展理论有很多，但是最具影响力的依然是霍兰德的职业兴趣理论。相对于霍兰德的职业兴趣理论，霍兰德职业性向测验的知名度可能更大。事实上，理论和测验是分不开的，测验是在理论的基础上进行构建的，因此不论是从测验本身，还是从理论本身，我们都可以从中受到很大的启发。

霍兰德认为，人的人格类型、兴趣与职业密切相关，当一个人的人格类型、兴趣和所从事的职业相匹配时，他就能收获最强的职业发展，如果三者不匹配，则其职业发展就会受阻。

霍兰德职业兴趣理论的一大贡献就是将人格类型分成了六种，分别是现实型、研究型、艺术型、社会型、企业型和常规型，并给出了每种人格类型的特征和所对应的典型职业。例如，社会型的人比较喜欢和人打交道，能为社会发展做出贡献，所对应的典型职业有社会工作者、教育工作者等。

但同时，霍兰德并不认为这六种人格类型是彼此独立甚至对立的，相反，他认为一个人往往拥有不止一种人格类型，可以是两种甚至三种人格类型的结合。但是，由于六种人格类型中也存在对立的人格类型，比如艺术型和常规型，所以，一个人也往往不会同时拥有对立型人格。

在进行职业选择时，如果人格类型、兴趣和职业类型相匹配就是最理想的状态，但往往事情并不是如此，霍兰德提出，个体的职业选择还会受社会环境等诸多因素的影响。因此，霍兰德职业兴趣理论所提出的与人格类型相对应的典型职业并不是"绝对"的,而是一种参考,也是一种提示,更是一种工具,给我们提供了可能最适合的工作类型的参考,提示我们如果要选择与人格类型、兴趣不相匹配的工作就可能要克服诸多阻碍。该理论作为一种工具,帮助我们了解自己的人格类型、兴趣和理想的工作类型。

(二)职业选择特质理论

事实上,在广为大家所熟知的霍兰德职业兴趣理论之前,就有一种关于职业与选择的理论诞生并引起了很大的关注,这一理论便是帕森斯的职业选择特质理论。职业选择特质理论是帕森斯于 20 世纪初提出的,其核心在于人格特质与职业特性的匹配。帕森斯认为,一个人要想成功地选择适合自己的职业,首先要有清晰的自我认知(即特质,可以通过测量工具获得,例如成就测验、能力测验、人格测验等,同时辅以对家庭背景、学业成绩、工作经历的分析),然后要明白职业对个体的要求和提出的条件(即因素,可以通过分析了解获得,主要包括职业本身的性质、求职的最低条件、已有的课程和培训、就业机会等),最后要将自己的特质和职业所具有的因素联系起来,并理解这一过程的逻辑关系。[1] 职业选择特质理论在现代生涯理论的发展中有里程碑和划时代的意义,之后的很多理论建构都受到这一理论的影响。

然而,这一理论的缺陷也是十分明显的。其一在于,对特质的测量依赖于测量工具的准确性和适当性;其二在于,不同人在不同职业中的成功有可能并不符合上述这一过程;其三在于,这个理论是描述性的,而不是解释性的;其四在于,这一理论的前提是不论个体的特质还是环境对个体的要求都是不变的,这显然不符合实际。[2] 事实上这些缺陷也是所有人职匹配理论所共有的。

(三)生涯发展理论

随着理论与实践的发展,人们开始越来越重视环境这一因素在个体生涯发展中的作用,也逐渐开始将人的生涯发展扩展至生命全周期,并尝试从动态的视角理解个体的生涯发展。其中的生涯发展理论就是目前在生涯发展与辅导领域流传最广、被接受度最高的理论。生涯发展理论的代表人物是舒伯。舒伯将个体的生涯发展划分为以下五个阶段:生长期、探索期、建立期、维持期和衰退期。其中生长期大约是 0~14 岁,个体在这一阶段的主要发展任务是熟悉和适应生存环境、获得生存所必需的知识和经验、培育健康的身体和心理素质、形成基本的生活和学习能力;探索期大约是 15~24 岁,个体在这一阶段的主要发展任务是建立个人生活方式、确立人生理想目标、学会和人交往与竞争、选择适合自己生存发展的职业并创造实现自身价值的条件;建立期大约为 25~44 岁,个体在这一阶段的主要发展任务是完成个人职业角色和家庭生活的建设目标、履行自己在生活中应当承担的责任和义务、获得理想生存的各种保障条件、创造实现自身价值的有效途径;维持期大约是 45~64 岁,个体在这一阶段的主要发展任务是在自己的职业岗位上愉快地工作、注意家庭生活方式的不断创新和生活习惯的科学化、不断获得新的知识和新的朋友、热爱运动、懂得自我心理调节、为晚年生活创造必要的储备;衰退期大约是 65 岁以后,个体在这一阶段的主要发展任务是终身学习

---

① Parsons F. Choosing a vocation [M]. Boston: Houghton-Mifflin, 1909.
② 陈品堂. 生涯理论述评:不断发展的视角[J]. 生涯发展教育研究, 2014(1).

和发挥余热、把自己的知识和经验做一些总结留给后人、为家庭和孩子做些力所能及的事情、注意营养和休息、幸福欢度晚年。其中生长期又可以细化为幻想期（4~10岁）、兴趣期（11~12岁）、能力期（13~14岁），探索期可细化为试验期（15~17岁）、转变期（18~21岁）、初步尝试期（22~24岁），建立期可细化为尝试期（25~30岁）、稳定发展期（31~44岁）。① 但是这种阶段的划分并不意味着在某一阶段中个体不会面临其他阶段的发展任务，例如人到中年，应该处于生涯发展的建立期和维持期，但是如果一个人在中年时改变其职业，寻求一个新的岗位，那么他将会再次面临探索期的发展任务。②

个体从儿童时期开始就进入了生涯发展的漫长过程，他们根据自己的需要对未来职业世界产生各种幻想，随着兴趣的发展和能力的培养，儿童逐渐对自我有了更多的认识，对职业也有了更具针对性的认识。进入高中阶段后，成为青少年的个体开始慢慢地探索职业世界，他们可能去兼职，也可能去从事一些社会活动，他们以各种方式探索着成人的职业世界，逐渐从学生过渡到职场，并开始对某一种职业付诸自己的承诺和努力。随着一个人在职业中的打拼，他的生涯发展逐渐稳定，有能力开始发展属于自己的事业，并在相当长一段时间内为自己的事业打拼。随着年龄的增大，个体会逐步退出职业世界，安享晚年。值得注意的是，这个过程是一个相当理想的发展过程，事实上，每个人的生涯发展轨迹都是不同的，可能进行多次择业，退休后重新工作，从不退出自己的生涯角色（例如持家者），甚至在同龄人还在成长期的时候就已经进入了职业社会。这个发展模型并不是一成不变的，要根据个体的具体情况进行分析和扩展。

通过分析我们不难发现，在舒伯的生涯发展理论中，只有处于生长期的个体不会存在倒退的情况，因为处于这个时期的个体，其认知和自我意识发展还不够成熟，他们对外部世界和内在世界都还保有着强烈的好奇心。这一阶段的个体往往正处于儿童期，针对儿童期的个体，舒伯提出了儿童生涯发展模型。他认为，存在九个有助于生涯意识和决策制定的概念，即好奇心、计划、信息、关键人物、兴趣、控制点、时间透视、自我概念和探索。③ 其中，好奇心反映了儿童认识世界的需要，计划是儿童进行生涯规划的基础，信息是儿童认识世界的来源，关键人物会对儿童认识世界产生重大的影响，兴趣是儿童认识世界和自我的内在动力，控制点是儿童掌控自己生涯的基础，时间透视是儿童为将来做出计划的前提，自我概念是儿童认识自己的生涯角色的基石，探索反映了儿童认识世界的行为。通过分析我们可以发现，对于儿童来说，认识世界和认识自己是其生涯发展的核心任务。虽然后来的研究者又在舒伯的基础上对这一理论进行了深化，但是舒伯的这一理论仍是儿童生涯发展辅导的基础，需要每一个生涯辅导工作者进行深入的学习与理解。

① 张洪烈. 舒伯生涯发展论的评析及应用[J]. 云南财经大学学报,2010(4).

② Super D E, Hall D T. Career Development: Exploration and Planning[J]. Annual Review of Psychology, 1978(29).

③ Super D E. A life-span, life-space approach to career development[J]. Journal of Vocational Behavior, 1980(16).

（四）职业抱负发展理论

除了舒伯的理论外,另一个十分有影响力的理论来自戈特弗里德森,他认为人们的自我概念发展和职业偏好发展经历了如下四个阶段:① 大小和力量取向阶段(3~5岁),儿童意识到什么是成人;② 性别角色取向阶段(6~8岁),在这一阶段,儿童的性别自我概念逐渐稳固;③ 社会评价取向阶段(9~13岁),在这一阶段,越来越多抽象的有关社会阶层和能力的自我概念在儿童的社会行为和期待中成为重要决定因素;④ 内在的、独特的自我导向阶段(14岁以上),在这一阶段,儿童对各种抽象概念和来自成年的压力做出自己的处理,并且开始越来越关注他们自己内在的感受和区别于他人的能力。① 同时,这几个阶段是不可逆的,即一旦儿童经过了某个发展阶段进入到下一个发展阶段,并不会因为认知和自我概念的发展而否定上一个发展阶段的结论。例如,如果一个男孩认为护士是女性所从事的职业(第二阶段),即使发展到了第三阶段,他觉得护士是一个值得被尊重的行业,也并不会将护士纳入自己的社会空间内。这四个阶段由认知发展和个体所处的社会环境(如社会阶层)决定。戈特弗里德森认为,儿童在一开始的时候对所有的职业都具有相对积极的看法,但是随着年龄的增长和自我概念的完善,他们开始评估各种职业,可以接受的职业变得越来越少,在不断地确定范围与妥协中最终确定自己的职业。

在戈特弗里德森的阶段划分中,前三个阶段的重点是拒绝不能接受的选择(确定范围),而第四个阶段的重点是找出那些可以接受的选择(妥协),个体开始把人格、价值观、经验、特殊才能、家庭需要等各种因素加以考虑,同时,他们还会考虑不同的选择可能遇到的困难和障碍。② 戈特弗里德森认为,儿童在面对相互冲突的目标时是按照以下原则做出妥协的:① 儿童会首先考虑那些与自我概念的核心部分有关的职业,其中性别角色是首先被考虑的,那些违背自己性别角色的职业首先会被放弃;当可选职业符合性别角色时,儿童会考虑放弃那些社会认可度较低的职业,同时考虑放弃那些需要花费极大精力才能达到目标的职业;当可选职业既符合自己的性别角色,又具有较高社会认可度,且不用花费很大精力就能达到目标时,儿童才会考虑这份职业是否与自己的兴趣相符。② 探索职业的过程会随着从事一份满意的工作而终止,而不考虑更多潜在的选项。③ 人们会从心理上适应那些他们所做出的妥协。

不论是舒伯的生涯发展理论还是戈特弗里德森的职业抱负发展理论,都认为个体的生涯发展是贯穿从儿童到成年的整个过程,而并不仅仅是依存择业而产生的。

（五）社会认知生涯理论

由于认知理论在社会上越来越受到广泛的关注,得到了越来越多的认可,生涯研究领域的学者们也开始关注怎样将认知理论与生涯理论结合起来。1994年,伦特、布朗和哈基特便以班杜拉的认知理论为基础,提出了社会认知生涯理论。③ 社会认知生涯理论试图将认知变量、个人特质与环境因素三者结合起来分析动态的个体的生涯发

① Gottfredson L S. Circumscription and compromise: A developmental theory of occupational aspirations[J]. Journal of Counseling Psychology Monograph, 1986(6).

② 侯志瑾,梁湘明. Gottfredson 的职业抱负发展理论简介与研究评述[J]. 心理科学进展,2005(2).

③ Lent R W, Brown S D, Hackett G. Toward a Unifying Social Cognitive Theory of Career and Academic Interest, Choice, and Performance[J]. Journal of Vocational Behavior, 1994(1).

展过程。认知变量主要包含自我效能感、结果预期与目标,这些变量均来自社会认知理论。个人特质包含年龄、性别、民族、个性心理倾向等。环境因素包含个体的成长背景、当下的社会环境、个体所处的家庭环境等。社会认知生涯理论认为,一个人的生涯发展是受这三方面的因素及其交互作用影响的。社会认知生涯理论较好地回答了"人们的兴趣是如何发展起来的、人们如何做出职业选择、人们如何获得不同程度的生涯成功和稳定性,以及在工作环境中人们是如何体验满意度或幸福感的"等生涯问题。[①] 特别值得注意的是,社会认知生涯理论对于中小学生而言有其独特的价值,其对个人特质和社会环境交互作用的强调实际上包含了丰富的学习过程,这一学习过程可以是自发产生的,也可以是通过生涯发展辅导产生的,这就为我们进行生涯发展辅导提供了一定的理论基础。同时,社会认知生涯理论对自我效能感、结果预期与目标的强调,也为生涯发展辅导提供了更有针对性的辅导方向。

(六)职业锚理论

职业锚理论是由美国麻省理工学院斯隆商学院教授、美国著名的职业指导专家埃德加·施恩及其团队提出的。职业锚理论又被称为职业定位理论。在职业锚理论中,一个常常被忽略的因素得到了特别的重视——价值观。什么方面是一个人不论如何选择职业都不会妥协或放弃的呢? 也许是薪酬,也许是对社会和他人的影响,也许是自我才干的实现,也许是方便照顾家人……不同的人有不同的选择,但这一选择通常是相对稳定的,不论具体职业或工作岗位如何变化,这一根本需求是不会变的。同时,职业锚理论也不局限于价值观和动机,职业锚理论还包含对自我的认识(自省)。职业锚理论强调,职业锚的获得不是一两天就会形成的,通常需要一定的实际工作经验,不太可能在具备职业经验之前就通过测验进行预测;职业锚也不是一成不变的,它会随着环境、个体的变化而发生变化,此时此刻觉得无论如何都不能放弃的东西是有可能随着时间或经历的变化而变化的。总而言之,职业锚理论强调了一种自我观,这种自我观包括了自我的能力、价值观和动机及其相互作用。[②]

施恩认为,职业锚可以分为五种基本的类型。第一种是自主型,这种类型的人强调工作的自由、自主,不愿意过多被繁杂的组织和规章所束缚。第二种是创造型,这种类型的人围绕自己所创造的某种东西,比如产品、公司、服务等进行工作。第三种是技术或技能型,这种类型的人根据自己的技术或技能安排自己的职业生涯,比较容易在固定的范围内工作,并且希望在这一范围内不断上升。第四种是稳定型,这种类型的人更加注重工作的稳定性和安全性。第五种是管理型,这种类型的人希望能通过某种途径走向管理岗位。

虽然施恩强调职业锚需要在积累一定的工作经验之后才能确定,但是由于职业锚理论对价值观的强调,而价值观的形成又是一个漫长的需要不断探索的过程,所以中小学阶段的生涯教育可以借鉴并改进职业锚理论。事实上,对职业价值观的讨论和对其他类型价值观的讨论一样,并不一定需要在有足够多的经验之后才进行(价值观的

---

① 缴润凯,刘立立,孙蕾.社会认知生涯理论中的学习经验及其影响因素[J].东北师大学报(哲学社会科学版),2016(6).

② E. H. 施恩.职业的有效管理[M].仇海清,译.北京:生活·读书·新知三联书店,1992.

形成需要积累一定的经验,但对其的讨论可以在更早的阶段开始)。青少年时期是价值观形成的关键时期,借鉴职业锚理论对职业价值观进行探索是非常重要和必要的。

(七)决策理论

人的一生面临着大大小小的各种决策,小到选择在家完成家庭作业还是和朋友出去看电影,大到决定是否读大学、从事哪份工作、是否进入婚姻,这些种类各异的决策贯穿着人生涯发展的各个阶段和方方面面,可以说,决策是生涯发展中具有非常重要地位的行为。每一个决策的产生都不仅仅只涉及个体本身,还会涉及环境以及个体和环境的交互。决策不仅反映了个体如何看待自己,还反映了个体如何看待环境以及自己和环境之间的交互作用。与此同时,我们需要认识到,每一个决策都涉及不同的选择,每一种选择都对应着不同的结果。决策不仅仅包含做出决策的过程,还包括前期对自我和环境的认识,以及后期对决策的落实以及责任的担负。可以说,个体是通过一个个决策完成自己的生涯发展历程的。因此,决策辅导是生涯辅导中非常重要的一个部分,对于基本决策理论的了解,是进行生涯辅导至关重要的一环。

期望理论是常见的决策理论之一。期望理论认为,引起人行为的动机是由对这一行为对未来所造成的影响的期望以及自己对这一结果所赋予的效价的乘积决定的,即动机=期望值×效价。例如,学生 A 认为读大学对一个人的发展很有好处(期望值高)且对自己很重要(效价高),学生 B 也认为读大学对一个人的发展很有好处(期望值高)但去职业学校学习厨艺对自己更重要(效价低),那么学生 A 就比学生 B 更有可能做出读大学的决策。

自我效能理论是另一种常见的决策理论。自我效能理论是由班杜拉的自我效能感概念延伸出来的,强调自我的认识(自我效能感)对决策的作用。自我效能理论认为,决策受以下三方面因素的影响:第一,一个行为是否有可能开始;第二,需要付出多大的努力;第三,是否可以通过努力克服可能会遇到的困难。自我效能理论在强调自我效能的同时,也强调自我与环境的互动。

综上,决策是个人、环境、行为交互作用的结果。决策理论虽然最早诞生于经济学与管理学之中,但对于我们培养学生的决策能力,促进其生涯发展同样具有非常重要的意义。

(八)生涯建构理论

马克·萨维卡斯于 2002 年正式提出生涯建构理论。该理论从情境视角界定生涯,认为个体的发展是由适应环境所驱动的,而非自我促成的生涯成熟。生涯不会自动形成,而是个体在工作过程中通过自我概念的表达和目标的实现而不断建构出来的。生涯建构理论的核心为生涯适应力,个体在生涯建构过程中最重要的就是形成生涯适应力(或生涯适应性)。生涯适应力由职业成熟度这一概念衍生而来。与职业成熟度不同,萨维卡斯将生涯适应力放在舒伯的"生活广度—生活空间理论"的概念之下去理解,即"个体对可预测的生涯任务、所参与的生涯角色,与生涯改变或生涯情境中不可预测的生涯问题的相对应的准备程度",生涯适应力的操作定义包括了自我探索、环境探索、生涯计划态度和生涯决策几个部分。[①] 萨维卡斯认为,生涯适应力可以

---

① 赵小云,郭成. 国外生涯适应力研究述评[J]. 心理科学进展,2010(9).

取代职业成熟度作为生涯建构理论的核心组成部分。生涯适应力不再只将注意力放在青少年身上，而是针对了所有年龄段个体关于发展的准备程度问题上。生涯适应力包含了对于准备的态度、自我和环境关系的探索以及决策。同时，生涯适应力既强调了个体适应环境，也强调了个体对环境的改变，人与环境是一种互动的关系，也是人主观能动性的体现。①

萨维卡斯将生涯适应力划分为以下四个维度：关注，控制，好奇，自信。他认为，关注是指以充满希望和积极性的态度来对待生命；控制是指个体认为不仅自己能够通过自我管理的策略来满足不同环境的需求，而且能够对环境造成一定的影响；好奇是指对那些能够增加个体探索行为的自我和社会中的机会保持好奇心；自信是指在遇到各种阻碍的时候仍旧有能力根据自己的兴趣或职业抱负来进行选择。保罗·哈同等人（2008）将萨维卡斯的生涯适应力理论建构模型进行了总结，内容包括了不同生涯适应力维度上个体所面临的生涯问题、应具备的能力、有可能面临的生涯困境、应对行为、对人与人之间关系的看法以及生涯干预要点，见表6-1。②

表 6-1　生涯适应力的发展

维度	生涯问题	能力	生涯困境	应对行为	对人际关系的看法	生涯干预
关注	我有未来吗？	计划	不关心	觉察、投入、准备	依靠	未来导向练习
控制	我的未来谁做主？	做决定	不确定	自信、有条理、执着	独立	决策训练
好奇	将来我想干什么？	探索	不真实	尝试、冒险、询问	相互依靠	信息收集活动
自信	我可以吗？	问题解决	抑制的	坚持、努力、勤奋	平等	建立自尊

正是由于生涯适应力概念能够与现代不断变化的社会环境相适应，一经提出就受到了研究者的一致认可。克里斯托弗（2004）采用质性分析的方法发现，那些能够更好应对生涯变化的被试比其他人有更好的应对变化的能力，并且他们认为自己有能力比那些忽视改变信号或不能有效应对改变的人更能处理好生涯中所面临的各种问题。③

生涯适应力的提出和发展是与时代的不断进步和变化密切相关的。在我国日新月异变化的今天，如何与不断变化的环境互动是一个需要我们每个人深入思考的问题。生涯建构理论对学校生涯规划辅导有着重大的指导意义。生涯建构理论所强调的自我生涯适应力的构建与提升，契合中小学阶段的学生能力培养需求，提供了一个关注个体主观认知、促进个体自我建构的生涯教育与辅导的新视角。

---

①　Savickas M L. Career Adaptability：An Integrative Construct for Life-Span，Life-Space Theory［J］. The Career Development Quarterly，1997（1）.

②　Paul J. Hartung，Erik J. Porfeli，Fred W. Vondracek. Career Adaptability in Childhood［J］. The Career Development Quarterly, 2008（3）.

③　Christopher A. Ebberwein，Thomas S. Krieshok，Jon C. Ulven，Ellie C. Prosser. Voices in Transition：Lessons on Career Adaptability［J］. The Career Development Quarterly，2004（2）.

第二节　中小学生生涯发展的常见问题与辅导

一、中小学生生涯发展的常见问题

（一）小学生生涯发展的常见问题

1. 缺乏对自我较为深入的认识

受年龄的限制，中低年级小学生对自我的认识是比较表面的。他们对自我的认识往往停留在诸如自己是否能很好地控制行为、自己的行为是否符合学校规范、是不是聪明、成绩好不好、合不合群、体型是胖是瘦、是否觉得开心等能通过直接观察和表现而一目了然的方面。然而，对于那些诸如自己是否善于做出决策、是否能迅速适应新环境、是否能够控制自己、是否能在逆境中迎难而上等这些较深层次的、和生涯发展息息相关的特点，小学生的认识却明显是不足的。

2. 缺乏对生涯世界的认识

小学生由于其自身认知能力、年龄、社会经验等的限制，往往在对生涯世界的认识方面缺乏一定的深度。与对自我的认识一样，小学生对生涯世界的认识也往往停留在较为粗浅的层面。

首先，小学生由于自身生活及社会经验的缺乏，往往对生涯角色缺乏一定的认识。在一些小学生的认知中，生涯角色仅仅是自身目前所承担的子女和学生这一角色，对未来自己有可能承担的各种角色往往没有相应的认识。同时，在生涯角色的责任方面，小学生往往难以区分不同生涯角色所应承担的责任，在理解一个人同时要承担不同的生涯角色责任方面存在困难。事实上，对于许多小学生来说，承担责任本身就具有一定的认知和实践难度。

其次，在对职业的认识方面，小学生的认知往往比较有限。多数小学生只能从最浅显的层面理解与自己息息相关的职业，例如父母的职业、教师等。小学生对这些职业的评价往往比较简单。同时，小学生对职业的认识受教育和榜样示范的影响较大。对于自己能够接触到的职业，小学生往往会以具体的人为原型去理解这个职业，例如，以自己的任课教师为原型去理解教师这一职业。

最后，小学生较难理解职业与学业，特别是与具体学科的关系。对于小学生而言，很少有人会思考学习的意义，而在日常教学中也缺乏相关的引导。因为对学习的意义缺少思考，所以很多小学生都觉得学习是一件不需要什么理由，但必须要做的事情。此外，在具体学科学习过程中，小学生也不理解为什么自己要学习这些学科，这些学科对自己未来的生活有何具体的影响。在生涯发展方面，有关学习与学科对生涯的影响对于小学生来说更是一个理解的难点。小学生们需要通过非常具体的，甚至是身边的例子来理解学习和学科对于职业乃至生涯的意义，理解它们之间的关系。这种理解不仅有利于小学生将来的生涯发展，也有利于小学生学业的发展。

3. 缺乏适应生涯发展的基本技能

小学生由于自身能力的限制，往往缺乏一些基本的适应将来生涯发展的技能，例如，决策、规划、合作、自律、合理归因、时间管理等。在现今社会，原有的静态人职匹配理论已经不适用了。在社会环境迅猛发展的趋势下，对于个体来说，更重要的不再是找到和自己人格特质相匹配的职业,而是获得适应随时可能发生的生涯变化的能力。对于小学生而言,在生涯适应性的四个维度中,除了关注、好奇外,自信和控制的缺乏往往都是因为适应生涯发展基本技能的缺乏。那些受到家长和教师较多管教的小学生,往往没有进行决策、规划的权利和自由,因此也不知道如何进行一些日常的基本决策和规划。还有部分小学生因为种种原因,不知道如何和他人进行合作,自律能力较差,发生事情后不进行归因或者进行错误或消极的归因,不懂得如何进行时间管理,等等。由于这些技能都是生涯发展所必需的,且彼此相互影响,因此,小学生通常是同时缺乏几项与生涯发展相关的基本技能。

(二)初中生生涯发展的常见问题

1. 对自我的认识过于主观化

与小学生不同,绝大部分初中生已经进入了青春期。在这一阶段,他们的认知能力迅速发展,对事物的认识已经有了一定的深度。然而,这一阶段的学生对自我的认识往往过于主观化。在青春期,他们对自我的关注是空前的。与此同时,这种关注往往存在自我中心化的倾向,他们的情绪也变得更加敏感。在自我认识飞速发展的同时,这种对自我的高度关注和初中生本身认知发展的不够成熟,往往会导致他们对自我的认识出现过于主观化的现象。例如,一个初中生可能觉得自己的人生观、世界观、价值观已经非常完整和成熟了,而事实上他只是刚刚开始建立真正属于自己的人生观、世界观、价值观,那些"与众不同"的观点并不是他人生观、世界观、价值观成熟的表现,而只代表着开始。

2. 受外界环境及信息的影响较大

处于青春期的初中生,一方面非常关注自我,另一方面又非常容易受外界环境的影响。这种影响既体现在自我认识上,也体现在对生涯的认识上。

在自我认识方面,外界环境特别是同伴及同伴交往会对初中生产生较大的影响。例如,有些初中生,其兴趣有时会随着身边同伴的变化而变化,随之他们对自己兴趣的认识也会发生改变。需要注意的是,这种改变有时是短暂的,当他们因同伴交往的需要而"假装"喜欢上某件事情的时候,随着对这件事情的接触越来越多,他们的认识也会变得越来越深入,这会帮助他们发现这种兴趣是否是真实的。在这样不断的探索中,他们便对自己的兴趣产生更加深入的认识和理解。

在生涯认识方面,随着对生涯世界认识的不断深入,初中生一方面认为自己已经掌握了足够多的信息,另一方面又很容易被新的信息和观点所影响。例如,一则师生冲突的新闻就有可能改变一个初中生对于教师这一职业的认知,一部宣传特种兵的电影就有可能让一个初中生树立将来要当特种兵的愿望。而由于外界环境及信息总是不断变化的,因此一个初中生对于生涯的认知也常常是不断变化的。

3. 缺乏自我效能感

对于一部分初中生来说,可能会出现缺乏自我效能感的现象。处于青春期的初中生常常认为自己的思维已经成熟、有能力做好很多事情。但是,事实往往不是如此,他们在与社会的交往中会发现社会并不像自己想象的那样,自己的想法也不像自己想象得那样成熟;相对于自己的思想,自己的能力往往无法将自己的想法付诸实践。在这样的过程中,大部分初中生可以在与社会的磨合中走向更加成熟的阶段,然而也有部分初中生会对自己产生怀疑,表现出较低的自我效能感,认为自己的行为不会带来想要的结果。因为较低的自信心,导致他们对于生涯世界的好奇也会减弱。对于这些学生,教师需要给予及时的支持和帮助。

（三）高中生生涯发展的常见问题

1. 对职业、大学专业及学科关系的了解较少

在高中阶段,学生面临着巨大的升学压力,他们需要在高中阶段做出一系列会直接影响到其未来职业和生涯发展的重要决策。然而,与之相对的是,在忙于应对考试的过程中,职业、大学专业和学科之间的关系这类对生涯发展有重要意义但对高考分数却缺少直接贡献的内容会被学校、教师、家长和学生本人忽视,而这些被忽视的内容往往是与学生的生涯发展决策有着密切关系的。例如,由于对职业、大学专业和学科之间关系认识的缺乏,可能会使数学成绩非常优异的学生也不会选择在大学本科阶段学习数学专业,因为他并不清楚本科专业和研究生专业、工作之间的关系,也并不清楚自己的兴趣、人格特质、在数学学习方面的能力、自己未来职业和生涯发展之间的关系。除了导致个体不能做出正确的选择外,不清楚本科专业和研究生专业、工作之间的关系还会导致团体选择出现偏差。例如,现在很多学生都不愿意选择像数学、哲学、物理学等这些基础学科,殊不知这些学科对其未来职业和生涯发展都大有裨益。对这些基础学科的学习不仅使他们的就业前景更加广泛,而且可以使他们获得安身立命之本。举例而言,学习数学专业的大学生可供其选择的职业有多种,其中包括了在他们选择研究生专业时可以转向很多专业;学习哲学的人对生活、人生、自我有了更多的思考和领悟,这些都对其更好地规划人生和生活有帮助。

2. 生涯规划能力不强

对于高中生来说,生涯规划已经不再仅仅局限于对日常生活的规划了,他们即将成年,需要对自己的人生做出更加长远的规划,这些规划往往涉及职业、受教育程度等与其生涯发展直接相关的核心方面。然而事实情况是,大量高中生或者对自己未来职业和受教育程度没有具体的想法,"走一步看一步"的想法较为普遍,对生涯的长远规划更无从谈起;或者对自己未来的生涯发展有一个大体的想法,这个想法可能强烈也可能不强烈,但是不知道如何进行规划,不知道怎样才能实现自己所想,也不知道在实现自己想法的过程中将要面临哪些困难和阻碍、有哪些支持和资源。在面临较为集中的生涯决策的高中阶段,高中生所面临的生涯发展问题往往是现实、有针对性且急迫的,需要全社会、学校、家庭的重视。

二、中小学生生涯发展常见问题的辅导策略

生涯发展辅导针对不同学段的中小学生来说有着不同的目的和作用。对于小学生和就业问题并没有迫在眉睫的初中生来说,生涯发展的主要目的是帮助其发展与生涯有关的能力,因此侧重于发展性的辅导。而对于高中生来说,因为他们要对文理分科、选择高考考试科目、选填高考志愿等一系列将会影响其未来生涯发展的任务做出重要生涯决策,所以生涯发展辅导应该更侧重于与决策、职业有关的内容。但是,不管对于哪个学段的学生而言,提升自我认识水平、增强自我效能感、完善生涯认识、进行生涯规划训练都有助于其提高生涯发展能力并最终做出适合于自己的生涯决策。

（一）提升自我认识水平

提升自我认识水平是对中小学生进行生涯辅导的基础,只有当中小学生能够正确地认识自己的兴趣、特质及自己与环境的相互影响时,才能够进行更适合自己的生涯发展决策。

具体来说,可以通过面谈或者问卷的形式帮助学生进行兴趣和生涯意识的评估。在评估方面,有众多的量表可以作为工具使用。例如常见的霍兰德职业兴趣测验量表、MBIT 职业性格测试量表等人职匹配类型的量表,以及各种类型的自我认识方面的测验。

对于小学生来说,对与生涯相关的自我认识可以集中在优势资源、性格特征等方面;对于初中生来说,可以集中在社会交往、兴趣倾向等方面;对于高中生来说,可以集中在学科能力、思维方式等方面。

（二）增强自我效能感

增强自我效能感是帮助中小学生获得自信心且进一步促使他们进行生涯探索活动的有效策略。对于中小学生而言,在实践中获得自我效能感和在抽象的层面上获得自我效能感都是增强其自我效能感的有效手段。

在生涯发展辅导的过程中,一个直接有效增强中小学生自我效能感的方式,就是通过实践或者罗列已有事实让其体会到成功。因此,在生涯发展辅导中,可以设计适当难度的活动,即学生需要努力但是可以成功完成的活动,不仅要让学生意识到自己是可以成功的,而且要让学生意识到自己的哪些行为可以获得成功,从而促使学生去实践类似的行动。

同时,生涯发展辅导者要从多元评价的角度去帮助学生建立或重塑关于"成功"的定义,让学生意识到评价成功的标准是多样化的,世界上的成功不止一种。在进行这方面辅导的时候可重视榜样在中小学生中的影响,树立在不同方面"成功"的榜样形象,让中小学生更形象地理解评价的多元性。

在进行关于增强自我效能感的辅导时,可以借鉴积极心理学的相关理念。积极心理学主张从积极的角度认识和研究人的心理状态、过程和规律。在生涯发展辅导时,要让被辅导者首先从各方面认识到自己的优势和能力,生涯发展辅导者要善于从微小的事件中发现潜在的巨大能量,并且帮助被辅导者在实践生活中发现、运用并扩展这种能量。

归因训练对于增强自我效能感来说也是非常重要的。对于一件事情的归因会影响个体对整个事件的认识。在进行生涯发展辅导时,辅导者要引导辅导对象进行积极的归因,特别是将导致成功的因素引导到可重复实施的行动上来,将导致失败的因素适度引导到不可控的事件上,并探索是否缺乏可能导致成功且可重复实施的行动,以帮助被辅导者有意识地增加相应的行动。

我们要意识到,由于中小学生的主要角色责任是围绕学习展开的,因此,在学习活动中获得的自我效能感是非常有效且重要的。这就需要生涯发展辅导者重视与各学科教师的沟通与合作,将增强自我效能感的实践融入学科教学的过程中,并且在生涯发展辅导的过程中有意识地将学习策略纳入辅导活动,增强其学业成功的可能性,进而增强其自我效能感。

（三）完善生涯认识

对于处于成长期和探索期的中小学生来说,完善其生涯认识是中小学生生涯发展辅导的重中之重。这一阶段的儿童青少年对世界有着强烈的好奇,我们要利用这种好奇心帮助他们了解更多的生涯知识,包括生涯角色的知识和职业的知识。

完善生涯认识的方式是多种多样的。例如,在小学,可以以参观、校内职业人士的演讲、职业日的方式帮助学生树立职业意识、开发兴趣;在中学,以课堂讲授、参观、组织各类活动等方式让学生多方面接触各种职业,并给予学生参与实践工作的机会,达到不管是中学毕业生还是辍学学生都有可以立足于社会的职业技能的目的。特别需要注意的是,在帮助学生拓展其对生涯认识的方面,大量的职业体验活动是非常有必要的。学生只有多见、多做、多想、多体验,才能发现自己的兴趣和能力所在。

在更为具体的形式上,基于现实的"真实游戏"是一种可供参考的形式。真实游戏是针对3~12年级的学生开展的一系列综合的、发展性的生涯建设项目,包括无威胁的、广泛参与的、有趣的、真实的生活场景,能够帮助学生思考和确定生涯规划、选择和挑战。所谓的真实游戏实际上就是让学生在安全的真实场景下进行生涯体验的项目。类似的项目需要学校、相关单位和家长的协同配合。

此外,在认识职业的过程中,可以以职业集群为基础进行。不同于单个的职业,一个职业集群包括了一系列相关的职业,方便学生逐步确定自己的职业方向。以医生为例,医生本身是一个范围较广的职业概念,具体以医生为中心的职业集群可以包括外科医生、内科医生、中医、西医、护士、麻醉师、药剂师、精神科医生等,甚至包括制药者、医疗器械制造者等,这些不同的职业之间有着密切的关系,又有着专业上更加细致的分工。由于一个职业集群包括若干个不同的但是相通的职业,因此学生如果在同一集群中更换职业,就不需要过多其他的培训,这也为学生就业提供了更大的弹性空间。生涯集群模型注重学生在某一职业集群内的探索和实践,帮助学生更好地进行自我探索和职业定位。

与此同时,对于高中生来说,另外一个不可忽略的部分就是信息的提供。这里的信息既包含职业的相关信息,也包括学科、专业、高校、工作单位的信息,以及学科、专业、高校与职业的关系和它们对生涯发展造成的影响的相关信息。学校可以成立相关的信息中心,社会上也可以成立相关的信息中心,这些信息中心应该同时对家长、学生和任课教师开放,以便他们获得最新的信息。同时,这些信息中心还应配备专门的辅导教师或工作者,并提供相关的个体辅导场所。信息中心应该建立在学生、家长和教师方便到达的地方,同时可定期开展讲座和培训,主动传播学生生涯发展的相关信息。

特别需要注意的是,生涯发展辅导不是一个孤立的活动或项目,特别是在中小学,好的生涯发展辅导项目应该与学生的日常学习结合起来。这就需要对中小学的学科任课教师进行培训,让他们在讲授学科课程的同时将生涯的信息融入进去。学科任课教师应该意识到,与学科相关的生涯信息的讲授,不仅不会浪费他们宝贵的授课时间,反而会增强学生对学科知识学习的兴趣。

（四）生涯规划训练

生涯规划训练是一项综合性的训练,它既可以帮助学生获得更多的对未来生涯发展的控制感,也可以帮助学生更加清晰地认识到如何将自我与生涯发展相匹配,并使得自己的生涯发展计划具有可行性。

生涯规划训练大致可以分为两个层面，一是与职业有关的规划训练，二是与日常生活有关的规划训练。对于小学生来说，加强其与日常生活有关的规划训练更为重要。对于中学生来说，特别是高中生来说，则要适当纳入与职业有关的规划训练。

与职业有关的规划训练可以结合文理分科、选择高考考试科目、选填高考志愿等进行，让学生切身体会到职业与当前选择的关联。与日常生活有关的规划训练则既包括对每节课、每天、每学期、每年等的日常生活与学习的规划，也包括合理利用时间、提高效率等与规划落实有关的相关训练或活动。

需要强调的是，生涯规划训练绝不应仅仅停留在一张"计划表"上，而应该是持续的、追踪式的训练。规划的落实和调整往往比制定规划本身更有意义。因此，不论是个体辅导、团体辅导还是课程辅导，在进行生涯规划训练的时候都要注意后续内容的跟进，定期或不定期引导学生检验自己的规划落实情况，引导学生根据自己的规划落实情况调整规划方案，分析无法落实的原因，总结已经落实的项目，并从已经落实的项目中获得自我效能感。生涯发展辅导者要让学生认识到，规划不是一成不变的，只有适合自己、可落实的规划才是好的规划，随着时间、环境、自身的变化，规划也应该随之发生相应的变化。这也是帮助学生提高适应性的一种有效途径。

第三节　生涯发展辅导课程的设计与实施

一、心理辅导课程设计理念——生涯发展

生涯以职业为基础，包含了个体在一生中所面临的各种角色以及为这些角色所做的准备。以往的人职匹配理论试图将人格特质和职业匹配起来，但却对不断变化的外部环境重视不够，因此生涯发展辅导应以帮助被辅导者发展出能够更好地与不断变化的外部世界相协调的能力为目的。生涯发展辅导不同于职业辅导，它要以更广泛的能力发展为关注点。

生涯发展辅导可以通过个体心理辅导、团体心理辅导和心理辅导课程的方式进行，而其中以课程的方式受众面最广泛。生涯发展辅导课程的设计与实施应与其他课程的开发一样，包括确定课程目标、选择和组织课程内容、实施课程内容和评价课程内容等阶段。在设置课程目标时要按照国家的教育方针、政策，并依据相关的理论和学生的身心发展状况来进行。在选择和组织课程内容时，应根据所选择的生涯发展理论和学生所处的生涯发展阶段，聚焦于培养他们的生涯规划意识、自我认知能力、职业认知能力和规划意识、专业认知能力、生涯抉择能力等。在实施课程内容时应充分利用活动这一载体，同时考虑不同年龄阶段学生的身心发展特点，例如，小学生的生涯发展辅导课程需要以活动为主，且每节课的活动不宜过多，而中学生则可以在活动的基础上增加一些思辨的环节等。另外，在进行生涯辅导课程的设计时要充分利用校内外的各类资源，如可在课堂上邀请校友，通过现身说法的方式进行职业分享；可和企事业单位合作，进行职业观摩与体验；可邀请家长参与学生课下实践活动，引导家长充分发挥学生生涯发展支持者的作用等，以使课程达成良好的效果。

二、生涯发展辅导课程举例——小学六年级生涯发展

生涯发展辅导课程是以发展学生生涯能力为最终落脚点，而生涯适应力又被相关

研究证明可广泛代表学生的生涯能力,因此,本节将以小学六年级为例,示范如何进行系列生涯辅导课程的设计与实施。

（一）课程目标

小学六年级的学生正处于生涯发展阶段成长期中的兴趣期,在此阶段的发展任务是发展自我图像和对工作世界的正确态度,开始了解工作的意义。鉴于此,本系列课程的课程目标是:以提高学生的生涯素养为宗旨,激发学生探索自我、探索工作世界的兴趣,并初步建立对社会的印象和态度;帮助学生获得未来发展所必需的生涯适应性的知识、技能和方法,提高学生探索自我、探索工作世界的能力;在实践中增强学生的生涯适应性,帮助他们更好地适应即将到来的中学学习与生活;引导学生认识健康的自我意识对提高个体生活质量方面的重要影响,领略探索自我、探索工作世界的乐趣与喜悦。

（二）政策依据

目前,随着核心素养的提出和"双减"政策的落地,我国对生涯教育的重视程度日益提高,在很多政策文件中都有提及。《国家中长期教育改革和发展规划纲要（2010—2020 年）》中提出建立学生发展指导制度,加强对学生的理想、心理、学业等多方面的指导。《中小学心理健康教育指导纲要（2012 年修订）》提出,小学心理健康教育的内容应包括帮助学生建立正确的角色意识,培养学生对不同社会角色的适应,逐步认识自己与社会、国家和世界的关系等。《教育部 2022 年工作要点》提到推进大中小学劳动教育,开展中小学生职业启蒙教育。这些政策的相关内容都从不同层面反映出小学阶段生涯教育的重要性和必要性。生涯教育的内容不仅应包括有关求职方面的内容,更应包括适应瞬息万变的现代社会的技能,培养学生良好的心理素质。

（三）理论依据

1. 生涯建构理论

萨维卡斯提出,生涯适应力由四个维度构成,它们分别是关注、控制、好奇、自信。生涯适应力的四个维度彼此独立,共同构成生涯适应力发展的有机整体。个体在生涯发展全程都有相应的发展任务,这些发展任务围绕生涯适应力的四个维度展开,且不同阶段的任务并不相同。

六年级儿童处于儿童后期、青春期早期,在这一阶段个体有其独特的发展任务。萨维卡斯将成长期儿童的生涯适应力发展目标总结为四点:① 开始关注自己作为一个工作者的未来;② 增加对自己职业活动的控制;③ 树立关于做出教育和职业选择的观念;④ 获得做出生涯选择并实现这些选择的信心。保罗·哈同等人（2008）在论述儿童生涯适应性发展时,针对儿童生涯适应性发展任务,对生涯适应性的每一个维度的干预导向都进行了总结:关注——未来导向练习;控制——决策训练;好奇——信息收集活动;自信——建立自尊。本系列课程的主题和内容主要据此进行设计。具体如下:

关注,通过生涯角色的认识、对未来的设想、生涯及职业知识的介绍、职业价值观的探索等展开,其中需要注意的是,对未来的设想不等于对未来的规划,对于六年级的儿童来说,仅仅是开始考虑未来我要做什么这个话题,就可以引起他们对未来职业的关注,他们不需要也没有能力对未来进行具体的规划。

控制,对于六年级的儿童来说,改变环境应该从改变自身的生活做起。因此,在控制维度上主要通过控制自己的日常生活,比如进行时间安排及简单的决策,在具体活动中体验控制感。

好奇,通过具体职业的介绍、学生们对具体职业的探索及信息收集方法的介绍展开,对职业世界了解得越多、眼界越开阔,越能激起儿童的好奇心。同时,为了更好地帮助学生进行信息收集活动,让学生了解到他们真正想要了解的职业知识,在职业介绍环节除了由教师讲授外,要求学生以小组为单位,介绍一种自己想要了解的职业,在小组作业的过程中也进一步培养学生合作和表达的能力。

自信,主要通过引导学生获得成功的体验来实现。郭黎岩等(2005)在对小学儿童自信心训练课程设计的总结中提出,培养小学儿童自信心的理论基础之一为成就动机理论。① 通过课程干预提高个体成就动机的方法主要包括:帮助学生了解自己的成就动机;让学生了解高成就动机者的心理与行为特征;了解成就动机在未来学习生活中的作用;获得成功的体验等。小学儿童的课程干预以活动和体验为重点,儿童可以通过获得成功体验增强自信。因此,干预中应该为学生尽可能多地创造成功体验。除了课堂上的鼓励和认同外,学生还可以通过竞赛类游戏获得成功体验。对于游戏的选择则以与生涯发展紧密相关的合作和决策为主。同时,也可以通过职业介绍环节锻炼学生的综合能力,提升自信。

2. 人职匹配理论

根据人职匹配理论,最佳的职业选择应该是个体特质和职业特质的匹配。虽然生涯适应性发展课程并不要求学生进行职业选择,但是通过对自己个性特点的了解却可以帮助学生在对未来的关注上更具有针对性。个体对自我的探索需要时间,随着年龄的增长对自我的认识程度和重点会有所不同,虽然在有限的干预时间内个体对自我的认识不一定会有质的改变,但是在课程设计上仍然把带领学生探索自我、认识自我作为重要的内容之一。

3. 团体动力学理论

根据团体动力学理论,团体中的每一个个体都会互相影响,个体的思维与行为会受到团体的影响。团体受制于内聚力和瓦解力,当成员间阻隔交流的障碍太大时,便产生瓦解力,当成员间能够有效交流时就形成内聚力。群体有足够的力量改变个体的心理方向,这种改变既可以是正面的,也可以是负面的。六年级儿童正处于青春期早期,在这一阶段个体越来越关注同伴对其的评价,受同伴的影响越来越大,作为学龄儿童,其生活中最主要的同伴便是同班同学。因此,在课程干预时,要充分利用同伴团体对儿童的影响,创设积极、开放、自由的课堂氛围,促进成员间互相尊重、彼此真诚的沟通和交流。

鉴于家庭是影响青少年职业发展的重要因素,本课程在设计与实施过程中都引入了家长参与的内容和环节,根据康纳斯和爱泼斯坦等人(1995)提出的父母参与的六

---

① 郭黎岩,刘正伟.小学儿童自信心训练课程的设计与实施[J].中小学心理健康教育,2005(8).

种类型(养育、交流、志愿活动、家庭学习、决策、与社团的合作)①,本系列课程既设计了家长通过课堂教学进行参与的环节,也有通过课后家庭实践活动进行参与的环节。家长参与课堂教学的环节主要是采用以学生小组为单位,邀请家长参与到课堂教学中来,并与学生一起进行课堂汇报的方式;而家庭实践活动则主要是以邀请家长和学生一起完成家庭作业的方式进行。为了更好地促进父母和子女的交流,家长参与课堂教学的时间需与其子女进行职业介绍的时间相一致。当家长参与到课堂教学环节中时,他需与其子女一起完成教学中的相应活动。所有参与课程的家长均会被邀请回答教师提出的问题并分享感悟,以此促进家长与学生共同探讨生涯发展的相关话题。

(四)学习者分析

在心理发展特点方面,小学高年级的学生大多为 10~12 岁,这一阶段的儿童不管是从生理上还是心理上均已经步入青春期早期,他们的自我意识飞速发展,逐渐摆脱了对外评价的依赖,依靠内化了的行为准则来监督、调节和控制自己的行为,而且开始从对自己表面行为的认识、评价转向对自己内心世界更深入的评价,喜欢尝试着从个性品质、人际关系、自我价值等方面的特点来描述自我形象。②

在认知发展水平方面,六年级学生逐渐从具体运算阶段发展至形式运算阶段,逻辑思维发展迅速,有意注意基本上占据了主导地位,思维上进入了辩证思维稳步发展的时期。这时他们会更有逻辑性地关注自我的发展,也包括关注自我的未来,这为他们理解社会角色和将来面临的各项挑战打下了认知上的基础。

在个体生涯发展阶段方面,六年级的学生正处于生涯发展的生长期,其发展的主要任务是熟悉和适应生存环境、获得生存所必需的知识和经验、培育健康的身体和心理素质、形成基本的生活和学习能力。

在课程实施的可行性方面,由于六年级儿童正处于发展初期,很少受外界已有规则的束缚,可塑性非常高,这为课程实施奠定了良好的基础,课程实施所产生的影响也会更大、更容易。从现实角度来说,六年级的学生相比较于初高中学生的课业压力较小,更有可能专门用将近一个学期的时间进行系列的生涯教育课程的学习,实施起来也更为容易;同时,相较于五年级的学生,六年级学生正面临着学业和未来的选择,实施效果可能会更明显。

由此可见,小学六年级的学生正处于这样一个特殊的阶段,他们对未来感到好奇,他们有能力去为未来做准备,他们也必须去为未来做准备。在此阶段对他们进行生涯教育,既符合他们当前的能力,又满足了他们的需要,同时也为他们将来的发展奠定了基础。

(五)课程主要组成单元

本系列课程以生涯适应性为主题,以生涯构建理论为主要理论依据,关注学生生涯发展中自我概念的形成与发展,并将父母参与纳入教学设计中。整个课程分为自我

---

① Connors L J, Epstein J L, et al. Handbook of parenting: Applied and practical parenting[M]. Lawrence Erlbaum Associates, Inc, 1995.

② 孙义农. 小学生心理辅导[M]. 杭州:浙江大学出版社,2003.

探索、关注、好奇、控制、自信五个模块,共计十二课时,具体课程组成单元如下:

(1) 第一课时　这样的我(自我探索)

(2) 第二课时　我在成长[生涯基本知识的介绍(关注)]

(3) 第三课时　我的生涯角色[生涯角色的介绍(关注)]

(4) 第四课时　集体中的合作[生涯发展技能的培养(自信)]

(5) 第五课时　信息收集[生涯发展技能的培养(好奇、关注)]

(6) 第六课时　善做决策[生涯发展技能的培养(自信、控制)]

(7) 第七课时　我的日程表[生涯发展技能的培养(控制)]

(8) 第八课时　兴趣探索(自我探索)

(9) 第九课时　职业初体验[生涯发展技能的培养(好奇)]

(10) 第十课时　我是小公民[生涯发展技能的培养(关注、好奇)]

(11) 第十一课时　最重要的是……[生涯发展技能的培养(好奇)]

(12) 第十二课时　我的梦想清单[生涯发展技能的培养(关注)]

三、教学实例

下面以第七单元"我的日程表"为例,对课程的设计和实施进行说明。需要强调的是,此方案还有很多提升空间,对其进行反思、批评和改进相比参考此方案本身可能更有意义。

(一)"我的日程表"单元教学目标及与其他部分的关系

"我的日程表"位于第七课时,作为生涯发展技能培养的一部分,是小学六年级生涯适应性课程的关键部分,主要针对"控制"这一生涯适应性维度进行设计,旨在通过设计一天的日程表让学生体验到对日常生活的控制感,从而增强学生的生涯适应性。"我的日程表"是"控制"这一维度最核心的教学设计,"控制"是规划的前提条件,在学生对生涯发展已经有一定认识的基础上,"控制"感的获得也是其最终进行生涯规划的关键。从某种程度上来说,"我的日程表"为最后的生涯规划课时"我的梦想清单"做了准备,是从理想到实践的衔接与过渡。

具体来说,本课时的教学目标如下:

第一,知识与技能目标。学生能够列出自己一天的日程表;学生能够判断什么样的日程表是好的日程表(既能有助于实现自己短期或长期目标,又具有可操作性);知道自我监控日程表落实情况的重要性。

第二,过程与方法教学目标。学生能够对自己的日程表进行合理的修改;初步学会合理规划时间。

第三,情感态度与价值观目标。学生能感受到自己可以在条件有限的情况下掌控自己的生活;学生通过对自己生活的规划形成对生涯发展的责任意识。

(二)"我的日程表"教学内容分析

本单元的教学内容由三个部分组成:第一部分让学生写出第二天的日程安排;第二部分让学生通过讨论发现别人的日程安排有什么样的特点,反思自己的日程表;第三部分请学生根据前面的讨论和思考修改自己的日程表。这是一个"计划—讨论—反思—再计划"的完整过程,通过这样的过程可以让学生从方法上对合理规划时间有所把握。

"一天日程表"活动的设计主要是考虑到小学六年级的学生还不太具有进行长远规划的能力,他们的思维方式还比较具象,常常依赖自己已有的经历,所以将日程表的时间定为一天,让学生自己安排一天中的10件事情,这样做的目的是希望学生能够意识到自己的一天是由许多日常事件构成的,而这些日常事件(如洗漱、吃饭等)是可以在他们的能力范围内进行规划和安排的。

本节课的过程设计就是希望能够不脱离小学生的日常生活,并让学生在日常生活中体验规划的过程,进而了解什么是好的规划。

(三)"我的日程表"教学重点和难点的分析与处理

第一,教学重点。学生能够在梳理自己一天的时间安排后对一天的时间规划有更清晰的认识,能够合理地修改自己的日程表;学生知道怎样制定一份好的日程表。

第二,教学难点。学生能够发现自己时间安排中的合理和不合理的部分,并修改自己的日程表。

第三,应对策略。通过让学生列出、讨论、反思、修改这一过程,让学生对自己一天的日程表有更深刻的理解,进而能够合理修改自己的日程表,并对如何进行时间规划有具体的体验。

(四)"我的日程表"学生分析

小学六年级的学生已经对决策有了一定的认识,知道自己可以做出一些选择,并且要对自己的选择承担相应的责任。在之前的课程中,学生已经对生涯发展有了一定的认识,但是如何将这种认识与其自身的实际生活相联系,对于小学六年级的学生来说仍是一个比较困难的话题。学生需要掌握一定的控制感并培养对自己未来生活负责任的意识,才能更有效地规划自己的生涯发展。日常生活中对时间的安排既是控制和责任的一种体现,也是生涯发展技能的一个重要方面。虽然学生日常的大部分时间都是在学校度过的,但是,因为小学生课业任务并不算非常繁重,所以仍有一部分可供自由支配的时间,诸如下午放学后、周末。学会合理地安排这些时间对其未来的发展至关重要。小学生由于自控能力相对较差且自我意识发展不完善,生存技能的发展并不成熟,所以,不宜直接对其进行时间管理方面的训练,但是可以通过回顾自己一天的生活日程,帮助学生树立管理时间的观念。

(五)"我的日程表"教学过程

1. 导入:小美的一天(5分钟)

(1)学生观看课件《小美的一天》。

(2)教师提问:小美一天的安排与自己一天的安排有哪些相同和不同的地方呢?

(3)邀请3~5名学生回答问题,教师及时给予反馈。

(4)教师小结并导入本课主题:作为学生,每天都有很多事情要做,上学、吃饭、写作业、游戏、运动等。我们要怎么合理安排自己一天的日程呢?今天我们就来一起探讨。

【设计意图】 通过对比同龄学生的一日生活,了解生活可以有多种安排方式,从而引起学生对如何合理安排一日生活的思考,导入本课。

2. 活动:我的日程表(15分钟)

(1)教师发给每个学生一张"我的日程表"(见下表)。

我的日程表

日期：　　　　　　姓名：

我明天必须完成的事	所需要的时间（分钟）	什么时间做这件事

（2）教师说明填写注意事项：

① 先了解填写顺序，再认真思考，最后填写。

② 填写顺序：列出明天必须要做的 10 件事；估计做每件事所需要的时间；计划明天什么时间要做什么事情；算一算明天的时间是否能把所有的事情都做完。

③ 填写时间：8 分钟。

（3）学生认真填写，教师全场巡视，对有需要帮助的学生及时给予个别指导。

（4）教师提问：什么事情花的时间最多？你能把需要做的事情都做完吗？如果做不完是因为什么呢？你能想到用什么办法解决这个问题吗？

（5）邀请学生回答问题，教师及时反馈并梳理学生回答的要点，写在黑板上。

【设计意图】　初步体验日程表的设计，思考并总结自己日程表的特点，从而为最后日程表的修改奠定基础。

3. 活动：找不同（10 分钟）

（1）教师说明活动任务。

① 寻找小组中和自己要做的事情最相似的人，看看他们的时间安排与自己有什么不同。

② 寻找小组中完成所列事情需要时间最多和最少的人，看看为什么他们需要这么多或者这么少的时间。

③ 寻找小组中你最喜欢的日程表，思考一下你为什么喜欢。

④ 时间：3 分钟。

（2）学生按要求完成活动任务。

（3）每个问题邀请 2~4 名学生分享，教师及时反馈并做小结。

【设计意图】　通过讨论找到改进自己日程表可供借鉴的方法。由于学校、教师的教学安排会影响学生一天的日程安排，因此在同班同学中寻找可借鉴的方案是最为可行的，同时也可以为接下来的修改提供方向。

4. 活动：改一改（8 分钟）

（1）教师说明活动任务：请学生用 5 分钟的时间，结合刚刚的讨论，修改自己的日程表，让自己的日程表更有可操作性。

（2）学生修改自己的日程表。

（3）邀请 3~5 名学生展示自己修改的日程表，并分享自己修改的理由；教师及时给予学生积极反馈，并将对其他学生有启发的要点梳理出来，写在黑板上。

（4）教师提问：什么样的日程表是合理的日程表？你认为制定一份合理的日程表最重要的是什么？

（5）邀请部分学生回答，教师总结本课。

【设计意图】 通过修改日程表引导学生意识到规划日程是需要不断调整和完善的，并真实体验"计划—讨论—反思—再计划"的过程，最后通过提问巩固课程内容，强化学生对制定日程表方法的掌握。

5. 家庭实践活动（课下）

第一，将自己课上完成的日程表给父母展示。

第二，邀请父母对自己的日程表提出建议，并指导自己再次完善日程表。

（六）"我的日程表"教学反思

本课能否让学生有所收获主要体现在讨论的过程、分享的内容和对第一轮规划的修改上。如果学生能够总结什么样的日程表是好的日程表、怎样才能制定一份好的日程表，并对自己的日程表进行更合理的修改，那么就可以认为此节课是成功的，学生是有所收获的。

从课程内容上来说，让学生列出一天的日程而不是更长时间的日程是合理的，小学六年级的学生已普遍能够进行一天日程的规划了。在讨论、反思和修改日程表的过程中，部分学生出现了困难，可见这部分内容依旧是本节课的难点。学生往往能够对他人的日程表进行较为准确的评价，但是在修改自己的日程表时有的却出现了困难。这可能是由于小学生的日常活动安排并不能完全由自己掌控所致。而受制于现实情况也是他们在未来进行规划时经常会遇到的问题，因此，这种体验对他们而言在某种程度上也是非常必要的。基于此，可以进一步设计一个环节让学生交流和讨论如此设计、修改、保持日程表的原因，从而延伸学生对日程规划的认识和思考。

第七章　中小学生学业发展与辅导

学习是中小学生最重要的日常活动。中小学生的学习将为其继续接受高等教育、参与社会生产奠定必要的知识基础,其结果直接关系到学生完成基础教育学习任务的质量。同时,中小学生的学习体验是其生活体验的最重要组成部分,对学生的个性社会性发展、生涯发展都会产生重要的影响。本章首先介绍目前心理学界关于学习的主要理论,然后结合当前中小学生学习过程中所面临的常见困难提出辅导策略,最后阐释中小学生学业发展辅导的基本原则并辅以案例进行说明。

第一节　中小学生学业发展概述

一、 学习的内涵及相关理论的发展

(一)学习的概念

长期以来,不同的心理流派对学习都提出了自己的界定,目前最为广泛接受的定义是:"学习是个体在特定情境下由于练习或反复经验而产生的行为,或行为潜能较为持久的变化。"

具体来说,学习行为的产生包括以下几个要素:第一,学习是普遍存在于生物界的一种现象,其主体包括人和动物。学习既包括狭义的学习,即有组织、有计划地学习,诸如学校学习,也包括广义的学习,即日常生活中的随机学习。第二,学习是由练习或反复经验引发的,强调了学习过程中个体与外界信息有意识的相互作用。这个过程既包括外界信息对个体的影响,如阅读、听讲、观察等,也包括个体对外界信息的建构,完成新信息与自己已有知识的整合。第三,个体在学习后发生较为持久的变化,这种变化包括行为、思维、信念等。在行为主义心理学家看来,学习会引发行为的变化,但是这种变化不一定会立刻显现,所以会有"行为潜能"的说法,而认知心理学家则认为"行为潜能"就是思维、信念等。

由此我们可以看出,并不是个体所有的变化都能被称为学习,由于本能、疲劳、适应、生理成熟等因素所引发的变化不属于学习的范畴。本章重点讨论的中小学生的学业发展问题,即是对学生通过练习或反复经验的方式实现内外部信息的相互作用,带来外部行为或知识、技能、态度等内部心理结构发生较为持久的变化这一过程的讨论。

(二)学习的意义

学习对于学生而言兼具工具价值与本体价值,一方面学习是学生步入社会前在知识、技能、态度等方面进行的必要准备,另一方面学习本身也可以满足个体求知、审美以及自我实现等的需求。

学习的意义具体体现在以下几个方面:第一,学习是个体内在与外部环境取得平衡的必要条件。个体生存的外部环境处于不断的变化之中,为了更好地适应环境并且在此基础上改造环境,个体需要通过学习来获得内在自组织系统与外部环境系统的信息交换,从而达到内外环境的平衡。从广义的角度来看,学习与生命并存。第二,学习可以影响机体的成熟。个体的生理结构和机能为学习提供了必要的物质基础,同时学

习也可以影响机体的发育和成熟。研究表明,大脑的潜力会在学习中不断得到激发。反之,如果个体的生理结构长期得不到使用,其机能也会随之消退。第三,学习可以促进个体的心理发展。随着年龄的增长,个体的流体智力逐步降低,而晶体智力不断增加,这可以很好地解释很多人大器晚成的现象。

(三) 当前主要学习理论

学习理论一直是心理学研究的核心领域,主要回答以下三个方面的问题:① 学习的实质,即学习使个体发生了哪些变化;② 学习的过程,即个体的学习是如何实现的;③ 学习的规律,即学习过程受哪些因素影响。当前主要的学习理论有如下流派:

1. 行为主义学习理论

行为主义心理学家认为,学习即是刺激与反应建立联结的过程,强化是加强这种联结的重要手段。巴甫洛夫的经典性条件作用理论,奠定了行为主义的理论基础。在此基础上,桑代克提出了高效率学习要遵循的三个重要原则:① 准备律,即有学习倾向的准备且学习得以进行;② 练习律,即增加刺激与反应之间联结的次数;③ 效果律,即在刺激反应的联结后给予积极反馈。斯金纳则在前人研究的基础上将个体行为分为应答性行为和操作性行为,并提出操作性条件反射的强化理论。强化即是提高特定反应出现的概率,相关的刺激和事件被称为强化物。强化又可分为正强化和负强化,前者是在反应出现后提供愉快的刺激如表扬,后者则是消除厌恶的刺激,如撤销处分。班杜拉的社会学习理论认为,儿童是通过观察并模仿他们生活中重要人物的行为而习得社会行为的。如果模仿行为得到强化,其行为再现的概率就会提升。班杜拉将强化分为直接强化(行为实际发生后的强化)、替代性强化(看到榜样行为的强化)和自我强化(行为符合主流价值观念的强化)。

2. 认知主义学习理论

认知主义心理学家认为学习是在刺激与反应中间,在个体头脑内部形成相应的认知结构的过程,学习的核心在于认知结构的改变。布鲁纳认为,智慧生长等同于认知生长,其本质是形成一套知觉和认知这个世界的表征规则。奥苏贝尔提出的有意义的接受学习,是当前中小学生最主要的学习方式,即通过学习课堂上经过思考的、有组织、有序列的材料,学生将学习材料与已有知识结构建立起非任意的和实质性的联系。在他看来,所谓有意义即是新知识与学习者认知结构中已有的相关概念建立起某种合理或逻辑基础上的联系。而有意义的学习与个体所采用的具体学习方式(发现学习、接受学习)无关。因为接受学习可以为学生呈现结构良好的学习材料,有助于有意义学习的发生,所以奥苏贝尔提倡接受式学习。受信息加工理论的影响,加涅提出了学习的信息加工理论,认为学习首先应是在工作记忆中完成知识的编码,而后转移到长时记忆的过程。一般来说,长时记忆中存储的知识是可以长久保持的,并在有应用需要的时候被激活、调入到工作记忆之中。

3. 建构主义学习理论

建构主义主张,世界是客观存在的,但是由于个体的经验不同,因此,每个人对同一事物的理解也不尽相同。目前,建构主义并未形成统一的理论体系,其基本共识主要体现在以下几个方面:① 知识观。知识不是人们对现实地纯粹客观反映,也不是对绝对真实的表征,而是人们对客观世界的一种解释、假设或假说,会随着人们认识的加深而不断变化。② 学习观。学习不是简单被动地接收信息,而是学生根据自己的经验背景,对外部信息进行主动选择、加工和处理的建构过程。③ 学生观。学生在过往的学习中已经形成了相关的知识经验,对任何事物都会有自己的看法,即便是那些没接触过的事物,也会根据已有的经验提出自己的解释。因此,教学应当把学生原有的知识经验作为新知识的生长点,引导学生从原有的知识经验中增加新的知识经验,其核心在于知识的处理和转换。

4. 人本主义学习理论

人本主义的学习理论主张从全人教育的角度阐释学习者整个人的成长历程,以发展人性,注重学习者的经验和创造潜能,引导其结合认知与经验,肯定自我进而实现自我。以性善论、潜能论和动机论为理论基础,马斯洛提出了内在学习理论,对通过外部强化促进学习的教育方式进行了批判,认为学习过程应是充分依靠学生内在驱动力,激发学生潜能,达到自我实现的学习。另一位人本主义心理学家罗杰斯提出了“以学生为中心”的教育理念,在学习方面,罗杰斯提倡有意义学习,他认为学习不仅仅是增长知识,而是一种使个体行为、态度、个性以及未来选择等各个部分融合在一起的活动。我们注意到,罗杰斯提出的有意义学习强调学习内容与学习者全人的意义关系,而奥苏贝尔提出的有意义学习则是强调新旧知识之间的意义关系,两者是有所不同的。

(四) 学习理论发展评述

各个流派的学习理论都在不断地发展,在这个过程中,人们对于学习行为的认知也在不断地加深,同时对于学习行为的关注也在不断地拓宽。行为主义心理学家的相关研究为人们科学地探究学习问题奠定了基础,并在其发展过程中不断吸收认知主义的相关理论,在班杜拉的观察学习理论中已经明确提出了自我调节以及认知过程的重要作用。认知主义的贡献在于将人们对学习的研究更加精细化,人们开始探讨大脑在学习过程中的工作机制,以及注重对于知识的编码与组织。而建构主义学习理论的提出,可以看作是对认知主义的反思与修正,强调尊重不同学生在知识建构过程以及这个过程中的具体差异,其对学习本质的认识与认知主义并无本质差别。人本主义学习理论是伴随着人本主义思潮出现的,其基本价值取向是全面、系统地看待人,所以关注学习过程中人的整体发展。时至今日,各个流派的学习理论呈现出相互借鉴、相互融合的趋势。在实践应用中,我们应各取所长,综合运用。

二、学习动机

(一) 学习动机的概念

学习动机是指激励并维持学生朝向某一学习目标的动力倾向。① 在教学实践中,学习动机与兴趣、需要、态度、期待、抱负水平等几个概念具有紧密的联系,同时又有一定的区别。兴趣是指趋向某一对象活动的内在倾向,兴趣其实就是动机的一种。需要是人体组织系统中的一种缺乏、不平衡状态,而动机是在需要的基础上产生的。态度包括认知、情感、行为倾向三个因素。相比于动机,其情感特征明显。当三个要素出现不一致的情况时,即为认知失调,个体则需要调整,达到新的平衡。认知失调可以看作

---

① 彭琼,王警可.学习动机理论综述[J].社会心理科学,2013(5).

是态度改变的动机。期待是指个体对某件事情是否发生的主观预期。如果期待与个体知觉经验不符合，就产生了心理失衡，进而会产生行为的动机。抱负水平是指从事某种实际工作之前，主观地估计自己能达到的成就目标。实际结果与成就目标的差距与方向，则会影响个体以后的动机。

（二）学习动机的作用

一般来说，学习动机并不直接卷入认知建构过程对学习产生作用，而是以学习情绪状态的唤醒、学习准备状态的增强、学习注意力的集中和学习意志的提高为中介来影响学习过程。具体来说，表现在以下四个方面：① 引发作用，当学生对某些知识或技能产生迫切的学习需要时，就会引发学习内驱力，唤起内部的激动状态，产生焦急、渴求等心理体验，并最终激起一定的学习行为。② 定向作用，学习动机以学习需要和学习期待为出发点，使学生的学习行为在初始状态时就指向一定的学习目标，并推动学生为达到这一目标而努力学习。③ 维持作用，在学习过程中，学生的学习状态是认真还是马虎，是勤奋还是懒惰，是持之以恒还是半途而废，在很大程度上取决于学习动机的水平。④ 调节作用，学习动机调节学习行为的强度、时间和方向。

（三）当前主要的学习动机理论

1. 强化理论

强化理论由行为主义心理学家提出，他们认为任何刺激与反应联结的建立都需要强化加以维持。所以，就学习行为而言，在学习行为发生后给予强化物来满足学生的个体需要是维持学习行为持续发生的必要条件。这里的强化物包括物质强化（如奖品）和精神强化（如表扬）。斯金纳理论中的正强化和负强化，以及班杜拉观察学习理论中的直接强化、替代性强化和自我强化，都为该理论的实践应用提供了具体的指导。

2. 需要层次理论

需要层次理论由人本主义心理学家马斯洛提出，通过研究，他发现人存在五个层次的需要，具体内容如表 7-1 所示。

表 7-1　马斯洛的需要层次理论

需要层级	具体含义
① 生理需要	个人生存的需求，包括：食物、水、住所等
② 安全需要	保护自己的身体和情感不受侵害的需求
③ 社交需要	被接纳和归属感，包括：友谊、爱情、交流的需求
④ 尊重的需要	内部尊重：自尊、自主、成就感；外部尊重：地位、认可、关注
⑤ 自我实现的需要	实现理想的需求，包括：求知、审美、个人价值实现

其中前四层需要为缺失需要，是我们生活所必需的，一旦得到满足后，其动机就会消失；第五层为成长需要，是一种追求个人极限的内驱力，能够让我们的生活有意义。一般来说，只有个体的低层次需要得到部分满足之后，才会去追求更高层次需要。对于学生学习而言，帮助学生体验到其需要可以通过学习行为得到满足，学生即可建立起学习动机。同时，学校心理辅导工作者应注意保障学生缺失性需要，并积极促进学生需要层次的提升，在保持较强学习动机的同时拥有良好的心理体验。

3. 成就动机理论

成就动机是在个体成就需要的基础上发展而来的,是一种"克服障碍,施展才能,力求尽好尽快地解决某一难题"而学习的内在推动力量,即对成就的追求。阿特金森发展出了成就动机的期待——价值理论,个体对成就动机的倾向强度,可以用如下公式表示:

$$Ts = Ms \times Ps \times Is$$

公式中,Ts 代表个人追求成就的倾向,Ms 代表个体对成就的需要,Ps 代表在该项任务上将取得成功的可能性,Is 表示成功的激励值(取得成功后的自豪感)。所以,如果学生既相信有完成学习任务的可能性,又认为学习结果是有价值的,这时就会产生较强的学习动机。

4. 成败归因理论

维纳等人通过大量对归因与学习的研究发现,学生对学习成功和失败原因的解释影响着他们的学业成就。通过对大量归因的分析,他们发现学生对于学业成就的归因可以分为三个维度,具体划分及举例如表 7-2 所示。

表 7-2　学生对学业成就的归因

	内　部		外　部	
	稳定	不稳定	稳定	不稳定
可控	典型的努力	一时的努力	教师偏见	他人帮助
不可控	能力	情绪	任务难度	运气

一般情况下,帮助学生找到影响其学习的内部、稳定、可控的影响因素,有利于学生学习动机的激发。当然,学校心理辅导工作者应根据学生学习的实际情况,实事求是地帮助学生分析影响其学习效果的因素,合理归因,积极改进,激发学生的学习动机。

5. 自我效能感理论

自我效能感是指人们对自己能否成功地从事某一成就行为的主观判断。因此,自我效能感并不是个体真正的能力水平,而是对自己能力的信念。个体的自我效能感影响人们对任务付出的努力、面临挫折时能坚持多久,以及从失败中恢复的能力。学校心理辅导工作者可以通过为学生创造成功的体验、树立成功典型、积极言语肯定、帮助学生调整情绪与生理状态等方式,增强学生的自我效能感,促进学生为完成学习任务付出更多努力。

三、学习策略

(一)认知策略

认知策略是加工信息的一些方法和技术。这些方法和技术能使信息较为有效地从记忆中提取。

1. 复述策略

复述策略是指在工作记忆中为了保持信息,运用内部语言在大脑中重现学习材料或刺激,以便将注意力维持在学习材料之上的策略。具体包括:① 合理复习,包括及时复习、集中复习和分散复习、部分学习和整体学习、自问自答或尝试背诵、过度学习等;② 自动化,主要是通过练习与操练而获得认知任务的完成;③ 亲自参与,在学习完成各种任务时,让学生亲自参与这些任务,他们会比只让其看说明书或者只看他人示范学得多;④ 利用情境相似性和情绪生理状态相似性,可以提升认知效果。

2. 精加工策略

精加工策略是指通过把所学的新信息和已有的知识联系起来,以此来增加新信息的意义,也就是我们所说的用已有的图式和已有的知识使新信息合理化。主要包括:① 记忆术,利用精加工技术,它能在新材料和视觉想象或语义知识之间建立联系,包括位置记忆法、首字联词法、关键词法、视觉想象法等;② 灵活处理信息,需要学习者采取一些主动的方法对信息进行加工,寻找信息之间的客观联系,帮助记忆,包括有意识记忆、利用背景知识、主动应用等。

3. 组织策略

组织策略是指整合所学新知识之间,新旧知识之间的内在联系,形成新知识结构的策略。主要包括:① 列提纲,以简要的词语写下主要和次要的观点,也就是以金字塔的形式呈现材料的要点;② 做图表,包括系统结构图和概念关系图,前者是对不同信息层级关系的梳理,后者是对各种观点联系关系的梳理,在大量复杂信息的梳理过程中往往是两种关系图嵌套使用;③ 运用理论模型,对于复杂的课题,可以采用图解的方式来说明各过程之间的要素是如何相互影响的,建立相符的理论模型。

(二)资源管理策略

资源管理策略是辅助学生管理可用环境和资源的策略。

1. 时间管理策略

时间管理策略是指通过一定的方法合理安排时间,有效利用学习资源,主要体现在时间的排序以及有效管理时间的使用。时间排序可以使用四象限法,将要完成的任务依据重要性和紧急性两个维度进行排序,合理安排完成任务的顺序。有效管理时间的使用则是通过确定合理目标、规定学习时段、规划固定场所、适时自我奖励等方式将单位时间充分利用。

2. 努力管理策略

努力管理策略是指掌握一些方法来排除学习的干扰,使自己的精力有效地集中在学习任务上。学生需要维持好自己的意志力,不断地进行自我激励,具体包括提高兴趣、树立信心、自我奖励等。具体内容可参见前文"学习动机"部分。

3. 环境管理策略

环境管理策略主要是指善于选择安静、干扰较小的学习地点,充分利用学习情境的相似性。学习环境需注意调节自然条件,如空气流通、温度适宜、光线明亮等,同时设计好学习空间,室内布置合理、学习用具齐备、空间大小适宜等。

4. 求助管理策略

学业求助策略是指当学生在学习上遇到困难时,主动向他人请求帮助的行为,可分为工具性求助和执行性求助。工具性求助是为了独立学习,请求他人给出意见与指导,借助他人的力量以实现问题的解决;而执行性求助则是只希望尽快完成任务,希望他人代替自己解决问题,是选择放弃成就获得并依赖他人的行为。学校心理辅导工作者要努力促进学生进行工具性求助,而非执行性求助。

(三) 元认知策略

元认知策略和其他两种策略都是告诉我们在学习过程中该"怎么办"的知识。元认知策略存储在长时记忆中,是个体基于一定的元认知知识,实现对认知过程管理和控制的策略。

1. 计划策略

计划策略是指根据认知活动的特定目标,在一项认知活动之前计划各种活动,预计结果、选择策略,预见并提出在认知过程中可能遇到的问题以及解决办法,并评估其有效性。计划策略包括设置学习目标、浏览阅读材料、发现待回答的问题、分析并制定完成认知任务计划等。

2. 监控策略

监控策略是指在认知活动的实际过程中,根据认知目标及时评价、反馈自己认知活动的结果与不足,正确估计自己达到认知目标的程度、水平,根据有效性标准评价各种认知行动、策略的效果。监控策略具体包括领会监控和集中注意两类。领会监控一般在阅读中使用,帮助学习者实时评估自己的认知质量,对于没有领会清楚的部分及时采取补救措施。注意是一种有限的资源,在某一特定时刻我们只能注意到有限的事物,而注意又是领会的基本前提,所以,集中注意的目的就是学习过程中学习者放弃对其他刺激的关注,优先关注待加工的认知材料。

3. 调控策略

调控策略是指根据对认知活动结果的检查,如发现问题,则采取及时的补救措施,根据对认知策略效果的检查,及时修正、调整认知策略。调控策略的实施需要建立在监控策略有效实施的基础上。与监控策略中的领会监控有所不同,调控策略是对整个认知过程质量的反思与调整,而领会监控重点评估的是对局部材料认知的质量。

第二节 中小学生学业发展的常见问题与辅导

一、 中小学生学业发展的常见问题

(一)小学生学业发展的常见问题

1. 注意涣散

集中注意力是对刺激信息进行感觉登记,完成信息加工的基本前提,学生注意力集中情况直接关系到其信息加工的质量。小学生经常表现出来的一边学习一边看电视、吃零食、东张西望的现象,或者是短暂学习一段时间之后需要休息、玩游戏的现象,这些都是学生注意力不集中的表现。一方面,小学生生理发育不成熟,其集中注意力的时间也相对较短,这是受其生理成熟度所影响的。随着学生年龄的增长,他们能够集中注意力的平均时间也会随之延长。另一方面,外界刺激也是影响其集中注意力时间的重要因素,当学生对学习内容更感兴趣时,他们集中注意力的时间也会更长。当然,上述讨论并不包括患有多动症等其他生理病变情况的学生。

2. 考试焦虑

考试焦虑会导致学生在备考以及考试中学习效率降低,影响学业水平的表现。尤

其是对于低年龄阶段的学生而言,考试对于他们来说相对陌生,会导致较大范围内的焦虑。考试焦虑严重的学生可能出现食欲不振、呕吐以及其他躯体化反应。一般来说,当个体面对无法处理的压力时就会产生焦虑情绪。考试成绩对于学生的重要意义是引起学生考试焦虑的最主要原因。学生的考试成绩不仅是学生学业发展水平的重要标志,同时也关系到学生在人际关系中是否能够获得认同、尊重与关爱,还会影响学生自我概念的建构以及自我的生涯决策。

3. 学习拖延

一般来说,小学生对于学校的规定、老师的要求能够做到较好的遵守。学习拖延会造成学生在单位时间内需要完成较多的学习任务,致使学习的质量下降,具体表现为每天很晚才开始写作业,假期作业等到开学前几天才开始写,课堂上遗留的学习任务在时间允许的情况下仍然会延后完成。造成学习拖延的原因主要来自两个方面,一是学习任务本身给学生带来的压力,使学生产生畏难情绪;二是学习本身并不能够满足当前学生的主要需求,例如此时学生更希望进行休息或者是人际互动。

4. 厌学情绪

厌学情绪会直接影响学生的学习投入,会在学习的各个环节影响学生的学业发展,具体表现为学习期间精神涣散,课下不及时完成作业,沉迷游戏,甚至拒绝上学。当前学生的学习压力较大,课业负担较重,出现一定的厌学情绪具有一定的合理性。从行为主义的角度来看,学生出现厌学情绪主要是学生行为的发生与消极的情绪体验建立起了相对稳定的联结。鉴于小学生的学习动机易受外部环境影响的实际情况,枯燥的课堂内容、考试带来的学习压力、娱乐时间的减少、学校人际关系的困扰,这些都是造成学生厌学的可能原因。如果出现学生拒绝上学这种极端情况,说明此时学生已经面临非常大的心理压力,学校心理辅导工作者需要核查学生有没有遭受校园欺凌以及其他的重大创伤事件。

(二)中学生学业发展的常见问题及分析

1. 动力不足

学生学习动力不足是当前教育领域中的重要议题。随着学生学习活动复杂程度的提升,学习动力对于学习效果的影响也随之加大。不认真听讲,不按时完成作业,对于学习内容不进行思考等诸多学习投入不高的现象都可以归结为学生的学习动机不足。与小学生不同,随着中学生身体的生理成熟,其内在的需要与认知系统得到丰富和发展,并成为影响其行为的最重要因素,这在学生进入青春期之后表现得尤为明显。学生此时表现出对自我认同、自我价值感、受到老师与同伴的关爱与尊重的强烈需求。而单纯的学习任务已经不能满足其对于自我概念的建构与进行人际交往的需求,所以会造成学生对学习本身兴趣降低,学习动力不足的状况。

2. 方法不当

学习方法不当突出表现为学生投入大量的学习时间,但是学习的效果并不理想。在学习过程中,表现为学生机械地记忆课本上的知识,大搞题海战术以提高考试成绩等。学生学习方法不当主要有两个方面的原因:第一,学生缺乏对信息加工必要的知识学习和技能训练,在传统的讲授式教学中,学校心理辅导工作者首先对要讲授的知识进行建构,并给学生设计相关的学习任务,学生在完成任务的过程中完成对知识的理解与建构。但是,这种学习方式的效率会随着学习任务的复杂性增加而降低。第二,个体往往更愿意用自己习惯的方式去处理问题,对于未知方法与未知领域的尝试,会造成个体的紧张与不安。所以,学生也更愿意用自己已经习惯的方法去学习新知识,这样也就限制了学生对于新的学习方法的应用以及对学习行为本身的反思。

3. 意志力薄弱

学习需要学生维持较高的注意水平,并且不断对信息进行加工与建构。因为并不是所有的学习信息都是个体当前感兴趣的,所以需要进行必要的调控,来完成上述的认知操作,这种有意识调控对学习的影响随着学习任务难度的增加而增大。意志力薄弱在学习上的具体表现是遇到困难的学习任务就会轻易放弃,不能在较长时间内持续专注于学习任务等。从心理学的视角来看,个体意志力强弱与其自我控制能力有关,这种能力是一种普遍的能力,可以表现在个体生活的方方面面。学生的意志力水平会受个体当前动机水平的影响,同时这也是一项相对稳定的能力,需要长期的训练加以提升。所以,意志力薄弱一方面是学生完成学习任务的动机不强,另一方面是学生日常缺乏必要的自我控制的训练所导致的。

4. 学习马虎

广义的学习马虎包括学生在学习过程与学习结果两个方面体现出来的马虎,其中对前者的讨论已经在学生学业发展常见问题的其他部分有所涉及,下面重点讨论后者,主要表现为在解决能力范围内的一些问题时出现意外错误。此类现象出现的原因,主要是学生学习复杂性的增加,问题处理也需要一系列认知操作才能完成,任何一个环节的失误都可能导致问题解决失败。所以,造成学生学习马虎的影响因素也应该从两个方面来分析:一是由于短时间内要进行大量的认知操作,学生在此过程中难免会出现一些随机性的错误;二是由于学生对于相关知识的理解不够深刻,以至于在应用过程中出现了错误,而自己对此并没有觉察,将这种情况误认为偶然错误。

二、 中小学生学业发展常见问题的辅导策略

学习过程具有复杂性与系统性的特点,所以学生学业发展出现的常见问题与辅导策略也并非一一对应,常常出现一因多果,或者是多因一果的现象。面对学生呈现出来的多样的学习问题,学校心理辅导工作者应依据影响学生学习过程的两个重要方面,即学习动机和学习策略,重点解决学生想不想学、善不善学的问题,让学生在学习过程中拥有较强的学习动力和积极的学习体验,并且能够选择合适的学习策略,高效地完成认知加工。同时,也应该注意促进学生学习的知识在生活实践中的应用,培养学生的自主学习能力,提高学生的综合素质。

(一)激发学习动机

学习行为发生的基本前提是学生产生学习的意向,并投入一定的精力。前面提到的学生在学业发展过程中的诸多问题都与学习动机有关,如注意涣散、学习拖延、动力不足、意志力薄弱等。对于如何激发学生的学习动机,具体有以下几种策略:

1. 教学吸引

不可否认的是,课堂教学在今后相当长的一段时间内仍然会是开展教育工作的主要组织形式,不断改善教学组织形式,有助于激发学生的学习动机,促进学生的学业发

展。现代认知心理学认为,通过打破学生原有的认知平衡,就能引起学生的学习兴趣。① 因此,学校心理辅导工作者在教学过程中要采用灵活多变的教学方式,创设问题情境,形成悬念,引发学生好奇与思考。同时,加强教学内容的新颖性,也有助于吸引学生的注意力。在保持核心教学内容不变的前提下,学校心理辅导工作者需要根据教学对象合理设置教学内容的呈现形式,比如低年龄阶段的学生对于动画这类新鲜的视觉刺激具有较高的兴趣,而高年龄阶段的学生则更注重学习材料本身的意义以及新旧知识之间的联系。一般来说,个体在其拥有主动权的活动中更能感受到快乐,学生的学习活动也是如此。为学生创设思考与提问的环境,在积极的探索与讨论中收获知识,能够让学生在享受学习的同时,加深对知识的理解。

2. 积极反馈

学习结果的及时反馈是激发学生学习积极性的有效方式,这里的反馈包括作业的正误、考试成绩的好坏以及学生日常应用知识的成效等。反馈的价值在于帮助学生及时了解自己的学习效果,为优化学习过程提供依据。② 我们经常提到的形成性评价与这里提到的反馈本质上并无差别,都是对学习过程的关注。在反馈过程中,学校心理辅导工作者需要注意以下几点:第一,反馈要及时,利用学生较为清晰的记忆表象,可以帮助学生更高效地评估自己的学习状态,了解自己的优势与劣势,逐步发展学生自我评价的能力;第二,反馈要具体,不管是鼓励还是不足,反馈信息越清晰、越具体,越能够帮助学生找到自己学业发展的突破点,为制定接下来的学习计划提供具体的依据;第三,反馈要频繁,一方面频繁的反馈是做到及时与具体反馈的客观要求,另一方面较为频繁的反馈有助于降低反馈结果给学生造成的心理压力,让学生更加关注于反馈的具体信息;第四,反馈要正向,以积极的视角看待学生学业发展中出现的问题,扬长避短,以优势潜能的发挥逐步带动学业短板的改善,改善学生的学习体验,在不断成长中形成学习结果与过程体验的良性循环。

3. 合作学习

教学过程中,除了关注师生之间的互动之外,还应该积极调动学生之间的互动,促进学生的学业发展。③ 个体的互动方式主要包括相互对抗、相互促进和相互独立三种形式,已有的研究表明,学生之间相互促进的互动方式最能够激发学生学习的积极性。随着学生年龄的增长,同伴关系对学生发展的影响会不断增大,尤其是处于青春期的学生,他们非常看重自己在同伴中的地位、形象。所以,以小组合作的方式组织学生学习,能够在学习活动中满足他们同伴交往的客观需求,并以此来带动学习行为的发生。同时,随着社会经济的发展,不同生产部门之间的合作也会愈加频繁,与人合作本身也是学生需要培养的一项重要能力。在合作学习的组织过程中,学校心理辅导工作者需要注意保证每一个学生都分配到合理的任务,做到集体奖励与个人责任相结合,防止责任分散以及"搭便车"的情况出现。例如,可以将一项具体的研究课题分配给小组,以小组为单位进行研究方案的设计、研究实施、结果总结以及结论汇报等工作,每个小

---

① 周姣术,朱华.浅谈皮亚杰认知发展理论对当代教育教学的意义[J].学理论,2017(8).
② 韩后,王冬青.促进有效学习的评价反馈系统及其应用[J].现代教育技术,2015(2).
③ 郑家福,江超.英语课堂教学中合作学习小组分组的问题及策略[J].教育理论与实践,2015(11).

组成员依据自身的专长与意愿承担部分工作,最终完成整体工作。需要注意的是,强调学生之间的合作并不意味着在教学中要完全排除竞争,适度的竞争有利于保持学生学习的张力,学校心理辅导工作者在关注两者之间对立性的同时,更要将两者统一于促进学生学业发展这一目标上。

4. 科学归因

在一阶段的学习过后,学生总会反思自己的学习过程,并尝试寻找一些原因。对于学习结果的归因,可以影响学生学习动机的激发以及后续学习计划的制定。一般来说,如果学生将学习的成功归结为内部的、可控的、稳定的因素,则可以增加学生的学业成就感,并促使其在接下来的学习过程中付出更多的努力。反之,则会降低学生的学习动机。[①] 学生的归因倾向会同时受到个人遗传与后天教育等多方面因素的影响。帮助学生科学归因,首先应该避免学生出现习得性无助的现象,即认为自己无论怎么努力,也不可能取得成功,因此便采取逃避努力、放弃学习的无助行为,这就是典型的不科学归因。对于这种情况,学校心理辅导工作者应该及时辅导,纠正学生的不合理信念,增强学生的自我效能感。当然,科学归因是基于学生学习的客观实际,是对学习行为的系统反思行为。在教育实践领域,合理归因就是引导学生将成功归结为自己的努力与能力,将失败归结为自己不够努力的观点,这是基于当前影响学生学业发展的学习动机不强、自信心不够的共性问题,以及内部因素是事物发展决定性因素这一哲学规律,通过经验总结出来的教育技巧,具有一定的合理性。但如果仅仅是简单地引导学生将成功全部归结为内部的、可控的、稳定的因素,显然也是不科学的。本部分重点讨论了科学归因对学生学习自我效能感的影响,在下面的内容中,我们将继续讨论影响学生学业发展的其他因素,共同服务于学习结果的科学归因。

以上策略为学校心理辅导工作者在激发学生学习动机过程中的常用策略。对于激发学生的动机而言,学校心理辅导工作者应用"教学吸引""积极反馈""合作学习"和"科学归因"等辅导策略的根本在于,让学生在学习过程中及学习结果的获得方面保持积极的体验。学校心理辅导工作者应帮助学生建立自身需要与学习行为的积极联结,让学生体验到学习行为对自己需要的满足感,并教会学生评估与管理自己的需求,激发学习的内驱力。同时,在学习的组织与反馈过程中,帮助学生建立起学习的自信,维持较高的自我价值感,培养学生挑战困难的能力。所以,学校心理辅导工作者也应该注重学生学习的心理建设。具体的策略是辅导者的出发点,而学生是否对学习本身有兴趣,保持较高的自我价值感,能够对学习有理性认识,选择适合自己的学习方式,是衡量学校心理辅导工作者辅导策略应用是否得当、辅导成效是否满意的重要标准。

(二) 改善学习策略

学习行为的核心是通过一系列的认知操作,完成新旧知识的整合,并在实践应用中实现知识应用的自动化。而学习策略则可以理解为是这一系列认知加工的技巧以及组织方式,是高效率学习的关键,直接影响学生的学业发展水平。对于如何改善学生的学习策略,具体有以下几种策略:

---

① 高秀丽,等.非认知因素对翻转课堂效果的影响分析[J].东北农业大学学报(社会科学版),2018(2).

1. 传授知识

几乎每个学生都希望获得高效的学习策略,教育实践中我们也经常听到学生抱怨自己的学习方法欠缺,但就目前的情况来看,学生缺乏关于学习策略的必要知识,这是制约学生学习策略发展的重要因素。造成这种情况的原因主要有两点:其一,传统的讲授式教学注重学生单次课程的接受效率,在备课的过程中要对知识的呈现形式与学生的学情分析进行充分考虑,学生的主要工作则是按照学校心理辅导工作者的规定完成相应任务,在这个过程中学生更多使用的是复述策略,而缺乏对精加工策略、组织策略应用的机会。随着学生的成长,这种以机械记忆为主的学习方式也会一直延续下去。当学生面临复杂的学习任务时,就形成了学习方法不当的困境。其二,高级的认知、元认知加工策略,很难在无意识的情况下习得,而低级的学习策略又不能让学生在意识层面体验到信息加工的完整过程,所以在这种情况下,学生已经习得的学习策略并不能在不同的学科之间灵活运用,学生也丧失了对已有学习策略反思的机会,同时,学生元认知能力的发展也受到了阻碍。改善学生的学习策略,首先应该为学生传递必要的知识,让学生清楚个体信息加工的基本机制,以及在完成不同的加工任务中可以选择的具体操作方法。辅导形式可以以专门的知识讲授和学科教学中渗透相结合的形式进行。

2. 直接教学

这种辅导策略与传统的讲授式教学十分类似,主要区别是"传授知识"的目的在于让学生了解信息加工的整体机制,而"直接教学"强调帮助学生掌握特定的学习策略。直接教学可以分为激发、讲授、练习、反馈和迁移这几个环节。首先由学校心理辅导工作者呈现所选定学习策略的应用条件和实施步骤,激发学生动机的同时讲授操作要点,并在具体案例中进行示范。接下来学生则需要通过有声语言复述相关要点,并在实例中进行练习。此时学校心理辅导工作者依据学生的表现,及时给予反馈,直至学生能够掌握全部操作要领,并且完成有声语言向内部语言的转化。学习策略属于心智技能的范畴,习得过程需要反复练习与反思,在学生初步掌握选定策略后,学校心理辅导工作者在教学中还应针对这一策略采用多种不同使用情境进行示范,帮助学生深化理解,熟练操作,最终完成技能的迁移。

3. 脚本合作

在教学实践中我们不难发现,当自己和其他人讨论自己所学内容时,两个人都会受益匪浅。[①] 脚本合作的教学模式最早是由丹瑟洛提出的,开始时主要是应用在阅读领域,在随后的教育实践中逐步被推广到其他领域,为我们的学习策略辅导提供了借鉴。脚本合作的具体操作如下:至少两个学生一组,一位是主讲人,其余的作为聆听者。主讲人向聆听者介绍自己在学习过程中应用的策略,然后聆听者对于自己的疑惑提出问题,由主讲人回答。接下来交换角色,其中一位聆听者上台担任主讲人,以此类推,直到小组成员对某一特定学习策略的理解与操作形成共识,无任何疑问为止。其工作原理是将自动应用的学习策略重新意识化,并在讲述与讨论中进行组织结构的优化,以此来学习、改进学习策略。此种方法,可以充分利用学生已经习得的学习策略,

---

① 胡乐乐.基于"翻转课堂"和"同伴教学"的"混合式教学"[J].学位与研究生教育,2017(5).

并可以以此为基础进行教学,尤其是对于特定学习领域的学习策略,此种方法效果更好。因为经典的学习策略往往需要我们根据具体的学习任务而调整使用,在此期间会产生诸多更有针对性的次级学习策略,脚本合作的辅导方式就可以充分利用这部分资源。

以上策略为学校心理辅导工作者在改善学生学习策略过程中的常用策略。学习策略的习得需要完成知识到技能的转化。在传统的课堂教学中,学校心理辅导工作者重视教学内容的讲解,而对学生学习策略的关注相对较弱,这是学校心理辅导工作者在进行学业发展辅导工作中需要注意的。"知识传授""直接教学"和"脚本合作"这三个策略,重点解决的是学生在学习策略习得中,相关知识是否知晓,基本原理是否理解,训练方法是否得当这几个关键问题。学会学习已经成为21世纪学生发展的核心素养,掌握必要的学习策略,增强自学能力,是学生终身学习的能力基础。另外,还要重视发展学生的元认知能力,帮助学生习得一套符合自己认知风格的学习策略,培养学生对自己学习效果的评估意识,鼓励学生根据评估结果调整具体的学习策略,以实现学生学习能力的不断提升。

(三)提升学习效果

提升学习效果是学生学业发展辅导的出发点和落脚点。前面提到,学习的本质是一系列认知加工所导致的认知结构的改变,其外在表现是个体思维、行为较为持久的改变。对于学习结果的评估,也是通过个体外在行为表现来进行的。长久以来,考试成绩作为评价学生学业发展水平最重要的指标,为教育发展提供了诸多反馈。但是,如果将学生学业的发展简单等价于学生考试成绩的提高,显然是不可取的。发展学生的综合能力,已经成为21世纪教育工作基本的价值取向。对于如何提升学生的学习效果,具体有以下几种策略:

1. 转变错误概念

这里的错误概念是指我们头脑中与当前科学理论相违背的理解,也被称为另类概念,它们常与学习者的日常直觉经验联系在一起,不会随着新知识的学习而发生改变。[①] 很多学生在考试中会按照课本中的原理进行答题,但是在生活情境中他们还坚持原有的信念。这也是为什么我们经常听到学生抱怨学习没有意义,学习只是为了应对升学考试。事实上,错误概念的转变就是完成学科知识到生活实践的过渡,让学习开始服务生活。要想完成错误概念的转变,首先应该让学生形成错误生活经验与科学原理的认知冲突,以引起学生原有认知结构的失调,从而激发学生概念转变的动机。其次,帮助学生恢复认知的平衡,在不同经验的相互作用中,完成对错误概念的影响与改造。需要指出的是,这种改变是渐进式的,学生在建构新概念的同时往往还将使用原有的旧概念。概念转变的关键是认知冲突的引发,学校心理辅导工作者需要创设开放、相互接纳的课堂气氛,让学生勇于表达自己的观点,学校心理辅导工作者倾听、洞察学生的经验世界,适时引发学生的认知冲突,并鼓励学生在交流讨论中完成错误概念的转变。错误概念的转变往往穿插在教学的各个环节,同时也能起到激发学生学习动机、锻炼学生高级思维能力的作用。

---

① 关广鹏,侯跃平.科学教学改革的新视域:概念转变学习[J].教育实践与研究(B),2011(1).

2. 促进知识迁移

社会是不断发展变化的,知识的应用情境也是不断变化的,从这个角度来看,如果没有知识的迁移,也就没有知识在生活实践中的应用。相比于错误概念的转变,知识迁移需要更高层次的认知加工。知识迁移的过程,就是对原有知识应用范围不断拓展的过程,其中会伴随着新知识的生成。[1] 在辅导过程中,学校心理辅导工作者应注意将各个独立的教学内容整合起来,注意各个学科的横向联系,鼓励学生把某一学科中学到的知识、原理应用到其他领域中去,重视简单的知识技能与复杂的知识技能之间的联系,注重新旧知识技能之间的联系,不断优化学生的认知结构。促进知识迁移,还要培养学生总结概括的能力,加深对某一原理的理解深度,同时尽可能多地为学生提供实践机会,扩展某一原理的应用范围。学校心理辅导工作者还要注重培养学生的迁移意识,可以通过反馈或者是归因等方式,让学生形成关于知识迁移的积极态度。

3. 培养问题解决能力和创造力

加涅曾经提到,教育课程最重要的终极目标就是教会学生解决问题。问题解决能力是学生综合能力的集中体现,当前教育改革的一个重要方向就是提升学生的问题解决能力。前面讨论的错误概念的转变和促进知识的迁移所涉及的知识范围相对较小,而问题解决的过程往往需要多个知识点群的参与,涉及一系列认知与元认知的操作,是对基础学习结果的进一步提升。一般来说,问题解决涉及以下几个过程:① 理解与表征,根据问题情境的有效信息对问题进行归类;② 寻求解答,基于已有知识制定合理的解决方案;③ 方案执行,将问题解决的想法付诸实践;④ 效果评估,对方案执行的效果进行评估。问题解决的各个环节,是对学生从教材中学习到的基础知识的综合运用,在掌握问题解决一般过程的基础上,为学生创设基础知识应用的机会,是提升学生问题解决能力的有效方式。

创新能力是未来社会所需要的重要能力,随着社会的加速发展,知识的总量呈现出爆炸式的增长,我们需要面对的新问题层出不穷。除了提高学习效率,尽快掌握新知识之外,我们还需要提升自己的创新能力,让自己的知识体系不断优化,以适应新时代的要求。对于中小学生而言,创新性思维的培养是该阶段的重要任务,比较常见的是头脑风暴法,鼓励每个人尽可能地把关于某一问题的方法说出来,然后进行汇总整理。另外,分合法也是创新思维训练的有效方法,通过让学生用新颖的观点去重新理解一个熟悉的问题,或者是在面对陌生观念时先以自己熟悉的事物去理解,以便学生在熟悉与陌生的知识之间尽可能多地建立新的联结。从某种程度上说,创新就是对曾经无解的问题提出可行的解决方案,或者是对有解的问题进行优化。创新能力不是空中楼阁,实践中需要学校心理辅导工作者注重创新与学生基础能力的关系,不断提升学生的综合能力,优化学生的学习结果。

以上策略为学校心理辅导工作者在提升学生学习效果过程中的常用策略。学生学习的最终目的是实现对现实生活中具体问题的理解与解决,而这个过程也是学生体验学习结果的获得、检验认知策略的应用是否得当的重要环节。所以,重视知识的运用过程,提升知识运用的效果,是学业发展辅导的重要方面。"转变错误概念""促进

---

① 海莺,郭庆.以促进知识迁移为目标的工科院校基础课程改革探析[J].教育评论,2014(6).

知识迁移""培养问题解决能力和创造力",涉及基本概念的理解到知识体系的综合运用,符合个人能力由低到高逐步发展的基本逻辑。学校心理辅导工作者在辅导过程中应注意:一方面要培养学生知识运用的意识,反思知识运用的过程;另一方面要为学生提供实践平台,在实践中发展学生的能力。

第三节　中小学生学业发展辅导案例

一、中小学生学业发展辅导的基本原则

（一）系统性原则

前面的内容中,我们介绍了学生学业发展辅导的基础理论知识,以及常见问题和辅导策略。我们注意到,面对学生表现出来的多种多样的学业发展困难,我们的辅导主要聚焦于学习动机、策略和结果三大系统,分别解决学生想不想学好,有没有能力学好,学习内容能不能在实践中得以体现这三大问题上。学生的学业发展是一个系统内多方面因素相互作用的结果,学生学业发展辅导也应该注重遵循系统性原则。学生学习系统内部的子系统应该协调发展,对某一子系统的过度投入就会出现边际效益递减的现象。举例来说,假设某同学学习动机强烈,希望通过延长学习时间来提升学业水平。在初期阶段,这种做法会带来学业水平的提升,但是学业水平提升效果并非与学习时间投入呈线性关系,在高时间投入的情况下再增加学习时长,学业水平的提升就会十分有限。而某一系统的功能缺失则会出现木桶效应。例如,在学生学习结果应用系统工作效率低下的情况下,即使动机系统和策略系统高效工作,学生最终的学业表现也不会很优秀,从而影响整个学习系统的工作效率,阻碍学生的学业发展。需要注意的是,这里的协调发展并不是平均发展,由于学生知识基础、加工偏好等方面的客观差异,每一个学生都需要形成自己的学业发展模式。同时,学生学业方面所表现出来的问题也可能是青春期发展、个性社会性发展、生涯发展等方面的问题在学业领域的衍生,因此,我们需要在全面理解学生的基础上进行学业发展辅导。

（二）发展性原则

学生是不断发展的个体,学业发展辅导也是不断发展的辅导,这是学业发展辅导的第二个原则,即发展性原则。前面提到,学习动机的激发要以学生需要为基础,而学生的需要是不断变化与发展的,学生学习策略的应用和学习结果的生成,也是从低到高不断发展的。绝大部分学生的学业辅导属于成长性辅导,几乎贯穿于整个教育工作,学校心理辅导工作者需要注意在保证学生当前学业发展处于良好状态的同时,适时对学生进行引领,积极推动学生学习能力的发展,学生的学业发展也能够带动学生的整体成长。在学业辅导过程中,学校心理辅导工作者应该让学生体验到不断成长的喜悦与意义,为学生的终身学习与终身发展奠定基础。

二、中小学生学业发展辅导案例解析

（一）案例简介

小李是一个性格内向、不太爱说话的男生,平时学习刻苦认真,遵守学校纪律,初一时的成绩在班里处于中上水平。他的父母在本地企业里工作,高中学历,对小李的学习要求比较严格。自从小李升入初二以来,几次数学考试的成绩都不太理想,虽然

他在数学学习上投入了足够多的时间,但是数学成绩还是呈现出缓慢下降的趋势。小李自认为考试成绩不理想的原因是没有找到好的学习方法,并且自己非常马虎。刚升入中学之初,小李定的目标是考入当地的重点高中,所以他非常在意自己的学习成绩,但是由于数学成绩的持续下降,自己现在的状态距离当初的目标越来越远,因此,他对于目前的状况非常焦虑。在最近的一次数学考试中,小李在考场上感到心慌,手心不停地出汗,并且在考前复习过程中没有精神,感到轻度的匮乏。由于数学学习耗费了小李大量的精力,其他科目的学习也开始受到影响。

（二）辅导过程

1. 开始阶段

在班主任的建议下小李来到心理辅导室,向学校心理辅导工作者较为详细地描述了自己所遇到的困难。小李具有较强的求助意愿,希望通过学校心理辅导工作者的辅导提升自己的学习成绩。学校心理辅导工作者在心理辅导的开始阶段,主要是收集被辅导者的相关信息,积极倾听,并在此过程中给予其理解与情感支持,同时对小李的心理问题进行评估。

第一,在小李叙述自己所遇到的困难的过程中,其言语表达清晰,对于自己的实际情况有比较好的觉察,并没有出现幻觉、妄想等症状,因此,可以排除精神障碍。其学业发展困难主要体现在数学学习上,持续时间约两个月,对于其他科目的学习,小李仍然保持较高的自我效能感。据小李自述和班主任的反映,小李在班级中人际关系没有因此受到严重的影响,据此可知,小李对于数学学习的焦虑情绪并没有泛化。同时,小李的生活近期也没有出现重大变故,没有患严重疾病。综合判断,其问题属于学业发展方面的一般心理问题。

第二,小李在数学学习上的焦虑已经开始引发一些躯体反应,虽然情况不是很严重,但是表明其当前面临较大的心理压力。最近考试中与考试前的状态表明,此时的心理压力已经开始影响小李的正常认知活动,这也意味着可能会影响到小李其他科目的学习,以及其他社会功能的执行。所以,在辅导过程中,应该首先帮助小李解决情绪问题,然后再逐步解决数学学习的具体困难。

第三,小李自述在数学学习上投入的时间足够多,甚至已经开始影响其他科目的学习了,并且他对自己的数学学习成绩没有改善感到焦虑,因此,可以判断小李的学习动机还是比较强的。但是,由于他在刚上初中的时候就确定了考上重点高中的目标,父母对他的学习也很关心,并且由于焦虑他开始出现了一些躯体的反应,说明小李的学习压力非常大,这可能是他情绪不佳的最重要原因。

第四,小李自述在数学学习过程中没有找到好的学习方法,同时由于自己太马虎,这两个原因导致数学成绩不佳。但是,对于什么是较好的学习数学的方法,小李并没有比较清晰的认知,这说明小李对于数学学习的理解不够清晰。同时,他关于太马虎导致考试成绩不佳的判断主要是依据做错很多的题目,这些题目老师在讲评时稍加提醒他就能掌握,这应该属于知识运用不熟练所导致的错误,并不能简单归因于马虎。所以,需要对小李进行学习策略方面的辅导。

2. 问题解决阶段

（1）制定辅导目标

在学校心理辅导工作者与小李进行充分的交流、讨论后,确定了心理辅导的目标:近期目标是消除数学学习的焦虑情绪,找到合适的学习方法,提升数学成绩;远期目标是考入重点中学。

下面是截取辅导过程中的重要对话:

学校心理辅导工作者:你好,你希望我们今天谈些什么?

小李:我希望您能帮帮我,我现在对于数学学习毫无头绪,越是努力学习成绩下滑越厉害,照这个样子下去,我肯定考不上重点高中了。

学校心理辅导工作者:嗯,学习给了你很大的压力,你担心自己考不上重点高中。

小李:是啊,我从初一就努力学习,特别想考入重点高中。不知道怎么回事,自从上了初二数学就学不会了,怎么学都不行。最近学习状态特别不好,坐在教室里学不下去,其他科的成绩也不如以前了。

学校心理辅导工作者:哦,先是数学学不会了,然后让你特别烦躁,没心思学习,现在导致其他科的成绩也受到了影响。

小李:是啊,我真的不知道该怎么办了,这样下去肯定考不上重点高中了。您帮我想想办法,只要成绩能提上去,怎么样都行。

学校心理辅导工作者:嗯,现在你刚上初二,距离中考还有一年多的时间,考上重点高中是一个长期的目标,我们建议把这个目标做一个分解,分析一下当前应该做什么。

小李:嗯,好,是应该这样,但是我不知道该怎么办。

学校心理辅导工作者:我知道你现在的学习压力非常大,为了实现我们的最终目标,我想我们应该首先处理一下你的情绪问题,这样你就可以安心学习了,然后我们再一起去找到一些好的学习方法。你看这样好吗?

小李:好的,没问题,我现在确实压力很大,上课也没心思听讲。

学校心理辅导工作者:嗯,那我们先调整情绪,调整学习状态,稳定住其他学科的成绩,再分析数学成绩不佳的原因,然后慢慢提高数学成绩,最后达到升入重点高中的要求。

小李:好,可以,我同意。

(2)解决被辅导者的议题

议题一:情绪调节

目标:缓解被辅导者的焦虑情绪。

过程:利用系统脱敏的方法,帮助被辅导者缓解考试焦虑。

下面是截取辅导过程中的重要对话:

学校心理辅导工作者:上次我们讨论到,你现在一想到考试就会非常紧张与焦虑,对你现在的学习与生活也产生了比较大的困扰。我们先来处理一下这个焦虑的情绪,让你平时能够在大多数时间里以一种较为平静的状态学习与生活,你觉得怎么样?

小李:嗯,好,我同意。

学校心理辅导工作者:好,我们先学习如何让身体放松下来,好不好?在我的引导语下,你尝试着慢慢放松自己的身体。请先找一个舒服的姿势坐好,感受一下身下的椅子和脚下的地,关注自己的呼吸,现在请慢慢地、深深地吸一口气,再慢慢地呼一口气。在吸气的时候想象着将自己身体内的焦虑、压力等聚集起来,在呼气的时候想象着把这些焦虑、压力等带出体外,聚集起来,呼出去……现在请想象有一股暖流,从头流到颈部,你颈部的血液流动得非常顺畅,非常顺畅……你的整个头部和颈部都慢慢地放松了下来……好,慢慢地睁开眼睛。你现在的感觉怎么样?

小李:感觉很好,好久没有这样的感觉了。

学校心理辅导工作者:如果咱们把焦虑等级设定为10级,0是非常平静,10是非常焦虑,你现在的感受是多少呢?

小李:现在应该是1吧。

学校心理辅导工作者:嗯,好。那如果现在就让你参加考试,你的焦虑值是多少呢?

小李:那应该是10。

学校心理辅导工作者:那好,我们把0到10的焦虑值做一个等级划分,把距考试两个月设定为3,距考试一个月设定为4,还有两周考试设定为5,还有一周考试设定为6,还有三天考试设定为7,考试前一天的晚上设定为8,到达考场设定为9,面对考卷设定为10。在这几个等级中,你目前能承受到哪一级?

小李:4,还有一个月考试。

学校心理辅导工作者:嗯,好。我们先进行放松,然后跟随我的引导语,你尽可能详细地想象还有一个月考试,当你的焦虑无法忍受时,请抬起右手食指示意我,我们就停止。现在,请先找一个舒服的姿势坐好,用你学会的全身渐进式放松法进行放松……如果按焦虑等级,此刻该评哪一级?

小李:1.

学校心理辅导工作者:非常好,现在请想象一下你和同学在教室里复习,距离考试只有一个月的时间了,大家都在做练习题,课桌上有你的复习资料和文具……

小李:我有点受不了了。

学校心理辅导工作者:好,我们先停在这里,接下来再进行全身放松训练……回到家之后,你也需要按照咱们刚才的方式,想象还有两周考试,然后再进行放松训练,每天进行1~2次。

小李:好的,明白了,谢谢您。

……

学校心理辅导工作者:你现在可以想象进入到考场,等着监考老师发试卷吗?

小李:嗯,我在想。

学校心理辅导工作者:大家已经把书包都放到了讲台前面,老师拿出了马上要启封的试卷,答题卡已经发给了考生,有同学在填写自己的考号……

小李:我现在很难受,停在这里吧。

学校心理辅导工作者:好的,那么我们接下来继续做放松训练。

……

议题二:改善被辅导者学习策略

过程:帮助被辅导者发展元认知能力,能够科学、客观地分析当前学业发展过程中的不足,并找到解决办法。同时,结合自身兴趣爱好,建立起学习与娱乐的正强化关系,最终帮助被辅导者建立自己的学习模式。

下面是截取辅导过程中的重要对话:

学校心理辅导工作者:你最近的感觉怎么样?

小李:经过这一段时间的练习,感觉好多了,即便是马上考试,自己也不会那么紧张了,平时也能够专注学习了。

学校心理辅导工作者:恭喜你,看来你现在不那么焦虑了,我想我们可以讨论一下你总是很马虎的这个议题了。

小李:嗯,好。这个问题困扰我很久了。我感觉现在成绩提升不上去,主要就是马虎的问题。

学校心理辅导工作者:哦,那你之前有没有想过通过一些办法补救,让自己不那么马虎了呢?

小李:想了一些办法,但是效果并不好。

学校心理辅导工作者:那这样的话,我们就需要讨论一下到底是因为什么而马虎了。

小李:是啊,我希望尽快解决这个问题。

学校心理辅导工作者:你回去做一项工作,把你之前因马虎错误的题目,重新进行归类分析,看看这些知识点是属于哪一个单元,是计算错误,还是公式记不清楚,或是读题不认真。这个工作很辛苦,你每完成一定数量的分析,可以给自己一个奖励。

小李:嗯,确实之前没这样做过,我回去试试。那我每做完 10 个分析,就多 20 分钟打篮球的时间吧,平时多付出一点,周末就尽情地玩。

学校心理辅导工作者:好,你回去也和你的父母说明一下,我们共同执行计划。

……

学校心理辅导工作者:分析工作进展得怎么样?

小李:现在我把每一个错题都分析了,每周可以分析 40 多个,周六上午做整体分析,周六下午就奖励自己去和同学们打篮球。虽然有点辛苦,但是能痛快地玩也值得,我的父母也支持我。

学校心理辅导工作者:很好,经过这一段时间的分析,有什么收获吗?

小李:有不少收获,比之前更清晰。我发现有些公式记得不牢,到了用的时候就容易写错,还是基础不够扎实,现在没事的时候自己就默写。三角函数部分的计算不是很熟练,很多错误出在计算上,影响整体得分。我现在在找额外的练习题,加强三角函数的计算练习。

学校心理辅导工作者:很好,看来我们的分析已经发现了一些更加具体的问题,并且你已经想到了一些改进的办法。

……

学校心理辅导工作者:最近的感觉怎么样?

小李:我感觉逐步回到学习的正轨上了,经过针对性的补救,我的数学成绩已经开始提升了,我非常开心,感觉终于找到了合适的学习方法。现在因为马虎出错的题目比之前少了很多。

学校心理辅导工作者:非常好,对于出错题目的分析还在坚持吗?

小李：是，感觉这个方法非常好。现在每周需要分析的题目不到 20 个了。

学校心理辅导工作者：看起来成效还是挺显著的。不过是不是你奖励自己打篮球的时间就少了？

小李：嘿嘿……是啊，不过这样也高兴，成绩慢慢提升，我离自己的梦想更近了。

学校心理辅导工作者：好。打篮球也是锻炼身体很好的方式，鼓励你坚持自己的业余爱好。你以后坚持分析题目，因为马虎而错的题目就会越来越少。如果每周能控制在 10 个之内，你可以奖励自己 3 个小时打篮球的时间，20 个之内是 2 个小时，30 个之内是 1 个小时，再多了可就要加班补习了，你看怎么样？

小李：对啊，这是个好办法。只要坚持分析每一道题目，进行有针对性的学习，错误就会越来越少。我争取把每周的错误降到 10 个以下，这样既能保证学习质量，还能去打篮球。

学校心理辅导工作者：恭喜你找到了自己的学习方法与节奏，希望你认真学习，劳逸结合，争取全方面发展。

小李：好的，谢谢您，我继续努力。

3. 结束阶段

学校心理辅导工作者为学生提供了一些信息加工的知识，并且提醒学生要注重提升自己的问题解决能力。同时，在学习过程中要反思自己的学习过程，归因要科学、合理，这样通过努力才能收获更大的成效。学生经过自我评估，学习过程中能够保持相对平和的情绪，已经掌握了必要的学习方法，具备了完成学业目标的能力。

下面是截取辅导过程中的重要对话：

学校心理辅导工作者：今天是我们的最后一次辅导。上一次我们已经就辅导的整个过程进行了回顾与总结，也讨论了辅导结束的事情，你还有什么想分享的吗？

小李：我现在已经知道如何分析自己的学习状态了，这对我来说很重要。我慢慢地学会了调整自己的学习状态，从不同的角度分析影响学习的原因，不是像之前那样盲目地努力学习了。

学校心理辅导工作者：嗯，是的，我们要科学地分析学习过程，在此基础上的努力才能有效。

小李：嗯，是。这几周我的成绩先是慢慢平稳了，然后开始有所提升，我感觉我找到了学习的方法，现在学习也不那么急躁了。经过这个过程，我想以后即便是遇到一些小的困难，我也能克服。

学校心理辅导工作者：我也能感受到你的成长，不管是学习方法，还是你的学习信心，都有所提高，很为你感到高兴！

小李：谢谢您！

学校心理辅导工作者：嗯，好，那我们的咨询可以结束在这里吗？

小李：好，可以。

（三）辅导效果与反思

1. 辅导效果

被辅导者：我现在能够在学习过程中保持相对平静的情绪状态了，学习效率也得到了提高，各科成绩处于稳步提升的状态，实现了辅导既定的近期目标，并对远期目标的实现充满信心。

学校心理辅导工作者：被辅导者能够克服考试焦虑，并掌握了进行自我放松训练的心理技能，初步形成了系统性分析自身学习过程的能力，养成了较好的学习习惯。原有症状得到缓解，既定的辅导目标基本实现。被辅导者自身已经具备了一定的学习能力与调节能力，能够应对今后学习过程中可能遇到的一些挑战。

2. 辅导反思

在本案例中，被辅导者的过度焦虑已经影响到他的正常学习和生活。焦虑可能使被辅导者很难平静地面对学习，使其不能运用或迁移已经学到的知识、学习策略，无法在考试中展现自己掌握的知识。这种焦虑可能与其过强的学习动机有关。过分强烈的学习动机往往使学生处于一种紧张的情绪状态之下，而学习动机强度与学习效率又并不完全成正比。因此，学校心理辅导工作者首先以缓解被辅导者的焦虑为目标，采用系统脱敏法帮助其降低焦虑水平，当焦虑水平下降后，再对其学习动机进行调整，并教会其有意识地使用合适的学习策略。例如，通过对被辅导者学习策略的应用情况由初级认知策略到高级认知策略逐级评估，发现学生在概念、原理等方面掌握不足，故首先帮助其在学习过程中处理好识记、理解层面的基础性认知问题。在该生情绪稳定之后，结合学生在学业发展过程中遇到的具体困境，依据学业发展辅导相关理论，帮助他掌握学习策略并学会有意识地在不同情境下使用，同时，注意挖掘被辅导者的积极资源，应用行为塑造法，建立学生的自我激励系统，帮助其建立良好的学习模式，做到高效学习、劳逸结合。

第八章　中小学生青春期性心理发展与辅导

青春期是人一生中急剧变化的发育时期,伴随着生理上的巨变,也迎来了性的朦胧和成熟期,是性心理发展的关键时期。对学生进行青春期性心理发展辅导,不仅有助于他们顺利地度过青春期,更有利于他们身心健康地成长。本章重点介绍中小学生青春期性心理发展辅导的相关内容,包括中小学生青春期性心理发展的相关理论、中小学生青春期性心理发展的常见问题与辅导策略以及案例分析。

第一节　中小学生青春期性心理发展概述

青春期的英文为 adolescence,源于拉丁文 adolescere,意思是"成长"或"成长至成熟"。青春期是指性器官发育成熟、出现第二性征的年龄阶段,是从儿童期到成人期、从不成熟到成熟的成长过渡阶段,是每一个个体都必经的阶段。

在我国,青春期的年龄阶段一般是指 11~17 岁,男孩比女孩晚 1~2 年[1]。通常生殖系统的发育完善、性成熟是青春期开始的标志,而性发育的完成意味着青春期的结束。

一、中小学生青春期身体发展的特点

青春期是个体生长发育的第二个高峰期。正如劳伦斯·斯滕伯格所说:"对于人生的第二个 10 年中所发生的所有变化来说,只有生理成熟是真正必然要发生的事情。并非所有的青少年都会经历同一性危机,都会反抗他们的父母,或者都会沉醉于爱情之中,但是本质上,所有人都要经历一定的生物性过渡,最终发展成熟到具备成人的生育能力。"[2]

在这一时期,青少年的生理开始迅速发育,身体发生了巨大的变化,这些发展和变化主要表现在身体外形的发展、体内机能的发展、性的发育与成熟三个方面。其中,有关身体外形和体内机能发展的内容在"发展与教育心理学"这门课程中有详细的介绍,本章就不再赘述。本章将重点介绍性的发育和成熟。

青少年性的发育和成熟主要体现在生殖器官的迅速发育、第二性征的出现、性功能的成熟三个方面。

(一)生殖器官的迅速发育

生殖器官的差别从根本上决定了男女两性在生理构造上的不同。生殖系统包括男性生殖系统和女性生殖系统,两者均由外生殖器和内生殖器构成。一般来说,生殖器官在出生后的 10 年内发育缓慢,进入青春期后迅速发育起来,到青春期结束时基本发育成熟。

男性内生殖器包括睾丸、输精管道和附属腺体。睾丸是男性生殖腺,会产生精子、分泌雄性激素,雄性激素能够刺激男性附属腺体的发育和第二性征的出现,并维持正

---

① 骆一,郑涌.青春期性心理健康的初步研究 [J].心理科学,2006(3).

② 劳伦斯·斯滕伯格.青春期:青少年的心理发展和健康成长[M].戴俊毅,译.上海:上海社会科学院出版社,2007.

常性欲;输精管道贮存和运送精子;附属腺体分泌的液体组成精液,供给精子营养。外生殖器包括阴囊和阴茎。

女性内生殖器包括卵巢、输卵管、子宫和阴道。卵巢是女性生殖腺,可以产生卵子和分泌雌性激素及孕激素。雌性激素可以刺激输卵管、子宫、阴道等的发育和第二性征的出现,并维持正常性欲。孕激素可以在雌性激素的基础上,进一步促进子宫内膜的增生、腺体的增长和乳腺的生长。输卵管是卵子受精的部分,并输送卵子。子宫是孕育胎儿的器官,可以定期产生和排出月经。阴道是性交、月经排出和胎儿娩出的通道。外生殖器包括阴阜、大阴唇、小阴唇、阴蒂等部位。

(二)第二性征的出现

性征是指男女两性在生理上的性别特征。男女生殖器官的不同外形和内在构造就是第一性征,这是从个体出生后就已经具备的基本性别特征,是由遗传物质所决定的。

相对第一性征而言,第二性征是指个体进入青春期后身体发育的明显变化,这些身体变化使得男女两性出现更加明显的直观差异,从而能够更好地对男女进行区分。第二性征与激素的分泌有关,在进入青春期前处于未发育状态,在进入青春期后则快速地发育起来。

进入青春期后,男生的阴茎基部开始长出阴毛。男生的面部毛发也开始发育,嘴唇周围长出胡须。此外,在青春期,男生的双侧腋下长出腋毛,喉结开始增大,嗓音变得低粗,肌肉强健,双肩宽度增加,体格逐渐变得宽大。有些男生会出现乳房发胀、乳头隆起的现象,一般半个月就会消退。

进入青春期后,女生的乳房开始隆起,乳头变大。阴阜周围的阴毛开始生长,两侧腋下开始长出腋毛。此外,在青春期,女生的皮下脂肪增多,大腿和腰部脂肪增加,骨盆变得宽大,臀部变大,体态逐渐显得丰满起来。

(三)性功能的成熟

随着生殖器官发育成熟到一定的程度,男女生的性功能开始成熟,男生开始出现遗精,女生开始出现月经。

遗精是指男生进入青春期后,睾丸产生的精子混合一些液体从尿道口流出的现象。遗精有时候会在睡梦中发生。第一次遗精一般发生在12~18岁。

月经是指女生子宫内膜呈现周期性的剥落,并从阴道排出剥落组织及血液的现象。女生的第一次月经称为月经初潮,大多发生在10~16岁。女生月经初潮出现时间的早晚与种族、地理环境、气候条件、营养状况等因素有关。两次月经第一天之间的间隔时间叫作月经周期,平均为28天。月经初潮后,由于卵巢发育并不成熟,所以,在刚开始出现月经时女生的月经周期并不规律,之后会慢慢形成正常的月经周期。

不管是男生的遗精,还是女生的月经,都只是青春期的阶段标志,并不意味着个体的性成熟。

二、 中小学生青春期心理发展的特点

(一)生理的迅速发展与心理的相对迟缓发展之间的矛盾

进入青春期后,青少年的生理开始迅速发育,外形外貌随之发生巨大变化,体内机能也在不断地发育成熟,这使得他们开始追求成熟,渴望能够更快地进入成人世界,尽

早地脱离童年期的状态。在这期间,他们在行为处事、态度情绪上都会发生明显的变化。同时,由于生理上的发育和成熟,青少年开始对性知识感到好奇,对异性产生兴趣,希望获得异性的好感和关注,渴望能够和异性进行交往。

相较于生理上的迅速发展,青少年心理上的发展相对迟缓。他们在认知能力、思维方式、社会经验等方面的发展仍然不够成熟,具有一定的局限性和片面性。虽然青少年在身体方面已经很像一个成人了,但他们的思想却离成人还有段距离。他们虽然开始对性感到好奇,但还不能完全从正确的途径去获取性知识,也无法很好地辨别、择取正确的性知识,以及很好地处理和异性之间的交往。

(二)独立性与依赖性的矛盾

青春期时生理的迅速发展,使得青少年在外形上逐渐趋向成人,这让他们产生了强烈的成人感。同时,他们的自我意识出现了第二次飞跃,自我意识高涨,要求独立的想法和愿望越来越强烈。这个时期的青少年表现出了明显的独立性,他们不再愿意接受来自父母、教师等成人的管束,甚至想要摆脱或远离他们,希望能自主决定和安排自己的生活,有时甚至和成人处于一种相互抵触的情绪之中。

但是,由于青少年心理发展的不成熟、社会生活经验的缺乏等因素,青少年并不能真正实现他们所期待的那种独立性,相反,他们在心理上具有一定的依赖性。青少年在生活上依然需要成人的照顾和指导,特别是当他们遇到挫折时,特别渴望得到成人的理解、支持和保护,并不能真正摆脱对成人的依赖。这就使得这一时期的青少年呈现出独立性和依赖性之间的矛盾。

(三)开放性和闭锁性的矛盾

进入青春期后,同伴关系在青少年的生活中开始占有重要的地位,他们兴致勃勃地寻找与自己志趣相同的朋友,乐于结交朋友,扩展自己的交际圈,非常希望能有人理解、支持他们,在心理上表现出一定的开放性。

但另一方面,青少年有时又会觉得莫名的孤单寂寞,情绪低落,感到没有人能够理解自己,能和自己交流,加之对外界的不信任和不满意,他们有时更愿意自己一个人待着,表现出心理上的闭锁性。

三、中小学生青春期性心理的发展

(一)性心理的概念和结构

1. 性心理的概念

性心理,是个体心理机能的重要组成部分。关于性心理的概念,目前国内外学者主要有以下三种不同的研究取向。

(1)个体取向

个体取向主要是从个体自身的角度对性心理进行界定,它强调的是个体与性有关的诸多心理状况和心理活动,如性征、性欲、性行为等,不关注与性有关的其他对象和外界事物。如,哈夫洛克·霭理士(H.H. Ellis)认为性心理是与性冲动或性机能有关的心理,即完成从"积欲"到"解欲"的圆满过程。①

(2)两性取向

---

① 霭理士.性心理学[M].潘光旦,译.北京:生活·读书·新知三联书店,1987.

性通常涉及一定的性对象,而两性之间的性心理也具有显著差异,因此,许多学者认为应当考虑到两性的特点和差异,主张从两性的角度来认识性心理。如,冯江平、安莉娟认为,所谓性心理是指人意识到自己的性别,意识到两性之间的差别和两性关系,同时也产生一些特殊的心理体验和性的生理冲动,出现对性的关心。[①]

（3）整合取向

整合取向既强调个体自身与性有关的心理活动,也强调两性之间的性体验和性活动,同时把性心理放在一定的文化背景下探讨不同环境对性心理的影响。如,张进辅认为,性心理是关于性问题的心理活动,是主体有关性生理、异性对象以及两性关系的反映。[②]

综合不同学者对性心理的理解和界定,我们知道,性心理是围绕性而展开的有关性现象、性问题的心理活动。它既包括主体自身的心理活动,如性征、性欲、性行为等,也指向一定的性对象等外界事物,既与个体的生理成熟、心理发展有关,也与一系列的性文化背景有着密切的关系。

2. 性心理的结构

基于对性心理概念的不同理解,不同学者对性心理的结构也有不同的看法。

（1）三维结构论

三维结构论将性心理分为性认知、性情绪和性意志三个部分。[③] 性认知是主体对与性有关事物的感知及对性问题的思考,包括性感知和性思维。性情绪是主体对性活动、两性关系以及其他性信息的态度体验。性意志是主体对性行为、性活动的控制和调节。性心理的各个结构之间相互联系、相互影响,共同构成一个有机的整体,在这中间性认知起主导作用。

（2）四维结构论

四维结构论认为性心理可以分为四个结构。如黄希庭和郑涌等认为,性心理结构包括性动机、性意识、性知识和性观念四个部分。[④] 性动机由性激素刺激所引起,它能使两性间具有充分的吸引力;性意识是对性的觉知,包括性别意识和性欲意识;性知识是有关性问题的知识;性观念是对性问题的看法、态度和评价。张进辅认为,性心理涉及性的认识、性的情绪体验、对性行为的控制等与性有关的一切心理活动,性心理的结构包括性感知、性思维、性情绪和性意志四个部分。性感知,是对有关性的事物的感知,包括与性内容有关的视觉、听觉、触觉、运动觉和内部感觉等,是产生其他性心理的基础;性思维,是对有关性的问题的思考与想象;性情绪,是对性活动和异性对象的态度体验,如性快感、对异性的好感等;性意志,是主体对性行为、性活动的控制和调节。张进辅认为,性心理的这四个部分是相互联系和相互制约的,其中性思维起主导作用。[⑤]

（3）多维结构论

① 冯江平,安莉娟.青年心理学导论[M].北京:高等教育出版社,2006.
② 张进辅.现代青年心理学[M].重庆:重庆出版社,2002.
③ 范翠英,孙晓军.青少年心理发展与教育[M].武汉:华中师范大学出版社,2013.
④ 郑涌,等.青少年学生的性心理健康问题[M].北京:知识产权出版社,2011.
⑤ 张进辅.现代青年心理学[M].重庆:重庆出版社,2002.

陈铭德和朱琦认为性心理结构是由性意识、性情感、性知识、性经验、性观念等构成,它是一个综合的概念,由多个与性有关的心理活动组成。[①]

综合各种理论,虽然不同学者对性心理的结构有不同的划分,但都是围绕着个体知、情、意的心理过程来进行划分的。因此,可以认为,性心理的结构包括性认知、性情绪、性意志三个部分。

(二)性心理发展的阶段理论

1. 弗洛伊德的性心理发展阶段说

弗洛伊德将性本能称为"力比多(libido)",认为它是一种能量,是一种本能欲望。性心理的发展,即力比多的成熟,在个体发展的不同阶段,总要通过身体的不同部位或区域得到满足并获得快感。

由此,弗洛伊德把性心理的发展分为如下五个阶段。

(1)口唇期(0~1岁)

弗洛伊德认为,力比多的发展是从嘴开始的。这一时期,力比多主要的投放部位是唇、口、手指头,婴儿主要通过口腔部位的吸吮、咀嚼、咬等活动来获得满足和快感。这一时期的口唇活动如果没有得到充分的满足,可能会留下后遗性的不良影响。如成人中的酗酒、吸烟、咬指甲等都被认为是口唇快感的发展。

(2)肛门期(1~3岁)

在这一时期,力比多的投放部位转移到肛门,儿童主要通过大小便排泄时所产生的刺激感获得满足和愉悦,有些儿童会表示出喜欢抹粪或者玩弄粪便。这个阶段卫生习惯的训练非常重要。

(3)前生殖器期(3~5岁)

又叫性器期,此时力比多的投放部分是性器官,儿童会喜欢触摸自己的生殖器官,通过对生殖器官的刺激和幻想来获得快感。到了这个阶段,儿童已经能够辨别男女性别,开始依恋异性父母。男孩爱恋母亲而以父亲为竞争对手,出现恋母情结;女孩以母亲为竞争对手而爱恋父亲,出现恋父情结。

(4)潜伏期(5~12岁)

随着建立较强的抵御恋母情结的情感,儿童进入潜伏期。[②] 这一时期,儿童对性不感兴趣,不再通过躯体的某一部位来获得快感或满足,性的发展呈现出停滞不前的状态。儿童的兴趣开始转移和逐渐扩大,力比多主要投放在同伴、朋友和对外界事物的认识上。儿童在社会活动中去发展各种知识和技能,是比较平静的一个时期。

(5)青春期(12~20岁)

进入青春期后,青少年的生理开始成熟,力比多的投放对象转移到异性身上。在这一阶段,早年时期的性冲动全面地复活了,性沿着早期发展的途径向前推进。

弗洛伊德认为,如果性的发展在各个时期、各个阶段都能顺利地完成,个体就能够一步一步地实现性成熟。但是,在性发展的过程中,个体有时候会遇到阻力,从而导致其发展并不顺利。当性心理的发展并不能顺利地进行,致使停滞在某一个发展阶段

---

① 陈铭德,朱琦.性教育的困惑与对策[M].天津:天津教育出版社,2006.

② 林崇德.发展心理学[M].北京:人民教育出版社,2009.

时,就会发生固着现象;而个体由于受到某种阻碍从高一级的发展阶段倒退到低一级的发展阶段时,就会产生退行现象。这些不顺利的性发展都有可能导致性心理的异常发展。

2. 赫洛克的青春期性心理发展阶段理论

美国心理学家赫洛克把进入青春期之后的性心理发展分为四个阶段。

(1)性的反感期

由于性器官的迅速发育、成熟,青少年在外形上发生了巨大的变化,他们在面对这种生理上的变化时产生了不安、害羞和反感的情绪体验,认为性是不纯洁的表现,因此对异性采取回避、冷淡和粗暴的态度。

(2)向往年长者期

这一时期产生对年长者的适应和崇拜,这些年长者既可以是同性,也可以是异性。因此,这一时期又被称为"牛犊恋"时期,青少年会像小牛依恋母牛一样着迷地倾倒于自己所向往的年长异性。

(3)对异性的狂热期

这时候青少年对年长者的崇拜与爱慕逐步消失,开始关注和喜欢年龄相当的异性,在各种活动中都努力想引起异性的注意和喜爱,并想方设法寻找或制造各种机会接近自己喜欢的异性。但这一时期由于心理发展尚不成熟,理想主义和自我意识较强,所以可能会遭遇许多冲突,喜欢的对象会发生转换,感情并不持久。

(4)浪漫的恋爱期

这一时期的特征是爱情集中于一个异性,对其他异性的注意力逐渐减少,喜欢与自己喜欢的人单独在一起,对和恋爱对象将来一起生活充满幻想和向往。

3. 中国学者关于青春期性心理发展的阶段理论

我国学者一般将性心理的发展分为以下四个阶段:

(1)疏远异性期(12~14岁)

刚刚步入青春期,由于生理上迅速的变化,性别差异日益明显,个体性意识逐渐觉醒,便产生明显的性不安、羞涩甚至是对自身的反感,对异性怀有神秘感和恐惧感,以前两小无猜的童伴开始疏远了。这一时期青少年更愿意与同性伙伴待在一起,与异性交往时会显得局促、不安、害羞,有时候男女同学的正常交往还会遭到同学的哄笑。

(2)接近异性期(14~16岁)

短暂的疏远和相斥以后,是对异性渐渐的关注与接近,尤其是在初二、初三年级以后更加明显。青少年开始关注异性对自己的态度,往往喜欢在异性面前表现自己,以博得异性的好感。这时候青少年特别注意外在形象和打扮,愿意与异性在一起活动,主动接近异性者增多。

(3)向往异性期(16~18岁)

这一时期主要表现为对异性的向往和倾慕,青少年往往以各种主动的方式对异性表示好感,希望得到对方的积极反应。在此期间他们往往还没有表现出对特定异性的倾慕,但也有少数学生开始倾慕特定的异性,出现了初恋。由于还没有形成正确的道德观和恋爱观,因此,对异性的好奇心可能会驱使他们做出不安全的行为。

(4)恋爱期(18岁以后)

这一时期青少年把对异性的情思逐渐导向恋爱的轨道,这时候的恋爱不再是游戏性的恋爱,而是与结婚、未来的事业和家庭相联系。

(三)青春期性心理发展的特点

青春期由于生理、心理发展的特殊性,呈现出与其他发展阶段所不同的性心理特点,主要表现在以下几个方面。

1. 性意识的骤然增长

步入青春期后,青少年身体上发生了巨大的变化,性器官迅速发育、第二性征出现、性功能成熟,这一系列生理的突变使得青春期学生开始关注自己的身体,对性知识感兴趣,对异性有强烈的交往欲望,性的好奇感和神秘感上升,性意识骤然增长。

2. 性生理和性心理的矛盾性

青春期学生在生理的各个方面都迅速发育并达到成熟,心理的各个方面虽然也在发展,但相较生理发展来说则相对平稳,这种性生理和性心理发展的不同步使得青春期学生面临着许多矛盾,一方面他们对性产生兴趣,另一方面他们缺乏必要的性知识,性心理是不成熟的。

3. 渴求感与压抑感的矛盾性

青春期学生由于性的发育和成熟,出现了对性的渴求、对恋爱的向往,比如想接近异性,想了解性知识。面对这种性的身心需求,青春期学生要受到学校、家长和社会舆论的限制,要承受社会规范和道德责任的约束,这使得青春期的学生在情感和性的认识上存在着既非常渴求又不好意思表现出来的压抑的矛盾状态。

4. 内在强烈性和开放性与外在文饰性的矛盾性

青春期学生的性心理通常会以一种反向形式显示出来。他们虽然十分重视自己在异性心目中的印象和评价,但表面上却可能表现出拘谨、羞涩和冷漠;他们心里可能对某个异性很感兴趣,但却可能表现出无动于衷、不屑一顾。

5. 动荡性和压抑性

这一时期青少年的性能量十分旺盛,但是由于他们的心理还不成熟,所以,性心理极易受到外界不良因素的影响而变得动荡不安。同时,有的青少年由于性能量得不到合理的疏导,而导致过分的压抑,甚至还有少数人可能以扭曲的形式表现出来。①

6. 男女性心理的差异性

男生和女生在性心理的发展和体验上是有显著差异的。女生性心理比男生成熟得早,但男生在某些性体验上比女生要早。在对异性感情的流露上,男生较外显热烈,女生则含蓄害羞;在内心体验上,男生多新奇、喜悦和神秘,而女生则常常是惊慌、羞涩和不知所措。

(四)性心理健康的概念和标准

1. 性心理健康的概念

不同学者对性心理健康的概念有不同的理解,基本可以分为特质观与统和观两种观点。

(1)特质观

---

① 何先友.青少年发展与教育心理学[M].北京:高等教育出版社,2009.

特质观认为性心理健康是一种积极的、协调一致的性心理功能状态，即个体在性心理整体及其各个维度上都达到良好的状态，强调其是个体的一种能力和特质。如丁海青、张桂荣认为，"健康的性心理就是做出正常的性思维、正常的性行为"。[1] 刘援朝认为，性心理健康表现为"具有良好的性伦理道德观、性阈限水平适度、面对各种不良刺激和诱惑有较好的自制力、在工作和生活的方方面面能够与异性建立起积极有效的关系、自身性行为和节律符合健康要求"。[2]

（2）统和观

统和观不仅认为性心理健康是个体良好的特质状态，同时认为要在相应的社会文化背景下做出良好的适应和调适，是一种积极的适应过程。我国持统和观的学者较多，如陈家麟、毛春梅认为，性心理健康是在充分发挥个体潜能的情况下，达到内部性心理协调与外部性行为适应相统一的良好状态，这一概念是从心理健康的角度去界定性心理健康的，把性心理健康看成是个体与环境互动时适应良好所达到的心理健康状态的其中一个方面，并把性心理特质和性行为适应看作是性心理健康辩证统一的两个表现，即"个体与环境互动时的性适应行为是其内在的良好性心理特质使然，而个体在对环境的良好性适应中，又发展并完善了自己的性心理特质"。[3] 武慧多、杨健在结合以往研究和个案访谈的基础上认为，性心理健康是指在充分掌握正确性知识的基础上，具有积极的性观念，能够自然恰当地表现性情感，对于性生理现象和两性之间的关系具有良好的调适能力。[4] 郑涌认为，青春期性心理健康是能够通过恰当的途径了解有关性生理、性心理和性病等知识，具有积极健康的性价值观，并且具有较强的性适应能力。[5]

2. 性心理健康的标准

基于对性心理健康概念的不同理解，学者对性心理健康的标准也有不同的看法。

（1）三要素说

陈家麟、毛春梅认为，性心理健康包括三个方面的内容：一是良好的性认知，二是正确的性态度，三是健康的性行为。[6]

（2）五要素说

张国仁、杨金花结合国内外的研究和学者的观点，认为性心理健康要符合这些标准：对性知识有充分和正确的了解；性心理及行为符合道德规范；与异性交往自然；性生理状态良好；性心理状态良好。[7]

（3）六要素说

根据世界卫生组织对性健康的定义，柳建营、刘晓明认为，我国青少年性心理健康

① 丁海青,张桂荣.家庭学校社会在农村留守儿童性心理健康教育中的作用[J].中国性科学,2013(2).
② 刘援朝.性教育与性心理健康[J].中国性科学,2001(3).
③ 陈家麟,毛春梅.大学生性心理健康教育:我国高等教育体系的一个盲点[J].扬州大学学报(高教研究版),2007(1).
④ 武慧多,杨健.湛江地区女大学生性行为及其与性心理健康关系[J].中国健康心理学杂志,2013(4).
⑤ 郑涌,等.青少年学生的性心理健康问题[M].北京:知识产权出版社,2011.
⑥ 陈家麟,毛春梅.大学生性心理健康教育:我国高等教育体系的一个盲点[J].扬州大学学报(高教研究版),2007(1).
⑦ 张国仁,杨金花.大学生性心理健康水平与性观念实证研究[J].郧阳师范高等专科学校学报,2010(1).

须符合以下六条标准:一是能够正确认识自我,愉快地接纳自己的性别;二是具有正常的性欲望,且性欲望的对象是指向成熟的异性而不是同性或物品,具有正常的性需要和性欲望是性心理健康的物质基础;三是性心理特点和性行为符合相应的心理发展年龄特征,如果一个人的性心理与大多数同龄人格格不入,就不能说是健康的性心理;四是具有较强的性适应能力,能够正确地释放、控制、调节性冲动,性适应是指个体在生长和发育过程中,性活动与所处的社会环境、文化形态之间形成一种和谐关系,性适应能力就是个体的性活动与外界形成和谐关系的能力;五是能和异性保持和谐的人际关系,这要求个体在日常生活中与异性的交往是自然的、符合社会规范的,在彼此的交往过程中,保持独立而完整的人格;六是性行为符合社会文明规范,自觉抵制腐朽没落性文化的侵蚀。所以,健康的性心理不仅表现为个体身心的健康,也表现在健康性心理作用下的性行为的健康,从而构建整个社会的性心理健康。[①]

邱鸿钟认为,健康的性心理需要满足以下标准:一是认同与悦纳自己的生理性别;二是为异性相吸(但血亲除外),并能与异性和谐相处;三是伴随性器官和生理的成熟,有与年龄变化相一致的性欲和性反应,并能有理智地实现与控制情感;四是能有社会责任感地承担自己的性行为所带来的一切后果;五是性生活符合男女双方自愿、平等、科学、卫生的原则;六是性动机应当合情、合理、合法。[②]

(4)八要素说

武慧多、杨健认为性心理健康的衡量标准主要有四个,即性认知、性观念、性情感和性意志,而每一个标准又包括对性的生物属性和社会属性两方面内容的主观体现,因此,一共包括八个方面的内容:科学的性生理知识,科学的性安全知识,对性生理现象的观念,对性道德规范的观念,对自我性别角色的认同感,良好的异性交往,对性活动的控制力,在与异性交往时对自我行为及情绪的调控能力。[③]

目前我国学者最为认可的是六要素标准,其中使用最为广泛的是柳建营、刘晓明提出来的性心理健康标准。值得注意的是,根据这一标准,性心理健康还包括了接纳个体的生理性别,具有较高的性别认同感,性别认同也是性心理健康的衡量标准之一。

第二节　中小学生青春期性心理发展的问题与辅导

青春期常被称作是"疾风骤雨"期。因为在此阶段,个体在生理上的发育极为迅猛,但在心理上的发展却相对迟缓,这种身心发展不平衡的状况会使得个体承受着巨大的心理压力,面临着一系列的心理危机。

处在青春期的个体,其在个性社会性发展、学业发展和生涯发展等方面遇到的问题及辅导在本书中的其他章节已经有系统的介绍,本章不再赘述。本章重点介绍有关性心理发展的问题及相应的辅导。

一、中小学生青春期性心理发展的常见问题

性的发育和发展贯穿人的一生,青春期是性心理发展的关键时期。然而,面对身

---

①　柳建营，刘晓明.青年心理健康教程[M].北京:北京工业大学出版社，2002.

②　邱鸿钟.性心理学[M].广州:暨南大学出版社，2008.

③　武慧多,杨健.湛江地区女大学生性行为及其与性心理健康关系[J].中国健康心理学杂志,2013(4).

体上突如其来的巨大变化,如果缺乏性知识或性观念,或者性态度不正确,则可能会使青少年陷于迷茫、恐慌、焦虑之中。许多青少年在青春期阶段产生了性心理困惑、性偏离行为,甚至因为对性知识的无知,而走上了性犯罪的道路。

青少年在成长的过程中可能会出现以下一些性心理发展的问题。

(一) 性焦虑

进入青春期后,随着第一性征的发育和第二性征的出现,青少年的体型、外貌变得越来越成人化,面对这种身体外形的变化,青少年可能会产生体像焦虑。体像是指个体对自身的外在躯体形象产生的一种主观感受,包括对身体的知觉、想象、情感与物理性质的感知。[①] 个体对体像的自我认知与评价观念会导致其对体像不同程度的关注,而对体像的过度关注有可能会使个体产生一定的焦虑情绪,这种现象在青春期尤为明显。

女生进入青春期后,乳房开始发育,有些女生会感到不好意思,不知所措,她们不敢挺胸抬头,甚至走路都会含胸驼背,以此来遮掩自己身体的发育,这样非常不利于女生身体姿态的发展。除此之外,青春期女生体内的脂肪开始增长,且增长速度比男生快,有些女生的身材变得不再纤细苗条。因为这种变化与当前社会背景和文化所宣扬的"以瘦为美"的审美取向不符,所以,会使得她们对自己的身材感到烦恼、焦虑,甚至采用极端和片面的减肥方法。

青春期的男生同样十分关注自己的外形体格。他们希望自己身材高大、魁梧英俊,有些男生会因为自己身材矮小而感到烦恼,有些男生会关注自己生殖器官的发育。此外,因为男生进入变声期,所以,他们的声音渐渐变粗,开始羞涩于与他人交往。由于青春期体内油脂的分泌,有些青少年的脸上会长出青春痘,他们变得怀疑自己的容貌,对自己的长相缺乏信心,从而产生焦虑的情绪。

性功能的成熟同样也有可能导致青少年的性焦虑。面对遗精和月经的到来,许多青少年因为缺乏相关的性知识,所以不能正确地看待和理解自己的身体变化。有一项关于青春期学生面对性发育的情绪体验调查,调查结果显示,学生的消极态度和负面情绪比较突出,尤其是女生在对月经的情绪反应中,"紧张""厌恶""不安""情绪低落"等负面情绪占到了很高的比例。[②]

曾经有一位卧轨自杀的青少年在其遗书中写下"我因为得了不治之症,所以只好一死了之"这样的话[③]。而他信中的不治之症,只是遗精。由此可见,许多学生可能在还不了解青春期生长发育知识的时候,已经开始了身体的变化,这些成长和发展过程中必然经历的变化,这些象征着成熟和成人标志的正常发育,却可能因为青少年的无知而被与厌恶、不安等消极情绪联系在一起。

(二) 性冲动

性的发育和成熟促进了青少年性意识的觉醒,这一时期,青少年会从身体里本能地产生强烈的性欲,渴望与异性有身体接触,甚至是进一步与异性实现肉体结合,这些

---

① 李芳,等.某市高中生体像关注与焦虑、抑郁的研究[J].国际精神病学杂志,2015(1).
② 胡蕾,胡佩诚.青春期性教育的实施策略[J].中国性科学,2005(12).
③ 何先友.青少年发展与教育心理学[M].北京:高等教育出版社,2009.

性欲的表现形式就是性冲动。性冲动是青少年成长发育过程中的正常现象,是性生理和性心理逐渐成熟的表现,是人类无法逃避的生物本能,因此,青少年产生性冲动是十分正常的心理现象。但是,如果青少年不能科学地认识并自觉地调节、控制自己的性冲动,就有可能造成消极的后果。

青少年过早的性行为就是没有合理调节和控制性冲动而造成的后果。青春期阶段,性器官迅速发育,已具备了生殖能力,但尚未成熟,过早的性行为会对正在发育中的生殖器官造成损伤及感染,甚至是感染性病。通过性行为传染的性病,会严重危害青少年的身体健康甚至是生命安全,例如,艾滋病就有可能通过性行为而传播。此外,没有采取任何保护措施的性行为有可能导致女性意外怀孕,而怀孕堕胎对女性的身体将造成巨大的伤害,这种伤害不仅会影响以后的生殖健康,甚至可能导致她们对婚姻产生恐惧。男生虽然不会面临怀孕的风险,但也会因此而产生负罪感,影响成人以后的生活。

(三)手淫

手淫是青春期最常见、最典型的性自慰行为。性自慰行为是指在没有异性参与的情况下,个体自身寻求性满足的行为。手淫就是指个体用手、衣服或其他物品刺激生殖器官从而获得性快感的一种性自慰行为。在美国,14~17岁的青少年中,有接近三分之二的男生和接近一半的女生发生过手淫行为,其中50%的男生和23%的女生表示至少一周手淫两次;国内有研究结果显示,中学生中有20.9%的人有手淫行为①。

手淫在青春期发育过程中属于一种正常现象,一般来说,男性手淫的人数和频率总体高于女性。适时、适度、适当的手淫能使青春期的性冲动和性欲望得到宣泄,在青少年能对性行为承担一定的社会责任之前使用手淫进行性满足,并没有对社会和他人构成危害,从这个角度上来说,其对于处在青春期的青少年的健康成长是没有危害的。但是手淫在一定程度上也会给青少年带来消极、负面的影响。

一方面,不正常的、有害的手淫,会影响青少年的身心健康。主要表现为,一是有些青少年手淫次数过于频繁,甚至沉溺其中。例如,每天要进行多次手淫,而且经常会有手淫的冲动,有时甚至因为手淫影响到自己的社会功能。二是在不恰当的场合下进行手淫。有些青少年的手淫冲动特别强烈,不能很好地控制自己的欲望,甚至在公共场所进行手淫,造成不良后果和不好的影响。三是手淫的方式不恰当。有些青少年为了进一步追求性快感和刺激感,从网络等途径获取一些不恰当的手淫方式,或者是借助一些不恰当的工具进行手淫来增加快感,从而影响了身体健康。

另一方面,对手淫错误的认知观点,可能会使青少年承受着巨大的心理压力。如传统观点通常认为,精液是人体内的精华,非常宝贵,流失了就会有害身体健康,手淫会使生殖器官在未成熟之前就耗尽其功能,从而影响今后的性功能。在我国,传统的伦理道德及健康养生观对手淫持否认、排斥的态度,通常认为手淫是下流的、肮脏的、罪恶的,在这样的观念影响下,许多青少年背负着沉重的道德包袱,认为手淫行为是不道德的、不健康的、可耻的,在发生之后会为之感到羞愧、懊恼、自责和害怕,在身体出现了一些问题时,甚至认为都是手淫引起的,羞于就医,胡思乱想。在这种情况下,手

---

① 王宁,曲桂荣.济宁市中学生青春期性发育性心理与性行为比较[J].中国校医,2004(3).

淫所造成的心理上的危害性比生理上的危害性更加严重。

（四）异性交往

青少年的性意识开始觉醒，开始注意到男女生之间的差异，会对异性产生好奇心和好感，渴望得到异性的关注，希望与异性交往。在与异性交往的过程中，容易产生一些问题。

有些青少年在这一时期更愿意与同性朋友进行交往，他们排斥异性，不愿意和异性来往，会对异性出现言语上和行为上的冲撞，表现为不尊重异性，与异性关系恶劣。有些青少年在内心向往和异性进行交流、接触，但却不知道该如何进行沟通，显得腼腆、害羞、局促不安，有时候男女生的正常交往还会遭到同学的哄笑。有些青少年对异性产生朦胧的情感，容易将"好感""喜欢""欣赏"与"爱情"混淆，他们在渴望获得美好爱情的同时，却难以辩证地看待其相应的付出、责任和代价，不知怎样把握好与异性交往的尺度、原则和分寸。

最令家长和教师担心的就是"早恋"问题。"早恋"是一个诞生于我国且被广泛使用的词语，大多数国家并没有这种说法。目前，这一说法越来越受到争议。"早恋"一词从构词法上来说为偏正结构，用"早"字来修正"恋"字，意即过早地谈恋爱，这似乎表明人生应当有一个正好的时候是用来谈恋爱的，早于这个正好的时候就是早恋，但这个正好的时候是什么年龄呢？很多学者对此提出了疑问，什么时候是正好用来谈恋爱的时候？什么时候谈恋爱就是太"早"了呢？从这个角度而言，"早恋"一词存在着明显的主观性，也不具有科学性。很多人提出用"交往过密""中学生恋爱""青春期恋情"等说法来取代"早恋"一词。不管采用何种说法，这种现象如果处理不当就会容易使青少年产生心理困扰，影响其学习、生活和人际交往。

（五）性安全

性安全问题是青少年面临的非常严峻的问题，主要表现在以下几个方面。

性骚扰是指涉及性的冒犯行为，而且未经对方同意。一般而言，性骚扰有三种表现形式。一是不自愿的、令人不快的，甚至是有侵害性的身体上的接触。如没有必要的故意接触或抚摸他人身体；故意擦撞对方的身体；未经允许而强行搭对方的肩膀或手臂；在公共交通工具上，故意紧贴着别人的身体或进行摩擦；建议或强迫对方进行性活动。二是令人不快的、侮辱性的，甚至是有侵害性的言语接触。如不必要而故意谈论有关性的话题；未经同意询问别人的私生活；对他人的衣着、外表、身材给予有关性色彩的评论；故意讲色情笑话、故事；对别人的性别做出侮辱或嘲笑。三是令人不快的、侮辱性的，甚至是有侵害性的非言语接触。如对路过的女性吹口哨或尖叫；对他人展示具有性暗示的手势或动作；用暧昧的眼光大肆窥视别人；展示淫秽图片、色情书刊等。

性侵害是指侵犯者以满足其性欲为目的，通过暴力、胁迫、恐吓、诱骗、物质引诱等违法意愿的方式，以强制手段逼迫被害人与之发生性交或性交以外其他满足其性欲的行为。性侵害的表现形式多种多样，如强奸、乱伦，诱导对方观看或触摸性器官等。

性骚扰和性侵害的主体远比我们以为的要多得多，不仅仅是陌生人会进行性骚扰和性侵害，熟人甚至是亲属也有可能实施性侵害；不仅有外表凶狠、行为粗野、言语猥亵的人会实施性骚扰和性侵害，也会有道貌岸然、举止文质彬彬的人实施性骚扰和性侵害。除了女性会成为性骚扰和性侵害的对象,男性也会遭遇性骚扰和性侵害。

有些个体因为缺乏安全防范意识,致使自己处在危险的境况之中,甚至因为缺乏相应的知识和教育,遭受了性骚扰的伤害而不自知。据女童保护基金的数据显示,自2014年至2018年四年中,公开报道的儿童性侵害事件就有1 401起,受害人数超过2 568人。面对性骚扰和性侵害,如何保护自己是一项非常重要的能力。有些个体出于羞愧等原因采取隐忍的方式,反而变相鼓励了对方进一步实施性骚扰和性侵害;有些个体采用了不适当的方式激怒对方,造成了进一步的伤害。性骚扰和性侵害严重影响青少年的身心健康,在生理上和心理上都会给青少年带来极大的伤害。

除此以外,不少青少年因为对性知识的无知,而走上了性犯罪的道路。据上海的一项调查显示,青少年违法犯罪类型中有一半属于性犯罪,而且近年来青少年性犯罪的比例在逐渐增加,犯罪年龄也呈现出越来越低龄化的趋势。[①] 性犯罪,不仅葬送了犯罪者本身的美好青春,也让那些受害者因此而在心理蒙上阴影。

随着信息技术和数字化的发展,网络性安全问题越来越引起人们的重视。网络性安全问题在场景、手段等方面有别于传统的性安全问题,它主要是通过网络,在无需面对直接接触下实施性骚扰或性侵害。2023年5月25日,最高人民法院、最高人民检察院联合发布《关于办理强奸、猥亵未成年人刑事案件适用法律若干问题的解释》,明确规定,胁迫、诱骗未成年人通过网络视频聊天或者发送视频、照片等方式,暴露身体隐私部位或者实施淫秽行为,符合刑法相关规定的,以强制猥亵罪或者猥亵儿童罪定罪处罚。胁迫、诱骗未成年人通过网络直播方式实施前款行为,同时符合刑法相关规定,构成强制猥亵罪、猥亵儿童罪、组织淫秽表演罪的,依照处罚较重的规定定罪处罚。

二、 中小学生青春期性心理发展常见问题的辅导策略

中小学生青春期性心理发展辅导的基本目标,就是要针对青少年的年龄特点和知识结构,通过各种形式的辅导方式和手段,实现他们的性心理健康。性心理健康不仅是个体良好的一种状态,同时也是一种积极的适应过程,即要在相应的社会文化背景下做出良好的适应和调试。具体来说,青春期性心理发展的辅导就是使学生能够通过恰当的途径了解有关性生理、性心理和性病等知识,提高其性知识的水平;使学生树立起对有关性问题的健康的看法和态度,具有积极的性价值观;使学生能愉快地接纳自身的性征变化,自觉按照社会文化规范的要求约束和调整自己的性欲望和性行为,具有较强的性适应能力。[②]

因此,中小学生青春期性心理发展辅导可以从性认识的辅导、性价值观的辅导、性适应的辅导三个方面入手。

(一) 性认识的辅导

性认识是指对有关性问题如性知识、生理知识等的认识,主要包括对生理知识、卫生保健知识、避孕、性骚扰、性心理等方面的理论知识的了解。对青春期学生进行性认识的辅导,主要是弥补他们在性知识方面的空白,纠正不正确的性知识,为获取性知识提供科学的途径。

---

① 张进辅.现代青年心理学[M].重庆:重庆出版社,2002.
② 郑涌,等.青少年学生的性心理健康问题[M].北京:知识产权出版社,2011.

1. 弥补性知识的空白

许多青少年虽然已经步入了青春期，身体开始迅速发育，但是缺乏对必要的生理知识、性知识的了解。正是因为对性缺乏正确、健康的认知，才会使青少年面对身体的变化时出现消极的情绪反应，甚至出现性犯罪等行为。

因此，应当帮助青少年树立科学的性认识，让他们了解身体的基本结构和作用，认识到进入青春期后生理和心理发展变化的特点，尤其是认识到生殖器官的发育成熟、第二性征的出现、性功能的成熟对于成长的重要意义，知道生命的诞生过程，能意识到男女两性之间的各种性别差异，把握好异性正常交往的原则、方式，掌握防范和拒绝性骚扰、性侵害的具体方法，了解有关过早性行为的危害、避孕、性病、艾滋病等方面的知识。通过向青少年传授生理知识、性知识，揭开性的神秘面纱。

2. 纠正不正确的性知识

有些青少年通过网络、杂志、小说等社会媒介获取了大量的生理知识、性知识，然而这些知识可能是含糊不清、不完整，甚至是错误的，青少年如果缺乏一定的判断能力和鉴别能力，就会被这些错误的性知识误导，从而影响其自身的健康成长。如传统观念中对遗精、手淫等行为存在着许多错误的认知，这些错误的观念不仅会影响青少年的身体健康，还会使他们产生道德压力和心理负担。因此，在辅导的过程中，要注意纠正青少年已有的不正确认知，帮助他们获取正确的生理知识和性知识。

3. 为获取性知识提供科学的途径

青少年对异性的好奇、对性知识的渴望会促使他们通过各种可能的途径获取自己想要知道的性知识和性信息，然而网络、杂志等社会媒体所提供的相关信息良莠不齐。如何使青少年获得健康、正确的性知识是全社会必须要关注的问题。我们可以通过相关的网站、心理辅导课程、各种科普活动、相关书籍等为青少年提供必要和正确的性知识，同时，教会他们如何筛选、鉴别各种信息也是非常重要的。

青少年的思维已经从表象性思维中解脱出来，抽象概念得到了很大的发展，但他们的学习仍然离不开具体事物的支持。因此，在性知识的辅导过程中，除了讲授，还可以采用其他更加形象生动的方式传授性知识。例如，通过采用体验性教学活动、图片、动漫、视频等方式加深青少年对性知识的理解，让他们能够在学习中感受到趣味性和重要性，帮助他们树立正确、健康的性知识观。

（二）性价值观的辅导

性价值观是指对有关性问题的较为稳定的看法和持有的态度评价，主要包括性观念和性态度。

1. 性焦虑

（1）转移注意力

青少年可以积极参加丰富多彩、有益身心健康的各种活动，培养自己的兴趣爱好，丰富自己的课外生活，从而将自己的注意力转移到学习和生活中来，降低对性特征的关注和焦虑。

（2）采用放松训练法

放松训练是指使有机体从紧张状态松弛下来的一种练习过程。对于性焦虑情况比较严重的青少年，可以采用放松训练法帮助其缓解焦虑，使其内心平静。

2. 手淫

（1）正确看待手淫

帮助青少年树立正确、健康的对待手淫的态度是学校心理辅导的首要目标。手淫最大的危害不在于手淫本身，而是对手淫错误的认知。对手淫错误的认知是导致青少年承受巨大心理压力和道德约束的主要原因。鉴于此，心理辅导的重点是要帮助青少年习得正确的有关手淫的知识，让他们了解到适时、适度、适当的手淫对身体并没有危害，而且能在一定程度上缓解青春期的性冲动和性欲，因此，不必为此产生焦虑、羞愧等消极情绪。

（2）丰富生活内容

频繁、过度的手淫会影响青少年的身心健康，可通过如下两种途径帮助青少年避免此种情况的出现。第一，培养青少年多方面的兴趣爱好。鼓励他们参加各种有意义的活动，以此来丰富自己的日常生活，转移注意力。第二，养成健康的习惯。青少年要养成健康的生活习惯，不要为手淫创造条件。如，不要穿过紧的内裤，以减少对性器官的局部刺激；不要憋尿；保持性器官的清洁与卫生；生活作息规律，按时起床与入睡；不通过不正当的途径获取性知识。

3. 异性交往的辅导

（1）异性交往的好处

异性之间的正常交往对于青少年的身心发展是有积极作用的，对于青少年适当的、正当的异性交往应该予以肯定。青少年的性意识开始觉醒，开始注意到男女生之间的差异，会对异性产生好奇心和好感，希望与异性交往。在人际关系中，异性接触会产生一种特殊的相互吸引力和激发力，并能从中体验到难以言传的感情追求，对人的活动和学习通常会起到积极的影响，这种现象称为"异性效应"。有研究表明，既有同性又有异性朋友的青少年，性格开朗，为人诚恳热情，乐于帮助同学，自制力较强，而只有同性朋友的青少年，缺乏健全的情感体验，社交圈较狭小，人格发展不甚完善。除此以外，青春期异性之间的正常交往还有利于增进青少年对异性的了解、丰富自身的情感范围、扩大社会交往的范围、促进人格的全面健康发展。

（2）异性交往的原则

在异性交往的过程中，要注意把握交往原则。首先，应当培养青少年树立健康的交往意识，在交往过程中淡化性别界限。其次，采用团体交往和公开交往的方式，在公共场合进行三人以上的交往，避免"一对一"的单独接触，避免去人烟稀少的僻静地方交往。第三，在交往过程中，要做到言语、表情、行为、情感流露等自然、流畅，不过分夸张，也不矫揉造作，举止自然，落落大方。第四，交往的方式和程度要适度，男女双方都要自尊、自重、自爱，既相互尊重，也不过分亲密，更不能做出伤害对方的行为，既不过早地萌动情爱，也不回避和拒绝异性。

（3）"早恋"问题的辅导

面对"早恋"问题，要帮助青少年正视这一现象，既要让他们认识到这是进入青春期对异性产生兴趣的正常反应，同时也要认识到由于认知的不完善和心理发展的不成熟，这种感情存在的盲目性、短期性、朦胧性、幻想性等问题。要帮助青少年树立正确的爱情观，鼓励他们结交异性朋友，恰当地与异性相处，把握异性交往的原则，相互帮助,共同进步。

在进行性价值观辅导时要注意方式和方法,可以通过创设一定的条件和情境,充分调动青少年的主动性和积极性,让他们在主动参与活动的过程中,卷入自己的情感,并在此过程中触及对性活动的态度,感受青春期所带来的美好体验,引发他们对有关性的问题的思考,同时将所学的知识和方法有意识地运用到自己的实际生活中,从而更加积极、健康地应对青春期出现的各种烦恼,达到性价值观方面的改变。

(三)性适应的辅导

性适应是指能喜爱、欣赏自己的性别并愉快地接纳自身的性征变化,能自觉地按照社会文化和道德规范的要求对自己的性欲望、性行为进行控制和调整。性适应的辅导就是要传递给青少年正确的性观念,培养健康的生活方式,形成良好的性道德,使他们学会选择、自控、自律、自护,从而让自己的行为符合社会道德规范。①

1. 性冲动的辅导

(1)合理满足性冲动

性冲动既是一种生理现象,也是一种心理现象,青少年既要学会合理地控制自己的性冲动,也要通过合理的方式适当地满足自己的性冲动,如与异性之间进行正常、恰当、自然的集体交往等。通过多种健康的方式合理地满足性冲动是促进和维护心理健康重要的途径之一。

(2)提升自制力

青少年要避免性的挑逗,自觉抵御不良性刺激的诱惑。学校心理辅导工作者应帮助青少年有意识地提升自己的自制力和自控力,使他们在面对一些低俗、不健康的性信息时能够做到自觉抵制。

(3)转移注意力

青少年要学会转移注意力,积极发展自己的兴趣爱好,通过主动参加各种有益身心发展的科技、体育、文艺活动,来转移自己的性冲动,同时又丰富了自己的生活内容。

2. 性安全的辅导

(1)提高安全防范意识

青少年在平时的生活中要提高自身的安全防范意识,不要轻易相信陌生人或不了解的人。不要随意独自去陌生的地方,不要在晚上单独出行等。总之,不要把自己置身在危险的环境中。

(2)判断自己是否受到性骚扰或性侵害

性骚扰和性侵害的方式、形式远远超出我们的想象,具备相应的性知识有助于青少年能够准确而迅速地判断自己是否受到了性骚扰或性侵害。如,不仅仅是行为会构成性骚扰和性侵害,所有没有经过个体允许的、让个体感到不愉快的、涉及性的冒犯性接触都可能构成性骚扰和性侵害,包括言语性和非言语性的接触。

(3)坚决拒绝性骚扰和性侵害

面对性骚扰和性侵害时,要学会保护自己,毫不犹豫地坚决拒绝。拒绝的方式很多,首先,要保持冷静,克服紧张和害怕;其次,要坚决地表明自己的立场,直接拒绝,如

---

① 司继伟.青少年心理学[M].北京:中国轻工业出版社,2010.

坚定、清楚地告诉对方自己的不悦,请对方尊重自己,也请他自爱自重,绝不要忍让;第三,可以配合使用非言语技巧,如用眼神表达不满或者抽身离开;第四,学会向他人求救。

在进行性适应的辅导时,可以采用案例分析的方式。许多真实发生的故事,往往能给青少年以深刻的警醒。探讨、分析这些故事、案例时,除了让青少年吸取教训,知道错误发生的原因以及解决措施,也可以利用这些故事、案例让青少年知道什么是正确的行为、什么是错误的行为,应该采取怎样的行为判断标准。对于青少年来说,倾听他人的故事就是一次观察学习的过程,从他人的故事中学会某种行为,并且根据行为的结果来判断行为的对错。青少年往往对后果恶劣的故事印象深刻,在知道会造成这样可怕的后果后往往会避免犯同样的错误。

第三节　中小学生青春期性心理发展辅导案例

一、中小学生青春期性心理发展辅导的基本原则

在对青少年进行性心理发展辅导时,需要遵循以下原则进行。

(一)知识性原则

性心理发展辅导应当体现知识性原则,使青少年了解有关性的正确、科学的知识,澄清错误的认识,免除不必要的烦恼和不安,做好心理上的准备。

(二)预防性原则

要着眼于预防,破除青少年对性的神秘感,改变对性的愚昧无知,同时要控制微观环境的性刺激,防止青少年的性意识被不正常地激发起来。

(三)正面启发原则

应以启发教育为主,正向传授有关性心理健康的相关知识。既要大方、自然地与青少年就性话题进行沟通交流,又要谨慎地选择生理、心理、道德等内容,以生动形象的手段开展系列教育活动。

(四)课堂教育与个别辅导相结合原则

课堂教育一般只能解决同一年龄阶段青少年的共性问题,不具有针对性。青少年因其人格特质、生活环境会导致其在性心理、性生理等方面的发展存在差异性,所以,在解决同一年龄阶段发展的共性问题时还应注重青少年的特殊性,在实施课堂教育的同时辅以个别辅导。

(五)适时适度适当原则

性心理发展辅导要适时适度适当地展开,"适时"是指要符合不同年龄阶段学生心理发展的特点,不失时机地进行正面教育和引导;"适度"是指所选择的内容要适度、有分寸,符合学生的承受能力,防止过度,也不能过于笼统和简单;"适当"就是指教学方法、教学态度要适当,循序渐进地进行。

(六)互相渗透原则

虽然性心理发展辅导的内容相对独立,但也不能仅凭一己之力就解决青少年所有的与性心理发展有关的问题,所以,性心理发展辅导的内容应与法制、品德、科学等课程的教学相结合,彼此互相渗透,互相加强,最大化性心理发展辅导的效果。

（七）学校、家庭、社会的三位一体原则

因为青少年的性心理发展受到多方面因素的影响，所以，性心理发展辅导绝不仅仅是学校教育的职责，更需要得到家长的密切配合。因此，学校在承担性心理发展辅导任务的同时，要通过"家庭、学校、社会联合"等形式调动家长、社会的积极性，共同促进青少年性心理的健康发展。

二、中小学生青春期性心理发展辅导案例解析

（一）案例简介

晓月，女，15岁，初三年级学生，汉族，无宗教信仰，目前与父母同住。晓月是家中的独女，足月顺产，母亲身体健康，在怀孕、哺乳期间没有服用药物。晓月幼时生长发育良好，身体和智力均发育正常，其成绩优异且稳定，排名一直在年级的前几名。她在班级中一直担任班干部，深受同学和教师的喜爱。晓月家庭条件良好，父母关系和谐，均在国企单位上班，在生活上对晓月照顾得无微不至，从不让晓月做任何家务。晓月对自己要求很高，做事认真负责，追求尽善尽美，同学、教师、熟人对其评价最多的是"聪明""乖巧""听话"。

晓月与同班的一名男生同住在一个小区，两人经常一起上学、放学，也会一起讨论难题，关系相处融洽。渐渐地，晓月觉得自己对该男生产生了好感，但是她知道现在应该以学习为重，就把对男生的好感写在了自己每天都携带的手账本里，并作为秘密没有与任何人谈起。一个月前，两人一起回家时，手账本不小心从书包里掉了出来，男生帮忙捡起来的时候，恰好看到了晓月写着喜欢他的那一页，男生什么也没有说，只是将手账本还给了晓月。

从那以后，晓月总觉得该男生在故意躲着自己，不再像以前那样对她热情了。她感到被拒绝，同时也感到很丢脸。她害怕该男生会把这件事情告诉其他人，担心班里同学在知道这件事后会议论自己。这导致她上课不能集中注意力，睡眠质量越来越差，成绩开始下滑，感觉糟透了。

（二）辅导过程

1. 开始阶段

晓月来到了学校的心理辅导室，向学校心理辅导工作者寻求帮助。在心理辅导的开始阶段，学校心理辅导工作者通过与晓月建立良好的辅导关系，为其提供了安全感和信任感，帮助晓月减轻了紧张不安与疑虑，减少了防御心理，这一良好的辅导关系是进行有效心理辅导的重要前提和必要条件。通过与晓月的交流，学校心理辅导工作者了解了晓月的基本情况，收集了各种资料，并对各种与临床表现有关的资料加以综合，以对晓月的心理问题进行评估。

第一，根据晓月的陈述和学校心理辅导工作者的了解及观察，晓月历年体检正常，没有导致心理问题的器质性病变，其主客观统一，心理活动协调一致，人格相对稳定，自知力完整，没有出现幻觉、妄想等精神病性症状，可以排除精神障碍。晓月的问题是由现实性刺激引发，与其处境相符，可以排除神经症性问题。晓月的心理问题仅局限在与异性交往方面，没有出现泛化，且只持续了一个多月，可以排除严重心理问题。据此可知，晓月的心理问题是由现实刺激引发，痛苦程度和社会功能受损程度轻微，将其诊断为一般心理问题。

第二，晓月 15 岁，正处在青春期。这一时期的女生，对异性产生好感，希望得到异性的关注和积极反应。当喜欢的男生看到了自己的手账本，该男生没有做出任何回应，晓月感到很丢人，觉得男生会认为自己轻浮，是在用行为拒绝自己，这是对晓月产生影响的负性现实刺激。

第三，晓月存在明显的不合理信念，她认为该男生不喜欢自己，就意味着自己不够优秀、没有能力，不招人喜欢、没有魅力。晓月的这些想法显然有"概括化""糟糕至极"的特点。同时，晓月对自己要求很高，做事认真负责，追求尽善尽美，自身缺乏有效地解决问题的应对方式，不知道怎样去解决问题，被焦虑情绪所困扰。

2. 问题解决阶段

（1）制定辅导目标

通过与晓月共同协商，商定出双方共同能够接受的、有效的辅导目标并加以整合。最终，确定了近期目标是能够清楚地认识自我和自己的处境，缓解焦虑情绪，恢复正常的学习；远期目标是完善晓月的认知，增加其社交能力和社会适应能力。

下面是截取辅导过程中的重要对话：

学校心理辅导工作者：通过前期的交流，我已经知道你的问题和原因了。现在我们来讨论一下辅导的目标。

晓月：老师，您说辅导目标是什么就是什么吧，我也不懂。

学校心理辅导工作者：辅导目标是需要我们一起来讨论的，就是通过心理辅导你想达到的目的是什么。例如，减轻消极的情绪、上课能够集中注意力听讲、能够在今后更好地应对类似事情的发生、心理健康状态更好等。辅导目标犹如指挥棒，它帮助我们明晰了心理辅导的方向，让我们清楚从现在开始可以做些什么去一步步达成它。此外，因为心理辅导目标是我们一起讨论制定的，所以更加适合你，你也会愿意、主动地去执行它。

晓月：那我知道了。

学校心理辅导工作者：那你目前最想解决的问题是什么呢？

晓月：我希望这个男生不要躲着我了，然后我可以集中注意力好好学习。

学校心理辅导工作者：晓月，你想一想，你说的这两个目标哪一个是你通过自己的努力能够更容易达到的呢？

晓月：……

学校心理辅导工作者：你想让这个男生不要躲着你，我们先来讨论一下这个部分。你觉得下面的两件事，你更容易先完成哪一件？第一个，你想办法去改变这个男生，让他不要躲着你；第二个，你先改变你自己目前的状态，诸如，减轻焦虑，改善上课不能集中注意力的状况。

晓月：当然是第二件事情了，改变我自己比改变别人更容易一些啊。

学校心理辅导工作者：另外，你看到那个男生看到你的手账本后，你觉得心里非常紧张，不知道他会怎么看你，觉得他对你没有以前热情了，故意躲着你。这里面有没有可能是你将自己的主观感受过度地推及到别人身上了？也就是说，你因为心里感到不安，担心男生对你的看法不好，所以就会觉得他躲着你？

晓月：……（沉思）

学校心理辅导工作者:从上面两个方面来说,我们是不是都先从你的改变开始工作会对你更好一些呢?看看当你的情绪等方面有所改变后会发生什么,你觉得呢?

晓月:好。

（2）解决被辅导者的议题

议题:改变不合理信念

目标:通过改变不合理信念缓解晓月的不良情绪和行为。

过程:首先,向晓月介绍合理情绪辅导方法的原理、过程和使用注意事项,引发晓月思考事件以及她的想法、信念与她的情绪、行为之间的关系,使她切实感受到引起她困扰的并不是外界发生的事件本身,而是她对事件的看法、评价等认知内容;其次,帮助晓月找到情绪困扰和行为不适的具体表现,以及与这些反应相对应的诱发性事件,并对两者之间的不合理信念进行初步分析;最后,帮助晓月与其认知中的不合理信念进行辩论,建立合理的信念,从而缓解晓月的不良情绪和行为。

下面是截取辅导过程中的重要对话:

学校心理辅导工作者:我跟你分享一个故事,看看听完这个故事你有什么想法和感受。一位老太太有两个女儿,大女儿嫁给一个卖雨伞的,二女婿则靠卖草帽为生。一到天晴,老太太就唉声叹气,说:"大女婿的雨伞不好卖,大女儿的日子不好过了。"可一到雨天,她又想起了二女儿:"又没人买草帽了。"所以,无论晴天还是雨天,她总是不开心。一位邻居觉得好笑,便对她说:"下雨天你想想大女儿的伞好卖了,晴天你就去想二女儿的草帽生意不错,这样想,你不就天天高兴了吗?"老太太听了邻居的话,天天脸上都有了笑容。听了这个故事,你有什么感受和想法吗?

晓月:我觉得一个人的想法是会影响一个人的心情的。

学校心理辅导工作者:是啊,看来一个人怎么想事情、看待事情,的确能影响到他的情绪与行为。我给你讲讲心理辅导中常用的一种方法吧,叫理性情绪疗法,它主要是说,通过改变我们对事物的看法、想法来改变我们的情绪感受与行为。

晓月:我明白了。

学校心理辅导工作者:让我们来看看你有哪些想法是不合理的。

晓月:最近他都不怎么主动来和我说话了,我觉得他总躲着我,他肯定不喜欢我,我真是不优秀,一点都不招人喜欢,没有魅力。我总担心同学们一旦知道了这件事后就会议论我。还有,就是觉得这个男生看到了我写在手账本上的内容,一定心里觉得我是个很轻浮的人……

学校心理辅导工作者:非常好!

……

学校心理辅导工作者:晓月,我们一起学习和讨论了如何与不合理想法辩论,现在你愿意试一下这种辩论的方法吗?

晓月:可以。

学校心理辅导工作者:你现在最想跟哪个或哪些不合理的想法进行辩论?

晓月:嗯……这个男生不喜欢我,一定是因为我不好,不优秀。

学校心理辅导工作者:你试着用咱们一起学习、讨论的方法与这个不合理信念辩论一下。

晓月：嗯……他不喜欢我就证明我不优秀，我的这个想法符合逻辑吗？

学校心理辅导工作者：非常好！还有吗？

晓月：我的哪些表现能证明我是一个优秀的人？我总是想着我不优秀，我很无能，这对于我改变自己目前的状况有帮助吗？他必须要理我和我希望他不要躲避我，哪种想法对我改变目前的状况更有帮助呢？

学校心理辅导工作者：晓月，你做得非常好！

晓月：老师，我好像有点开窍了。是我的想法把自己给绕进去了，其实我还是有很多优点和长处的，也有喜欢我的朋友和老师。我不能因为这个男生不喜欢我，就觉得自己不够好，就全盘地否定自己。

学校心理辅导工作者：是呀！晓月，你要记住，你的一些不合理想法还是会不时地来困扰你，可能并不是你通过一两次辩论就可以完全解决它们，如果出现这种情况怎么办？就是继续跟它们辩论！只要不合理的想法出来了，就坚定地跟它们进行辩论，直到它们对你的影响没有那么大了。

3. 结束阶段

在此阶段，心理辅导工作者通过与被辅导者一起回顾整个辅导过程，并讨论后者在辅导过程中的收获和领悟以及如何将这些更好地应用到生活和学习中去，持续加强被辅导者已取得的效果，同时帮助她对辅导即将结束做好心理上的准备。

下面是截取辅导过程中的重要对话：

学校心理辅导工作者：今天，是我们本次心理辅导的最后一次了，我们已经就分离和你在整个辅导过程中的收获与学习讨论过几次了。此时此刻，你有什么特别想分享的吗？

晓月：我觉得收获很大。在您最开始给我讲老婆婆和两个女儿的故事时，我觉得那个故事很有道理，但一旦到自己身上，虽然，我用不合理信念的三个特征（去评估）知道我的想法是不合理的，但还是会觉得自己是对的，为什么要去辩论！但现在我能够在大多数时候跟自己（不合理的想法）进行辩论了。

学校心理辅导工作者：非常好！我们两人在心理辅导室中一起进行辩论，还会留家庭作业让你在实际生活中继续进行练习。你一直坚持着做，这真的非常好！我们讨论过很多次，人有各种各样的负性情绪并不可怕，可怕的是任由负性情绪牵着鼻子走。

晓月：老师，我感到自己的变化了，我会继续用辩论的方法帮助自己，我会记得您说的，便（辩）一次不行就便（辩）两次，直到自己的负性情绪慢慢变轻。

（三）辅导效果与反思

1. 辅导效果

被辅导者：我现在上课时注意力集中很多了，感觉听讲效率也比较高，能够跟着老师的思路走。回家写作业也能够集中注意力了，晚上可以睡着觉了，也没有感到那么焦虑不安了。我也不再老想着他是不是不喜欢我这件事情了，感觉自己的自信又回来了。

学校心理辅导工作者：通过回访、跟踪，晓月的焦虑情绪基本得到了缓解，睡眠状况有所好转，能够主动地进行自我探索和自我分析，觉察到自己认知中的不合理信念并进行改变。辅导过程较完整，辅导已经基本达到预期目标。

2. 辅导反思

该案例的被辅导者是一名初三年级的女生,由于暗恋一位男生的秘密被当事人无意间发现,所以总觉得该男生故意躲着自己,感到被拒绝和丢人,由此产生的负性情绪已经影响到她的正常学习和生活。学校心理辅导工作者通过与被辅导者的会谈明晰了她的问题,决定主要采用理性情绪辅导的方法引发该生思考事件、想法与情绪行为之间的关系,从而使该生切实感受到自身的问题与自己想法之间的关系,这为她自觉地运用辩论的方法与自己的不合理信念进行辩论奠定了基础。通过辩论,被辅导者产生了一些新的想法,因此焦虑情绪得以缓解,恢复了正常的学习。同时,通过回顾和梳理整个辅导过程,可以帮助该生将辅导中的收获和感悟更好地应用到学习和生活中去,提升其社交能力和社会适应能力。

第九章　教师心理卫生与辅导

伴随着积极心理学的兴起,对于教师心理健康的研究逐渐成为职业健康心理学的关注点。在现实生活中,教师的身心健康状况往往面临很大的挑战,教师心理卫生越来越受到社会各方的关注,已成为一个重要的社会问题。一名优秀的教师除了需要具备丰富的专业知识、娴熟的教学技巧外,更重要的是还应有健全的人格和积极良好的心理状态。教师心理健康不仅影响教师自身及其家庭的幸福感、教师的职业发展,更会影响学生的身心健康,因此,对教师心理卫生的研究具有十分重要的现实和理论意义。本章将重点介绍目前心理学界关于教师心理卫生的主要理论,并结合当前教师群体所面临的常见问题提出辅导策略,最后辅以教师团体心理辅导的案例进行说明。

第一节　教师心理卫生与辅导概述

一、教师角色理论

(一)教师角色

"角色"一词原指舞台上演员所扮演的人物,是由美国社会心理学家米德于20世纪二三十年代将这个概念引入到社会心理学理论中来的,称为社会角色。一般认为,角色是处于一定社会地位的个体,根据社会的客观期望,借助自己的主观能力适应社会环境所表现出来的行为模式。[1]

在米德运用"角色"一词说明个体在社会舞台上的身份及其行为后,"教师角色"就被用来解释教师行为、教师的社会地位以及社会对教师的期待等。在瑞典教育学家胡森等人主编的《国际教育百科全书》中,对教师角色所代表的含义做了三种解释:① 教师角色就是教师行为;② 教师角色就是教师的社会地位;③ 教师角色就是对教师的期望。[2] 在北京师范大学顾明远教授主编的《教育大词典》中,教师角色被定义为教师与其社会地位、身份相联系的被期望行为,主要包括两个方面:一是教师的实际角色行为,二是教师的角色期望。[3]

(二)教师角色冲突

关于教师角色冲突,英国学者威尔逊早在1962年就曾进行过论述,1985年,我国学者林秉贤在其所著的《社会心理学》一书中引入了这一概念。教师角色冲突理论认为,教师的角色冲突源于"角色丛"中不同角色含有不相容的成分。[4] 角色冲突主要有两种不同的类型,第一个是角色内冲突,是指当同一社会角色受到来自社会上不同群体的不一致要求时所产生的冲突,如学生、家长、校长、教育专家对教师的要求和期待往往会出现不一致的情况。第二个是角色间冲突,是指当个体同时担负不同社会角色

---

① 任志峰. 角色理论及其对集体行为者的可行性分析[J]. 华中科技大学学报(社会科学版), 2016(4).
② Torsten Husen, 等. 国际教育百科全书(第七卷, P-R)[M]. 贵阳:贵州教育出版社, 1990.
③ 顾明远. 教育大辞典:增订合编本(上)[M]. 上海:上海教育出版社, 1998.
④ 盛宾. 教师角色冲突的成因及其应对措施[J]. 郑州大学学报(哲学社会科学版), 2005(2).

时体验到的内在冲突。例如,对于大部分女教师而言,教师、妻子、母亲等角色对其提出了不同的要求,有时使其很难平衡角色之间的关系,从而产生冲突。

工作家庭冲突是教师众多角色冲突中最为普遍的一个,下面就此做一详细的介绍。

1. 工作家庭冲突的概念

1964年,美国心理学家罗伯特·L.卡恩等人提出,工作家庭冲突是个体所担负的工作角色和家庭角色的需求之间的一种角色冲突的类型。伦肖则认为,工作家庭冲突是工作、家庭两个领域中的压力相互作用所产生的结果。[①] 在卡恩研究的基础上,彼特尔提出,工作家庭冲突是一种在某些方面工作和家庭领域的角色压力不能相容的角色间冲突。[②] 目前,格林豪斯的观点得到了更广泛的认同,即工作家庭冲突是指个人在工作(或家庭)中承担的角色使其在家庭(或工作)中的角色扮演发生困难,一个领域的角色要求干扰了另一个领域角色的执行,就会产生工作家庭冲突。[③]

2. 工作家庭冲突的结构

格林豪斯和彼特尔认为,工作家庭冲突主要有三种形式,分别是基于时间的冲突、基于压力的冲突、基于行为的冲突。不过,在实际研究的过程中可以发现,这三个维度在同一层面上并不对等,彼此之间有交叉甚至包含关系,所以,格林豪斯等人对工作家庭冲突结构的另一种分类方法受到了更多的肯定,他们提出了两个下位概念:工作—家庭冲突和家庭—工作冲突。工作中产生的时间问题、压力问题等影响家庭责任的履行是工作—家庭冲突,而个体所承担的家庭角色所产生的需求对履行工作责任造成的干扰则是家庭—工作冲突。

3. 工作家庭冲突的相关理论

(1) 工作家庭关系理论

斯泰恩斯整理了前人就工作与家庭关系进行研究时提出的三种理论,分别是分割理论、溢出理论和补偿理论。分割理论认为,工作和家庭是两个相互独立的领域,个体能够把工作和家庭生活中的情感、态度和行为完全区分开来,彼此之间既不相互影响也不发生冲突;溢出理论认为,个体会把在工作(家庭)领域中表现出的情感、态度和行为带入家庭(工作)领域中去;补偿理论认为,工作和家庭之间的关系是负向的,当个体在工作(家庭)领域投入较多时,相应在家庭(工作)领域的投入就会减少。但是,随着对工作家庭关系相关研究的不断发展,我们也发现,工作(家庭)中的积极资源有时也可以促进个体在家庭(工作)中的表现,工作与家庭的关系并不一定是负向的,故而溢出理论得到了更多的认可。

(2) 工作家庭边界理论

美国学者克拉克提出了工作家庭边界理论。他认为,工作和家庭是两个完全不同的领域,每个领域都有自己的规则,两个领域的边界就是个体工作(家庭)行为的起始

---

① Renshaw J R. An Exploration of the Dynamics of the Overlapping Worlds of Work and Family[J]. Family Process, 1976(1).

② Greenhaus J H, Beutell N J. Sources of Conflict between Work and Family Roles[J]. Academy of Management Review, 1985(1).

③ 吴明霞,张大均,陈旭,等. 中小学教师工作—家庭冲突的测量[J]. 心理发展与教育,2009(1).

点,表现为客观的、社会的和心理上的三种形式。在工作家庭边界理论中存在两种角色,一是边界跨越者,其在工作和家庭两个领域之间不断转移;二是边界维持者,他们定义工作和家庭领域的界限。两种角色对工作和家庭界限的不同理解使得边界跨越者很难平衡工作和家庭之间的关系,从而产生工作家庭冲突。[①]

值得一提的是,长久以来,学者们对于工作家庭边界问题的探讨,大多把目光集中在了工作家庭冲突上,特别是在以教师为被试群体的研究中,多数情况下是在分析他们的工作和家庭是如何冲突对立、抢夺有限资源的。但是,他们却忽视了一点,即关注工作与家庭之间的冲突并不等价于可以使得工作与家庭拥有更加良好的积极关系。20世纪初,积极心理学思潮的兴起给了我们答案。从积极的角度去看待这个问题,人们发现,工作与家庭不只是"敌人"的关系,它们还可以是"战友"的关系,来自工作(家庭)领域的资源可以促进个体在家庭(工作)领域中良好的表现,有关工作家庭增益的研究目前也在逐渐增多。

二、 教师职业倦怠理论

(一)教师职业倦怠的概念

1. 职业倦怠

心理学家赫伯特·弗罗伊登伯格最早提出了职业倦怠的概念,他认为职业倦怠是由于个体对自己的职业有着不符合实际情况的过高期望进而承受过大的工作压力而导致的生理、心理等多方面的疲惫状态。[②]

马斯拉赫、杰克逊所给出的职业倦怠的概念影响了这个领域大多数的研究者,获得了大家的认同和使用。他们认为,职业倦怠是指,当来自工作领域的压力源源不断产生时,个体由于缺乏有效的应对手段而出现的一种较长时间的异质反应,主要有三方面表现:情绪衰竭、去个性化和低成就感。[③] 情绪衰竭是指个体在工作中投入了过多的情感资源,因此情感处于疲劳状态,缺乏工作的热情;去个性化则是指在个体对待服务对象时态度冷淡、疏远,常给予其否定和负面的评价;低成就感表现为:个体认为自己不能胜任本职工作、自己的工作没有意义,缺乏成就感。

2. 教师职业倦怠

教师被认为是人类最光辉的职业,被誉为"人类灵魂的工程师"。教师的服务对象是个性化鲜明的学生,相较于其他职业,需要付出更多的情感、情绪资源,因此,教师是职业倦怠的易感和高发人群。美国哥伦比亚大学教授法伯将教师职业倦怠称为"教育中的危机"。美国教育协会主席古里安也曾感叹:"倦怠的感受正打击着无数具有爱心、有理想、乐于奉献的教师,教师正在逐渐放弃他们的专业工作。"[④]

关于教师职业倦怠的定义,目前尚无统一定论。伍新春等人认为,教师职业倦怠是教师长期处于工作压力下的一种极端反应,它是包括情绪衰竭、去人性化和低成就

---

① Clark S C. Work/Family Border Theory: A New Theory of Work/Family Balance[J]. Human Relations, 2000(6).

② Freudenberger H J. Burnout: The Organizational Menace[J]. Training & Development Journal, 1977(31).

③ Maslach C J, Jackson S E, Leiter M P. The Maslach Burnout Inventory-Test Manual.Maslach Burnout Inventory Manual, 1996.

④ 陈春莲. 职业价值观维度的教师职业倦怠探析[J]. 教育探索, 2009(9).

感在内的一种综合症状群。① 蓝秀华认为,教师职业倦怠是教师个体由于不能及时有效地应对教育教学过程中出现的压力情境或妥善处理工作中的各种挫折时体验到的一种身心俱疲的情感状态。② 伯恩认为,教师职业倦怠是指教师由于不能顺利应对工作压力时体验到的一种极端感受,是教师在长期压力体验下所产生的情绪、态度和行为的衰竭状态。③ 这也是目前使用最为广泛的定义。

（二）教师职业倦怠的相关理论

1. 工作—个人匹配理论

马斯拉赫整合了职业倦怠过程中的环境因素和个体因素,用工作—个人匹配理论来解释职业倦怠的形成机制。当教师的动机、情绪和对压力的反应与工作环境相匹配时,教师工作投入水平很高;但反之不匹配的时候,教师就会产生职业倦怠。而是否匹配可以从工作负荷、控制感、报酬、团队、公平以及价值观六个方面来进行判断。④ 如图 9-1 所示。

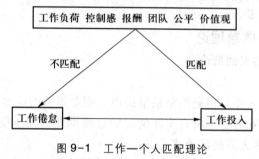

图 9-1　工作—个人匹配理论

2. 工作要求—资源模型

沙飞丽、巴克等人从工作要求与工作资源关系的角度解释了职业倦怠的作用机制。工作要求—资源模型有两个核心假设。第一个核心假设是,导致工作压力的因素可以归纳为两类:工作要求和工作资源。工作要求是指,教师职业对教师个体在生理、心理等方面需要具备的能力和技能的要求,当教师的能力无法满足工作要求时,容易产生工作压力。工作资源则是指生理、心理、社会等方面能够促进教师个体实现工作目标,推动教师生涯发展的资源⑤。第二个核心假设是提出了两个不同的心理过程。一是健康损伤过程,不合理的工作要求会大量消耗教师的生理、心理资源,造成教师的能量损耗从而引发身心健康问题。二是激励过程,丰富的工作资源能够激发教师在教育教学工作中的动机,促使其具有较高的工作投入水平,从而产生积极的工作结果。

3. 资源保存理论

资源保存理论从资源损失和收益关系的角度探讨工作需求、资源、工作投入和职

①　胡洪强,刘丽书,陈旭远.中小学教师职业倦怠现状及影响因素的研究[J].东北师大学报(哲学社会科学版),2015(3).

②　潘传新.农村小学教师职业倦怠及社会工作干预研究[D].中南民族大学,2011.

③　Byrne B M. The Maslach Burnout Inventory Testing for Factorial Validity and Invariance Across Elementary Intermediate and Secondary Teachers [J].Journal of Occupational and Organizational Psychology,1993(3).

④　Maslach C, Schaufeli W B, Leiter M P. Job Burnout[J]. Annual Review of Psychology, 2001(1).

⑤　Demerouti E, Nachreiner F, Bakker A B, et al. The job demands-resources model of burnout.[J]. J Appl Psychol, 2001(3).

业倦怠之间的关系。这个理论主要有两个反馈循环的过程:第一,当教师察觉周围环境中需要消耗自身资源的需求时,会试图保护现有资源不再丧失,并且希望获得更多的资源以降低继续丧失资源的可能。当教师的资源不足以满足需求时,其投入其他领域的资源会随之减少,易形成"丧失螺旋",进而引发职业倦怠。第二,当教师获取了某方面的资源,就更具备获取其他资源的能力和资本,拥有资源的个体更容易获得更多的资源,产生"获取螺旋",从而提升工作投入状态。[①]

三、 教师工作投入理论

(一) 教师工作投入的概念

1. 工作投入

近年来,随着积极心理学运动的兴起,出现了很多从提高职业幸福感和培养积极情绪角度出发的心理学和管理学理论,与职业倦怠研究视角不同的工作投入理论引起了很多研究者的关注。

工作投入一词是从 work engagement 翻译而来,最早由美国组织心理学家卡恩提出,他认为工作投入即工作者控制自我以使自我与工作角色相结合。[②] 在卡恩看来,工作投入是自我与工作角色之间的动态过程,当个体投入到工作角色中并且自我得到展现时,个体具有较高的工作投入感;当个体抑制自己在工作角色中的表现时,个体工作投入水平较低。

基于卡恩的理论,罗斯巴德和克里斯琴提出了自己对工作投入的定义。罗斯巴德认为"工作投入是一个包括注意力和专注的二维动机结构"。克里斯琴则提出,工作投入是指"个体将身体、情感和认知的能量投入工作角色所呈现出的共性"。

此外,由于工作投入和职业倦怠是从相对的两个角度去研究个体的工作状态,因此,有部分学者从职业倦怠的对立面定义工作投入。美国心理学家马斯拉赫和莱特将工作投入和工作倦怠视为一个三维连续体的两极,其中投入以精力、卷入和效能感为特征,分别是枯竭、讥诮、专业效能感低落的直接对立面。同样建立在职业倦怠的研究上,沙飞丽和巴克等学者却认为不能直接将工作投入视为职业倦怠的对立面,其只是与职业倦怠呈负相关的关系。他们认为工作投入是一种与工作有关的、积极的情绪与认知状态,以活力、奉献和专注为特征。活力是指在工作中具有充沛的精力和心理适应能力,愿意在工作中付出努力,即使遇到困难也能坚持不懈。奉献是指集中精力地参与工作,并且能感受到工作带来的意义、热情、鼓舞、骄傲和挑战。专注是指个体全神贯注地投入到工作中,因而感到时间过得很快,很难将自己与工作分开的一种状态。这个三维结构的定义具有很强的操作性,被认为是目前最具权威的关于工作投入的定义。[③]

2. 教师工作投入

对工作投入的研究延伸至教育领域,经逐渐发展形成了有关教师工作投入的理论与研究。我国台湾学者对于教师工作投入的研究起步较早,比较典型的观点是,教师

---

① Hobfoll S E. The Influence of Culture, Community, and the Nested-self in the Stress Process: Advancing Conservation of Resources Theory[J]. Applied Psychology, 2001(3).

② Kahn W A.Psychological Conditions of Personal Engagement and Disengagement at Work[J]. Academy of Management Journal,1990(33).

③ 王彦峰,秦金亮. 幼儿教师工作投入问卷的编制[J]. 心理发展与教育, 2010(5).

工作投入是教师在形成自身对工作认知的基础上,进而产生认同感,愿意主动参与、用心投入、乐在其中,也会因为重视从工作表现中所得到的肯定或需求,而产生的一种努力程度与工作态度。[①]

也有研究者对教师工作投入做如下理解:

(1)教师是喜欢自己的工作的。即,教师首先必须喜欢自己的教学工作,或者在工作过程中逐渐喜欢上自己的职业,这是教师工作投入感产生的基础。

(2)教师在工作中是愉快的。即,教师很享受自己的工作,热爱自己的课堂和学生。

(3)教师在工作中是充满热情与活力的。教师在教育教学工作中充满激情,在克服困难实现教学目标的同时,还勇于创新,积极探索自我创造性发挥的空间。

(4)教师在工作中是全神贯注、心无旁骛的。教师在工作时是全身心融入的,沉浸在自己的教育教学工作中,较少受到其他因素的干扰。

(5)教师在工作中是乐于奉献的。教师对于自己的所学所知有强烈的传授欲,希望自己的教育能够使学生受益,认为自己存在的价值是使学生获得成长,并为此努力。

(6)教师喜欢自己的工作状态。即教师对于自己在工作中所表现出的状态是满意的、喜欢的,能够在工作中获得快乐。[②]

(二)教师工作投入的相关理论

1.资源保存理论

该理论由霍布福尔提出。他从资源的损失和收益角度研究压力和激励过程,验证了需求、资源与工作投入、工作倦怠之间的关系。该模型强调资源的获得促进工作投入。工作资源主要包括时间、朋友、金钱、社会支持、工作自主性、回报、心理幸福感、乐观、自尊、心理凝聚感等社会、工作和个体条件。该理论模型主要有积极和消极两条反馈循环过程。教师对于环境中引起其资源损耗的需求尤其敏感,试图保护已有的资源不再继续丧失,并渴望获得更多资源,降低丧失其他资源的机会。当资源受到威胁、资源不足以应付需求、资源失去以及投入资源却没有收获的情况发生时,所能继续投入的其他资源相对减少,易落入"丧失螺旋",从而产生倦怠现象;而当首先获取了某一资源,使自己更具有继续获取其他资源的能力时,拥有资源的教师更可能去获取更多的资源,易产生"获取螺旋"效应,进而促进投入状态。

2.工作需求—资源模型

沙飞丽、巴克等人从工作要求和工作资源两种工作特征的角度对工作投入的产生做出了解释,提出了工作需求—资源模型。该理论已在前文中介绍,在此不再赘述。

四、 教师复原力理论

(一)教师复原力的概念

1.复原力

复原力是由英文 Resilience 一词翻译而来的,该词也被译为心理韧性、压弹、抗逆力、心理弹性,它是积极心理学的重要研究领域。对复原力的研究始于 20 世纪 70 年

---

① 赵春辉,葛俭,史春媛,等.教师工作投入研究综述[J].中国校外教育,2013(22).
② 李敏.中学教师工作投入感研究[D].华东师范大学,2015.

代初。这一概念一经被提出,不同的学者就给出了不同的定义。有的学者认为,复原力是个人的一种能力或品质,是个体所具有的特征、能力,这些能力、潜能或特质均指个体认知或情感的心理特质,包含人格特质和自我观念。① 这类定义被称为特质论。也有学者把复原力看作是一种压力、逆境等生活事件与保护性因素同时作用的动态的发展变化过程,表示一系列能力和特征通过动态交互作用而使个体在遭受重大压力和危险时能迅速恢复和成功应对的过程。② 这类定义被称为过程论。还有学者认为,复原力是个体经历高危后的积极结果,把复原力看作是一类现象,这些现象的特点是面对严重威胁,个体的适应与发展仍然良好。③ 这类定义被称为结果论。从上述定义可以看出,它们都突出了复原力的某一方面特点。随着对复原力研究的深入,又有学者在这些定义的基础上提出了整合性定义,把复原力定义为个体在面对内外压力困境时,激发内在潜在认知、能力或心理特质,运用内外资源积极修补、调适机制的过程,以获取朝向正向目标的能力、历程或结果。

2. 教师复原力

教师复原力是复原力的研究深入到职业领域的结果。对于什么是教师复原力,也出现了特质论、过程论和结果论三种观点。

(1) 教师复原力的特质论

特质论的学者有如下观点:教师复原力是教师在面对不利情境时,适应多变环境和增强个人竞争力的能力,是教师取得教学成功和留任的重要原因;教师复原力是教师的一种特质,这种特质让教师尽管在面临挑战性的环境或反复遭遇挫折时也能很好地维持他们对教学的承诺;教师在遭遇挫折和压力情境时,能够较好地适应环境,较快地从压力情境中恢复并且能够获得良好发展的能力或特质。④

(2) 教师复原力的过程论

持过程论的学者认为,教师复原力是教师在面对不利情境时,有效利用支持性学校环境的各种资源实现目标的过程。⑤

(3) 教师复原力的结果论

教师复原力是指教师在面对充满挑战的条件和不断出现的挫折中坚持教学承诺和教学行为。⑥

从上述定义可以看出,不论怎样定义教师复原力,都必然要涉及保护因素、危险因素、适应良好这三个核心要素。保护因素是指那些预测个体在危险因素下适应良好的特性或情境;危险因素是指在一个群体中可测量的特点或是能够预测它们未来消极后果的处境,压力事件是一种典型的危险因素。在复原力研究中,用以判断良好适应的标准多种多样,包括积极行为,如社会的和学业的成就、幸福感、满意感;减少有可能招

---

① Werner E E. Resilience in development [J].Current Directions in Psychological Sciences,1995(3).

② 胡月琴,甘怡群.青少年心理韧性量表的编制和效度验证[J].心理学报,2008(8).

③ Mastern A S.Ordinary magic:Resilience process in development[J]. American Psychologist,2001(3).

④ Bobek B L.Teacher resiliency:A key to career longevity[J]. Clearing House, 2002(4).

⑤ Patterson J H, Collins L & Abbott G.A study of teacher resilience in urban schools[J].Journal of Instructional Psychology,2004(1).

⑥ 张愫怡.教师压力研究的新视角:心理弹性理论[J].福建教育学院学报,2009(2).

致麻烦的行为,如精神疾病、情感障碍、犯罪行为或者有风险的行为。其中,大多数研究者同意用外部适应的标准解释复原力。因为用以判断良好适应的标准多种多样,例如,本节介绍的教师职业倦怠、教师工作投入等,因此,本部分重点介绍彰显教师职业特点的保护因素和危险因素。

3. 教师的保护因素

在对教师复原力进行研究时发现,具有高水平复原力的教师有如下的一些保护因素:

(1)管理效率高,有较强的组织技巧,工作和休息保持平衡,有一个积极的态度,对自己和他人有一个合理的期待,当面临逆境时有复原的能力、幽默感,愿意与别人交流并提出"愚蠢"的问题。

(2)良好的人际关系、教学技能、归属感、清晰的目标、成就感和幽默感。研究者认为,新手教师可以有效地利用这些资源帮助自己评估不利的环境,分析自己的选择并且采取适宜的解决策略。

(3)在教学中不断地质疑、不断地总结,提出更高的期望并始终充满信心。

(4)高水平的教师专业互享气氛,即教师们在一个社会型、情感支持型的环境中从事专业化的工作。

(5)具有一套自己的价值观体系(包括对职业发展的投入和为他人提供指导),勇于承担责任,关注学生的学习,竭尽全力帮助学生获得成功,具有良好的支持系统,愿意探索新知识以及知道什么时候该抓住机会,什么时候该放手。

(6)相信自己能够控制情境,拥有成就感,有使学生的生命、生活与众不同的愿望,学校中强有力的有形或无形的支持系统。

(7)对学生的爱,对职业的追求,个人的成就感和上级领导的支持。

(8)教师在学校内、外都拥有良好的生活状态,有坚定的职业价值、有合理的信念,另外,教师职业的使命感、自我效能感对其复原力的维持和提高有帮助。

(9)具有社会能力,利用机会提高自我效能感,使用问题解决的策略,具有从经验中学习和反思的能力,为未来设置目标,关心自己并保持一个乐观的心态。

(10)主动寻找帮助,既要和学生保持一种友好融洽的关系,又要坚持教师的原则以及经常反思,并且能够经常考虑同事的角色和关系。

4. 教师的危险因素

(1)教师自身存在的危险因素。教学是一个需要大量投入的工作,教师自身也常常面临着许多挑战。教师自身存在的最常见的危险因素,一是消极的自我概念或缺乏自信心;二是无法寻求他人的帮助,紧接着就会带来个人理想和现实之间的矛盾。

(2)环境中存在的危险因素。教师环境中存在的危险因素主要包括以下四个方面:第一,来自职前培训的挑战,包括学业负担过重、不合理的课程结构、课程安排过多等;第二,来自家庭的挑战,比如经济困难或家庭不和睦、工作与家庭失去平衡等;第三,来自课堂或者学校中的挑战,比如课堂管理困难、问题学生较多、学校领导不支持工作、难以满足特殊学生的要求、与同事、学生家长关系不好、缺少教学资源和设备、被社会孤立以及被同事、家长和校长监视等危险因素;第四,来自工作上的挑战,比如由于工作量超负荷感到时间不够,或者是有很多非教学性的事务,等等。

（二）教师复原力的作用机制

图 9-2 是马斯滕、里德提出的以变量为中心的复原力作用机制模型①。该模型力图解释保护因素、危险因素是如何影响良好适应的。这一模型同样适用于教师群体。

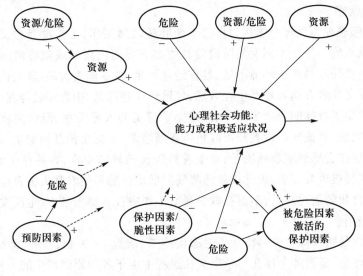

图 9-2　复原力作用机制模型

该模型为综合模型,是由直接作用模型、交互作用模型和间接作用模型共同组成。图的右上部分是直接模型,危险因素与保护因素单独作用于良好适应结果,危险因素对良好适应结果起消极作用,保护因素对良好适应结果起积极作用,但如果缺少保护(危险)因素也并不意味着一定会产生消极(积极)影响。

图的下部右四分之一是交互作用模型,一种是较简单的调节因素,这类调节因素减弱了危险因素对结果的影响,并且调节因素是独立于危险因素而存在的,其中最常被研究的调节因素就是个人的品质。另一种关系为危险因素发生时,能够激发起保护因素的反应,这类保护因素在危险因素与发展结果之间起中介作用。通常,这类保护因素来源于环境的支持。

图的左部为间接模型,上半部分表示调节作用这一现象,保护因素或危险因素所激发的保护因素对发展结果能够产生强有力的影响,下半部分表示强有力的保护因素能够完全阻止危险因素对发展结果起作用。图中并没有呈现所有的间接作用模型。

第二节　教师常见心理问题与辅导

一、教师常见心理问题

近年来,关于教师工作压力大、健康状况堪忧等报道常见诸报端。在搜狐教育频道 2015 年对中国教师生存现状所做的一项网络调查中,47%的被调查教师表示在实际工作中感到工作压力大,38%的被调查教师感到非常有压力,86%的被调查教师认为工作比较繁重。更令人痛心的是,近三成被调查教师表现出了高频率的疲劳状态,

---

① 席居哲,等.心理韧性研究诸进路[J].心理科学进展,2012(9).

第九章　教师心理卫生与辅导　207

37%的教师认为职业选择欠缺考虑。本部分将对教师常见的心理问题及辅导策略进行说明。

（一）情绪问题

1. 低成就感

低成就感表现为教师个体认为自己不能胜任教师工作，工作没有意义，自我效能感低，缺乏成就感。处于不同发展阶段的教师都有可能出现低成就感的问题，但其原因不尽相同：新任教师由于环境不适、教育经验不足、教学能力欠缺、现实落差等，在课堂教学、人际交往等方面容易产生挫败感，导致成就感降低；中青年教师在步入岗位几年后，逐渐适应了教师职业的工作节奏，建立了稳定的人际关系，但也面临职称评定、职位晋升等问题，且该年龄段教师家庭角色逐渐增多，家庭负担开始加重，在与社会接触的过程中往往会感到成就感匮乏；对于教龄较长的教师而言，容易在生涯发展上面临瓶颈，自认很难再有突破，因此成就感降低。低成就感易使教师失去自信和控制感，成就动机和自我效能感降低，不愿在教学科研工作中投入更多精力，生涯发展滞缓。

2. 去个性化

去个性化是指教师个体对待学生时态度冷淡、疏远、不关心、退缩，常给予学生否定和负面的评价，是教师个体在与学生交往过程中由于各种原因产生的一种自我保护性的消极情绪反应。教师去个性化的产生受学生行为问题的影响非常大，教师在与学生交往、处理学生问题时需要耗费大量情感，并且伴随着社会的发展，学生群体出现了更多新的变化，教师面临着更大的挑战，心理资源损耗加大，在师生关系上很难投入更多的资源，因而去个性化程度较高。这种状态对教师的身心危害很大，因为它是教师内心情感和情绪经过压抑之后的一种集中而强烈的表现，当这种巨大的能量找不到宣泄途径时，就很容易引发教师身体或心理上的疾病。同时，去个性化水平较高的教师会逐渐对学生失去爱心和耐心，开始疏远学生，可能会将教学过程中遇到的正常阻力扩大化、严重化，情绪反应过度，例如，将学生的课堂问题视为对教师权威的严重冒犯，对教学过程中出现的问题置之不理。

3. 情感衰竭

情感衰竭是指教师在工作中投入了过多的情感资源，因此情感处于疲劳、耗竭的状态，缺乏工作的热情，在工作之外也不愿意投入更多精力和热情维系人际关系等。人的心理资源都是有限的，当一方面消耗了过多的心理资源时，相比开拓新资源，人们更倾向于减少其他方面的资源损耗以保持现有的心理资源。教师在完成工作的同时还扮演着其他社会角色，有限的时间、精力和心理资源常常难以满足同时完成工作事务和履行社会责任的需求。处在这种矛盾冲突之中的教师，当工作中的问题和冲突消耗了其过多的情感和精力时，教师很难再有充足的心理资源去处理人际关系和个人生活问题，从而出现情感衰竭的问题。这会使教师对教学失去热情，开始厌烦、恐惧教育教学工作，试图离开教育岗位，另觅职业。此外，这种情绪常常会在教师之间得到互相的强化，从而影响学校的工作氛围。

4. 焦虑不安

焦虑不安表现为心理上的忧虑、烦恼、害怕、紧张等情绪体验，生理上也表现出烦躁不安、心神不定、食欲不振、消化不良、睡眠质量降低等现象。教师焦虑的原因主要来自以下三个方面：一是专业上的挑战。在信息化时代，人们获取教育资源的渠道日益增多，家长和学生对教师的要求更高、更多样化，如何应对这些挑战是教师焦虑的重要来源之一；二是工作中的挑战，伴随社会的变化，教师职业的工作内容逐渐多元，工作任务的增加、工作难度的提高、工作对象的新特点，都使教师要付出数倍于以往的精力才能有所作为，故而教师容易产生不安、焦虑的问题；三是生活的挑战，由于教师职业与家庭生活的边界较为模糊，很多教师在学校奉献于教育工作之际，往往忽视了对家庭的投入，降低了婚姻、家庭生活质量，再加上教师工资收入等原因，也会使教师有时在生活中感到力不从心，出现焦虑感。教师长期处于焦虑中将有损其身心健康，致使其出现职业倦怠，严重影响教学质量以及对学生健全人格的塑造。

5. 激动易怒

激动易怒是指教师个体由于对教师职业的价值、信念、权利受到侵害或与之相矛盾而激发的一种强烈且不舒适的情绪反应。导致教师愤怒情绪的主要原因如下：一是教师在教育教学技巧和工作应对上缺乏教育机智，在无法很好应对突发情况时更易激惹；二是教师挫折承受能力较低，当与预期不符时更容易有强烈的挫折感，变得激动易怒。如在处理学生问题时，教师会认为学生应按照自己的想法做事，但往往会因为事实不是如此而产生愤怒情绪。由于激动、愤怒常常是突发性的反应，因此控制愤怒在所有情绪控制中是最难做到的，对身心伤害也是巨大的。对于教师而言，第一，激动或愤怒容易对其健康造成影响，导致心律失常、心悸、失眠、高血压等身心疾病；第二，在生活中教师愤怒情绪的流露会影响周围的家人和朋友；第三，在工作中，教师愤怒情绪的外露会影响工作环境中的同事和学生。特别是在课堂教学中，这种情绪的扩散和波及会导致学生学习积极性受挫，丧失学习热情和主动性。

6. 消沉抑郁

消沉抑郁是一种持续的、低落的情绪体验，多发生在个体感到无力应对外界压力时，常表现为心情苦恼、思维迟钝、痛苦羞愧、自怨自艾、情绪低落、心情沮丧和行动迟缓等。教师消沉抑郁情绪的产生受三方面原因的影响：一是来自学生的因素，包括学生的学习成绩、学生对待学习的态度以及教师对学生管理中存在的问题；二是来自教师职业特点的因素，包括教师工作任务繁重、社会尤其是家长对教师期望太高、教师工资待遇差、职称评定难、社会地位低以及社会支持的缺乏等；三是来自教师自身的因素，主要包括教师对教学要求变化的不适应、知识能力不够、自我期望太高、自身的人格问题等。处于消沉状态的教师，工作欲望和创作欲望都会降低，工作缺乏动力，没有教学激情，自我评价偏低，对前途悲观失望，在教学中心烦意乱、六神无主、精力难以集中，讲授内容频频出错，形成恶性循环。对生活热情的缺失，使教师也无法较好地引领学生体验生活的乐趣，发掘潜能，充实精神世界，不利于学生健全人格的养成。

（二）人际交往问题

人际交往是人们社会生活的重要内容之一，是个人自我发展、心理调适、信息沟通等的重要前提。良好的人际关系可以使我们以更加愉快的心情和旺盛的精力投入到学习、生活和工作中，并且在需要的时候获得精神层面以及实际的帮助和支持。不过在现实生活中，人际关系的处理与维持往往也会带给人一些困扰。心理学家丁瓒教授指出，人类的心理适应最主要的就是对人际关系的适应，人类的心理病态主要是由于人际关系适应失调而来。① 人际交往障碍指的是个人在交往过程中出现的不良心理状态,例如自我中心、多疑、孤僻、羞怯、嫉妒、自卑、自负等,并因此影响了与他人的正常交往。

教师职业是一种与人打交道、以交流互动为手段的职业,人际交往是教师工作本身所必需的媒介和工具。教师职业要面对和处理的人际关系种类高于其他职业,如果教师没有良好的人际关系,就不能顺利完成教育、教学任务。教师不仅要与学生、其他教师、学校管理者以及家长等建立良好的人际关系,还要面对社会环境的变化②,这就对教师的人际交往能力提出了较高的要求。同时,也有研究表明,教师在校内除工作关系和工作对象外,经常与他人交往的只有 16.99%,在校外经常和他人交往的只有 11.49%。由于人际关系较为单一、工作环境变化小、工作对象比较固定等原因,教师这一职业群体在人际交往方面更容易遇到一些问题,人际发展易受到阻碍,人际关系较为淡漠。

当前,教师人际关系存在的一些比较突出的问题如下。从教师与学校管理者的层面看,主要是教师对学校领导缺乏认同感,教师要么屈服于强权,要么产生强烈的对抗,教师工作的主动性、创造性受到压制;从教师与教师的关系层面看,主要是缺乏合作精神,"文人相轻""自我封闭",强调自我、贬低别人、"忽视群体"的现象相对突出;从教师与学生的关系层面看,主要是缺乏民主、平等的师生交往,教师试图主宰学生;从教师与家长的关系层面看,主要表现为双方缺乏了解,交流频率低、交流内容受限等。③

(三)心身问题

心理问题通常会引发一些身体上的症状和疾病,我们称之为心身疾病。如果教师不及时疏导或宣泄自己的不良情绪,或情绪归因不当,就容易引起一些心身疾病,如原发性高血压、偏头疼、心绞痛、消化性溃疡等。不良情绪的积累也很容易引起一些神经症,如神经衰弱、焦虑症、恐怖症、抑郁症、癔症等。睡眠障碍是教师群体中普遍存在的身心问题之一,我们以此为例做一说明。

睡眠障碍通常表现为睡眠量不正常以及睡眠中出现异常行为,或睡眠和觉醒正常节律性交替紊乱。究其原因,班容量猛增,家长、学生的要求提高等现实大大增加了教师的工作量,学习成绩、升学率、班级表现等与教师的奖惩挂钩,公开招聘、竞争上岗机制的引入,使每一位教师都有危机感和紧迫感,加之名目繁多的检查、汇报、达标验收,使教师本已上满"发条"的神经绷得更紧,起早贪黑、废寝忘食,睡眠规律被破坏,导致睡眠障碍的发生。

睡眠障碍对教师的躯体和精神均可产生不利影响。生理上,可诱发心血管系统、消化系统、免疫系统、内分泌系统疾病,加重原有疾病的症状。睡眠障碍对教师精神状态和心理状态也有明显的影响,造成教师在工作中无清醒感、疲劳乏力、精神涣散、注意力难以集中,工作学习效率下降,甚至频频出错;致使其情绪不稳、性情暴躁,进而

---

① 关晋杰. 中学生人际交往咨询与辅导机制的构建[J]. 教学与管理, 2008(27).
② 余宏亮. 教师作为知识分子的角色重构研究[D]. 西南大学, 2014.
③ 南燕. 小学家校合作存在的问题及对策研究[J]. 人生十六七, 2016(26).

影响人际关系和个人生活质量。睡眠障碍往往使教师产生焦虑紧张的情绪，担心难以胜任次日工作，既渴望良好的睡眠，又害怕失眠或睡不好的痛苦，睡觉成为沉重的心理负担，以至于形成恶性循环。

二、教师常见心理问题的辅导策略

一线教师在我国各级各类教育中发挥了重要作用，伴随当前社会经济文化的高速发展，人们对教育表现出了巨大的、多样化的需求，提出了更高的要求，教师面临着越来越大的工作压力，教师心理问题的发生逐渐增多。如何缓解教师心理压力、维护教师心理卫生成为不容忽视的问题。本部分提出教师常见心理问题的辅导策略，旨在为相关人员开展教师心理辅导工作提供具体参考与建议，帮助教师缓解心理问题所带来的困扰，提升教师自我效能感与职业幸福感，推动教师自我成长。

（一）给予教师更多的社会支持

一方面，应对教师工作的重要性给予充分肯定，提高教师地位，给教师充分的工作自由和话语权，在情感上真正理解教师在教育教学工作中的感受和困扰，并适时地表示关注和关心；另一方面，改进评价机制，加大对优秀教师的表彰力度，增强其工作成就感和满足感。当然，在情感之外，也要尽可能地为教师们提供一些实际支持，在细节上帮助教师解决因工作家庭冲突产生的困扰。例如，请志愿者开办放学后的接送、托管服务，帮助教师们解决因工作时间冲突而无法照看自己孩子的困难。

对于教师个体而言，应重视与家人的沟通以及家庭建设，找准自身在家庭中的合理定位，争取家人更多的支持；对于教师的家人而言，要设身处地地理解教师工作不同于其他行业的工作性质和情况，尽可能在多个方面给予教师更多的支持和关心，特别是在情感方面的支持，理解教师的感受，表达对他们工作的关心，尽可能分担其家庭分工应承担的责任；对于学校而言，也应该在生活方面给予教师足够的支持，帮助他们解决工作、生活中遇到的实际困难，开展丰富多彩的活动来拉近教师家人与学校工作的距离，加深他们对教育工作的理解，争取其对教师本人和学校工作的支持。当然，除了家庭支持，其他的社会支持也是不可或缺的。社会各方应该充分了解一线教师的真实行业生存现状，体会和理解教师长期以来对教育工作的执着追求和所付出的努力，在现实条件允许的情况下尽可能地给予教师充裕的自主权，肯定和提高他们的社会地位，学校也要在允许的范围内为教师提供更好的生活福利待遇、更大的生涯发展平台，减少教师的工作量和工作时间，解决干扰教师工作的困难。

（二）解决不同年龄段教师的困惑

1. 对于教龄较长的教师，发展新的生涯目标

在退休年龄延长的现实背景下，如何激发教龄较长的教师的工作积极性，焕发其生涯新生命成为学校和相关部门需要思考的问题。第一，从国家和社会层面而言，可加快教师职称制度改革，为教师职称评定打造绿色通道，延长其教师生涯的长度和活力。第二，在学校工作中，教龄较长的教师工作经验丰富、教学能力强，是一笔宝贵的财富，学校要为这部分教师提供更广阔的平台和机会，多组织、参与校内外的相关活动和比赛，鼓励教师在教学、科研等方面发挥所长。第三，根据需要层次论，学校要注重满足教龄较长教师的尊重和自我实现的需要。一方面在工作中给予他们充分的尊重，另一方面充分发掘他们对学校工作的作用和价值，利用好教龄较长的教师所拥有的各

种资源。例如,可以邀请教龄长、经验丰富的教师对新教师开展培训、提供督导等。

2. 对于新教师,帮助提高职业能力

新教师既要面对教学上的困惑,又要与学生进行磨合,还要处理新工作环境中的各种人际关系和繁琐事务,同时还要应对教科研任务,往往容易力不从心,出现倦怠现象。面对这种情况,学校要主动了解新教师的需求,为他们提供学习和培训的渠道,邀请老教师为其提供指导,帮助他们更快地融入学校大环境,给新教师更多展示自己和学习的机会,提高教师基本素养。

(三)关注积极人格水平较低的教师

积极人格水平较低的教师更容易感受到角色冲突等问题所带来的压力,并且不能很好地感知和使用社会支持、采取积极合理的应对方式克服当下所面临的困难情境,进而产生情绪、人际等方面的问题。因此,对于学校等方面来说,可以采用心理测评等方式,定期对教师进行心理筛查,对于积极人格特质水平较低的教师个体,给予更多的关注和支持,例如,定期开展心理讲座、团队建设活动,了解这部分教师在生活、工作上遇到的问题和困难,尽力帮助解决;而对于教师个体而言,也应主动关注自身的心理健康状态,主动向学校、家人倾诉工作和生活上的烦恼,学会寻求帮助和支持,不断丰富个体内部资源,促进心理成长。

(四)掌握情绪管理策略

古希腊哲学家亚里士多德说,你如果要发怒,则必须选择正确的对象,把握正确的程度,确定正确的时间,为了正确的目的,并通过正确的方式。这种自我控制的能力即情绪智力,而进行情绪管理的前提就是对情绪进行有效的识别和表达。在日常工作中,教师大多擅长关注学生的情绪变化,对自身情绪变化缺乏敏感,并且往往压抑情绪尤其是负性情绪的表达。因此,应引导教师对不同情绪状态有充分的了解,学会对自己的情绪状态进行分析,确认自己真正的感受和情绪,了解诱发负性情绪的原因,然后采取行之有效的方法调控情绪。

第三节　教师团体心理辅导的设计与实施

一、 提升教师复原力的团体心理辅导设计理念

教师心理健康状态既是影响教师专业化发展的因素,也是影响学生身心发展的重要因素。目前有关教师心理健康的促进与维护,更多的是基于传统的病理的压力管理或预防职业倦怠的视角,而较少从积极心理学的视角进行研究。积极心理学倡导关注个体的力量和积极资源,而不是聚焦于失调和不足。

教师复原力是积极心理学中的重要研究领域,研究的是教师在面对各种逆境时,是什么使其坚持了下来,重在挖掘教师的内外在积极资源。鉴于此,提升教师复原力的团体心理辅导方案的设计就必须体现出如何提升教师个体的力量和拥有的积极资源,从根本上区别于传统的、基于病理的方法。

在对提升复原力的干预项目进行研究时发现,参加者复原力水平的提升并非得益于干预内容本身,而主要是源于他们参与干预项目的体验和经历,参加者从中感悟到更深层次的期望和信念,以及自愿与他人分享这些力量的价值感。而团体心理辅导恰

恰是通过观察、学习、体验的方式帮助被辅导者获得领悟和成长。鉴于此,采用团体辅导的方式提升教师的复原力是有效的途径与方法。

虽然,教师职业被公认为是一种高压力、高挑战的职业,教学是一项"费心费力"的工作,但在目前国内外提升复原力的项目中,绝大部分是为儿童或青少年设计的,这些项目应用范围较广且比较成熟,而专门针对教师设计的提升复原力的项目却非常少,且都是作为学生复原力干预项目的"附属产品"出现的,即为了达到提升学生复原力水平的目的,需要教师"配套地"学习和完成相应的内容。众所周知,教师特别是中学教师,在工作中面临很多的压力。例如,中考、高考的升学压力;工作的对象是正处于自我同一性形成的学生,青春期的到来给学生带来了各种心理危机,也给老师的工作带来了很大的冲击。鉴于此,如果总将教师的心理健康作为学生心理健康的"附属品"俨然是行不通的。教师职业作为一个独立的职业群体,必须要有专门促进和维护教师心理健康的干预方案,以帮助教师提升工作投入和职业满意度。

在设计提升中学教师复原力的团体辅导方案时必须要考虑文化的因素,因为复原力的干预需要考虑文化影响、情境因素和个人力量。现有的复原力理论、提升复原力的干预策略基本上都是由外国学者提出的,怎样将这些策略与中国文化、中国中学教师的职业特点相结合,从而设计出适合于中国中学教师复原力提升的具体干预方案,是我们需要思考和解决的问题。

二、 提升教师复原力的团体心理辅导方案

目前提升复原力的干预策略有聚焦于危险因素的策略,聚焦于资源即保护因素的策略,聚焦于过程的策略,复合干预的策略。我们将采用聚焦于保护因素的策略作为团体心理辅导方案设计的基础。

(一)教师复原力团体心理辅导方案设计的理论依据

1. 保护因素及其作用机制的理论

保护因素是复原力的三大核心要素之一,有学者甚至认为保护因素是复原力的本质内涵,可以作为复原力的操作性定义。保护因素并非静态存在的,各种保护因素之间、保护因素与危险因素之间的交互作用,形成了复原力的作用机制,产生了复原的过程,而这一过程并不仅仅靠避免外在负性事件的影响,同时更应该利用个体自身的特质、优势和资源去减少或消除消极影响,促进个体的良好适应和心理健康。

2. 美国心理学会提出的 10 种提高复原力的方法

美国心理学会提出了一个"通往复原力之路"的复原力干预模型,该模型包括 10 种提升复原力的方法,分别是:第一,建立连接,即寻找其他人的支持;第二,避免把危机看作是不能超越的问题,即如何改变对逆境事件的解释;第三,接受改变是生活的一部分,即学会决定什么是你能决定的,什么是你能改变的;第四,朝向目标,即发展现实的目标,聚焦于小的步骤,这些小的步骤将会使你驶向更大的目标;第五,果断决定,即不要回避问题和避免采取行动;第六,为自我发现寻找机会,即把逆境当成学习的机会,确定自己在以往与逆境的斗争中学到了什么;第七,用积极的观点滋养自己,即认识到自己的力量,发展自信;第八,从多个角度看问题,即思考逆境事件广阔的背景;第九,保持希望的观点,即用现实的乐观看待未来;第十,照顾好自己,即通过参加放松、

娱乐等活动关爱自己的需要。①

3. 六步模型

该模型是由亨德森和米尔斯坦提出的。② 此模型既适用于学生,又适用于教师。模型的前三步用于减轻危险因素对教师的影响,这些危险因素增加了教师在工作场所对危险因素的易感性;后三步服务于在学校环境中复原力的建立。六步的具体内容如下。第一步,增加连接,提供给教师有意义的、与他人互动的机会,这要求学校工作时间结构的改变,方便教师有更多的时间和空间与他人交流、合作;第二步,设立清晰一致的界限,确保学校政策是清晰的,并能够定期与教师们沟通,即使最小的解释也是需要的,以保证教师能在结构良好的框架内进行工作;第三步,教授生活技能,提供给教师相关的、持续的专业发展,使他们能跟上学校和政策的变化,这一步需要教师明确所需要的技能,并提供经费资助教师培训;第四步,提供照顾和支持,包括教师从学校管理者、同伴那里得到清晰的反馈,让教师意识到自己因为哪些突出的个人贡献而被褒奖或加薪;第五步,设立和表达高期待,通过激发教师动机使得他们分担学校的使命,教师的期待决不应只是保持教室秩序,而应该超越这些;第六步,为教师提供有意义的参与,当教师有能力、有动机履行组织角色时,给予教师参与教室以外的一切学校活动的机会,学校管理者可以利用这一步提供给教师所需要的支持,使其能够扮演更多的角色,还要让教师有计划其课程、与同事们一起讨论学校政策的时间。六步模型在促进教师复原力提升的过程中,既要求教师个人的努力,也需要环境的支持,包括学校管理者在执行方面的合作。

4. 团体心理辅导方案设计的基本理论

在设计提升中学教师复原力团体心理辅导方案时,要遵循团体发展各阶段的活动设计原则,由浅入深,由人际表层互动到自我深层体验,由认知、行为情感不同层次渐进式引导教师融入团体,开放自己、相互支持、深入探索。整个团体活动分为三个阶段:一是团体关系建立阶段(包括第一、二单元),主要目的是塑造温馨气氛,在无压力的状态下相互认识,建立团队精神,学习复原力的相关理论,激发团体成员对复原力的兴趣,协助他们关注其内在资源。二是团体工作阶段(第三、四、五、六单元),主要是基于教师的保护性因素,帮助团体成员与自己的积极资源建立更多有效的联结、从他人的分享中进行间接学习、催化团体深入地分享。在此阶段主要是通过一些体验性活动帮助教师唤回他们曾经拥有过的积极体验,引导他们分享当下的内心感受,强化和促进问题解决的能力,加强团体动力,借克服困难让全体组员获得共同的成功感,提升在逆境中的成功体验。三是团体结束阶段(第七、八单元),带领全体组员回顾前几次团体活动,总结收获,展望未来,鼓励教师把团体中的收获和改变迁移到现实生活中。

(二)提升教师复原力的团体心理辅导方案

1. 团体名称

热血教师——提升中学教师复原力的团体心理辅导

① Karen M Davison .Teacher resilience promotion:a pilot program study [D].Wright Institute Graduate School of Psychology,2006.

② Henderson N,Milstein M M.Resiliency in schools:making it happen for students and educators[M].Thousand Oaks,CA:Corwin Press,Inc,1996.

2. 团体性质

发展性、结构式团体

3. 团体目标

协助教师建立其内在资源,提升他们的复原力,以抵御工作中可能遇到的困难及逆境。

提升解决问题的能力,强化团队精神,借克服困难得到共同的成功感,经历彼此支持,体会跨越逆境的重要元素,提升在逆境中的期望。

使团体成员能够了解别人眼中的"我",并对自己的人际关系有一个清晰准确的认识,学会如何去关心和表达爱。

掌握情绪管理的方法,增进教师的情绪管理能力,建立教师积极、乐观的人生态度。

协助教师确定自己未来的发展方向并对自己的教师生涯做出科学规划。

4. 团体规模

12 人

5. 参加对象

选取暑期来某大学学习的中学教师为研究对象,现场招募被试,并进行面试和筛选。

6. 团体活动次数及时间

每周一次,每次 110~150 分钟。

7. 活动地点

封闭的、安静的、有活动桌椅的教室。

8. 团体领导者

硕士研究生,擅长团体咨询。

9. 团体评估方法

中学教师复原力量表、团体心理辅导满意度问卷调查、教师访谈、小组领导者的观察记录。

10. 团体方案(详见表 9-1)

根据上述复原力的理论、团体心理辅导的理论以及我们对中学教师的访谈确定了表 9-1 中的团体单元计划。

表 9-1　团体单元计划

单元名称	单元目标	活动内容	活动时间	所需材料
第一单元 快乐相聚 用心相识	① 彼此认识,建立团队精神 ② 制定团体规范 ③ 澄清目标与期望,提高参与动机 ④ 认识复原力理念	① 领导者致辞 ② 介绍复原力的概念及核心理念 ③ 热身:轻柔体操 ④ 微笑握手 ⑤ 团体契约 ⑥ 冥想放松	5分钟 15分钟 10分钟 20分钟 50分钟 10分钟	海报2张 彩笔2盒 双面胶 白纸 幻灯片

单元名称	单元目标	活动内容	活动时间	所需材料
第二单元 塑造健康的 个人形象	① 增强团体凝聚力,促进组员互动 ② 强化自我认识,建立教师的健康个人形象 ③ 提高教师的自我效能感	① 热身:大风吹 ② 教师自画像 ③ 语句完成活动——天生我才 ④ 优点轰炸 ⑤ 冥想放松	5分钟 40分钟 25分钟 30分钟 10分钟	卡片 帽子 音乐 纸笔若干
第三单元 建立正面的 联结	① 介绍 CASH 概念 Care:关心;Appreciate:欣赏;Support:支持;Hope:期望 ② 促进成员探索自己身边的人际资源和财富,并鼓励其应用	① 热身:松鼠与大树 ② 盲人与拐杖 ③ CASH 寻宝 ④ CASH 作业 ⑤ 冥想放松	10分钟 60分钟 60分钟 10分钟 10分钟	幻灯片 眼罩 音乐 CASH 卡片 纸笔若干
第四单元 非暴力沟通 训练	① 提高教师和学生沟通与交流的能力 ② 提高成员解决人际关系问题的能力	① 热身:闪亮节拍 ② 我说你画 ③ 非暴力沟通理论 ④ 角色扮演 ⑤ 冥想放松	10分钟 25分钟 30分钟 35分钟 10分钟	成语卡片 问题卡 音乐 幻灯片 纸笔
第五单元 教师情绪优 化训练	① 探讨教师的压力与情绪问题的关系 ② 学习 ABC 理论,认识情绪困扰的根源在于信念的不合理 ③ 增进教师的情绪管理能力	① 热身:解开千千结 ② 压力圈圈图 ③ 情绪 ABC 理论 ④ REBT 家庭作业 ⑤ 冥想放松	10分钟 40分钟 65分钟 25分钟 10分钟	幻灯片 音乐 纸巾 纸笔
第六单元 教师情绪优 化训练	① 强化团队精神,借克服困难而得到共同的成功感 ② 促使教师发生认知层次的改变,掌握认知和行为调节的方法 ③ 建立教师积极、乐观的人生态度	① 热身:同舟共济 ② 分享我的不合理信念 ③ 辩论会 ④ 理性情绪想象技术 ⑤ 冥想放松	10分钟 40分钟 60分钟 30分钟 10分钟	报纸 卡片 讲义 音乐 故事

单元 名称	单元 目标	活动 内容	活动 时间	所需 材料
第七单元 探索职业观	① 协助教师澄清自我的价值观 ② 协助教师确定自己未来的发展方向并对自己的教师生涯做出科学规划	① 热身:五毛一块 ② 澄清价值观 ③ 语句完成活动——"教师是怎样的" ④ 心动不如行动 ⑤ 冥想放松	10分钟 80分钟 30分钟 20分钟 10分钟	价值清单表 活动单 白纸 笔 音乐 幻灯片
第八单元 热血教师	① 带领团体回顾前几次团体活动,总结收获,展望未来 ② 处理好离别情绪,组员彼此祝福 ③ 结束团体并让成员对团体做反馈	① 热身:人椅 ② 我的未来不是梦 ③ 走进回忆 ④ 真情告白 ⑤ 冥想放松 ⑥ 结束仪式	10分钟 60分钟 35分钟 25分钟 10分钟 10分钟	纸笔若干 音乐 卡片 白纸 彩笔 问卷

三、 提升教师复原力的团体心理辅导实例

下面我们以团体方案中的第三单元——建立正面的联结为例,对团体心理辅导方案的实施过程和教师在团体中的反应进行具体的描述和说明。

建立正面的联结主要是指主动寻求他人或者环境的帮助和指导,学会表达关心、欣赏、支持和期望,在工作中建立归属感,在面临压力或困境时能够及时调动自身的积极资源,从而顺利渡过难关。通过前两个单元的辅导,组员已经建立了团队,信任、友好的团体氛围已经建立,第二单元教师对自我进行了深入的探索和自我认知,为第三单元的进一步融入、自我暴露奠定了基础。

(一)活动主题

建立正面的联结。

(二)活动目标

1. 介绍 CASH 的核心概念:关心(Care)、欣赏(Appreciate)、支持(Support)、期望(Hope)。

2. 促进成员探索自己身边的人际资源和财富,并鼓励其应用,主动寻求他人的帮助。

(三)活动时间

150分钟。

(四)活动准备

CASH 卡片、眼罩、纸笔若干、音乐、幻灯片。

(五)实施步骤

1. 热身活动:松鼠与大树(10分钟)

活动规则:三个人一组,其中两人当樵夫,双手举起对撑搭成一个"小木屋",另一

个人扮"小松鼠",蹲在"小木屋"里。根据主持人的口令进行变化。如:"松鼠搬家"是指扮"小松鼠"者可调换成搭"小木屋"的;"樵夫砍柴"指搭建"小木屋"的两个人分开,寻找新的"樵夫"搭建新的"小木屋";"森林大火"是指"小松鼠"可以变成"樵夫","樵夫"可以变成"小松鼠"。最后请组员分享活动的感受。下面是教师的部分感言:

　　游戏让我看到了现实生活的残酷,因为我们就是一群"小松鼠",每天遭遇着"森林大火"带来的压力,为了职称,为了分数,为了评优忙碌着,争抢着。有人得意,有人失意,就像游戏中的"小松鼠"。怎样才能做一只快乐的"小松鼠"? 在变化来临前就要做好准备,逮住机会串入"小木屋"。(W 老师)

　　2. 盲人与拐杖(60 分钟)

　　(1) 在背景音乐中,每个人戴上眼罩扮演盲人,先在室内独自一人穿越障碍旅程,体验盲人的无助、艰辛甚至恐惧。

　　(2) 大家摘下眼罩,所有人报数,分出盲人和拐棍。

　　(3) 盲人戴上眼罩,根据指令(顺时针转 5 圈,逆时针转 3 圈,向前走 3 步,向左走 2 步,可视具体情况而定),让盲人体会没有光亮和方向感的感觉。

　　(4) 每个拐棍选择想要帮助的盲人,开始"旅行"。

　　(5) 盲人和拐棍互换角色。

　　(6) 结束后所有人都猜猜刚刚帮助自己的拐棍是哪一位,并说明理由。

　　(7) 成员分享感受:

　　你做盲人时是怎样的心情? 你相信自己的拐棍吗?

　　你是怎样做拐棍的? 你认为自己做得怎么样?

　　参加这个活动,你想到了什么? 有什么感受?

　　(8) 教师感言:

　　刚开始我是按照自己的预设在走的,M 老师带了好几遍,可我还是坚持按照自己的想法在走。后来我做出了改变,在我不清楚的情况下,暂时跟着她走。(对于自己有没有一些新的认识?)有的时候,当你碰到陌生的事情的时候,你就是一个盲人,别人也许做过,能够给你一些建议;别人即使没有做过,别人也可以给你建议,就像盲人与盲人之间的交流一样。最大的收获是遇到困惑,去问问周围的人或者同事。(C 老师)

　　这种经历我估计会记住一辈子,C 老师给了我一种安全感和信任感,这种感觉一直都是我缺失的,以前我对人对事都缺乏安全感。(M 老师)

　　3. CASH 寻宝(70 分钟)

　　(1) 请参加者围圈站立,闭上双眼,待工作人员在每人背后随意贴上写有 C、A、S、H 的贴纸后才睁开双眼。

　　(2) 请参加者以最快速度按各人背后的字母组成"CASH",然后蹲在地上,并互相问好。

　　(3) 再请全体参加者以最快速度分 C、A、S、H 四大组,并合作拼成该英文字母,即所有 C 字在背后的参加者组在一起,全组参加者合作拼成一个 C 字。

　　(4) 活动完成后,领导者解释 CASH 的意思:关心(Care)、欣赏(Appreciate)、支持(Support)、期望(Hope),并分享其实每个人都有这些 CASH,只是在自己的背后而未被发现,要透过人与人的相处和别人的帮助才能发现。

关心(Care):用语言或身体语言表达关心,留意学生的身心需要,配合以具体的行动;

欣赏(Appreciate):强处着眼,多留意学生的表现,并用语言或身体语言表达欣赏,赞美的话不嫌多;

支持(Support):一声真诚的问候、一个亲切的眼神,在学生气馁或遇到挫折时,是最佳的鼓励;

期望(Hope):制定目标,凡事往好处想,相信凡事总有出路,只要肯尝试,总有成功的可能。

(5)完成 CASH 作业,分享感受

在与大家交流的时候我就发现,我们每一个人都有不为人知的痛,也有不为人知的苦,还有曾经怎么努力都没有办法解决的问题,乃至于现在就算你努力了也无法解决的问题,你怎么办? 我觉得最关键的就是心态好、接受,这是非常关键的一步,第二个就是一定要乐观,乐观地去面对明天。(J 老师)

CASH 作业

CARE

1. 你认为自己是一个经常懂得关心别人的人吗? 为什么?

2. 你现在能否想到一位很需要你关心的人? 你觉得他需要什么?

3. 你认为身边的人发生了什么事最值得你关怀? 为什么?

APPRECIATE

1. 列出在这星期中所有值得欣赏的事情。

2. 在过去一星期你有否对自己做出最少一次赞赏?

3. 在过去一星期你有否欣赏家人/朋友为你所做的一件小事?

SUPPORT

1. 在上周内,你对什么人说过一些祝福、鼓励、安慰、支持、赞赏的话? 是谁? 说的是什么话?

2. 他们对你这些祝福、鼓励、安慰、支持、赞赏的话有什么反应?

3. 你认为说这些话困难吗? 为什么?

HOPE

1. 你会如何评价你的乐观程度? (0~10 分,10 分最高)

2. 下周你最想做的一件事是什么? 最想见的一个人是谁?

3. 在未来一年,你的目标是什么?

---

4. 冥想放松(10 分钟)

当你准备好了,请闭上你的眼睛。我们不会伤害你,放心地闭上你的眼睛。还有很多人不知道怎样闭上你的眼睛,用力地压一下就可以了。我会等你们,等到所有人都把眼睛闭上。当你眼睛闭上了,留意一下你的呼吸。你今天一天都没有好好地呼吸,你有没有关注过自己的呼吸? 平常我们都不会关注我们的呼吸,我希望你能够关注一下你的呼吸,吸进来,呼出去,请赋予你的呼吸一些意义。当你吸入的时候,你把爱带入身体,当你呼气的时候,你把爱送出去。吸进来是给自己的爱,呼出去是给别人的爱。用你自己的速度、同样的方式,吸进来是为你自己,呼出去是为了他人。想一想他是谁?也许是你的学生,也许是你的朋友,也许是你的家人。你要爱自己,你也愿意爱他们。爱自己,爱别人。爱自己,也爱别人。第一个,你要爱自己,这一部分很困难,你爱自己才能爱别人,看看你做得有多好?爱自己,然后爱别人。觉察一下,你的身体发生了什么,检查一下你的身体,去觉察一下身体给你的感觉,它是温暖的,还是冷的?它快乐吗?它有能量吗?它累吗?它兴奋吗?或者它在害怕,或者它很平静,或者它很平和。看一下你的感受,每一个人都有自己的感受,我们要为我们的感受负责。有些人被教导要藏起我们的感受来,否认我们的感受,我要教你接纳你的感受。

再一次回到你的呼吸,你可以告诉自己,你是你最好的朋友。或者你想成为自己最好的朋友。如果你是你最好的朋友,那你就好好对待自己,不是自私的,用你的自我去对待他,我们要慢慢回到这个房间。所以请你慢慢张开眼睛,用你的眼睛看看四周,跟其他人做一个联结。

下面是教师的感言。

在放音乐的时候,脑子里在想工作。在工作当中,适当的时候你可以放下一切,什么都不要想,工作不要想,生活家庭不要想,让脑子稍微清静一下。因为现实当中,如果老师疲于工作、疲于家庭,那么这个过程当中,人一点都不劳累和疲倦的话是不可能的。在适当的时候,你可以什么事情都不想。另外,在假日的时候,给自己放几天假,这几天就属于自己,什么都不想,就是放松自己。(K 老师)

四、 团体辅导的效果与反思

(一) 活动效果

1. 教师

"感觉到身边有很多人来帮助你,感受最深的就是帮助与被帮助,需要与被需要,我觉得每个人在生活、工作中都不是孤立的,是社会性的。"(E 老师)

"当面对孤独、恐惧和无助时,来自朋友、亲人的支持有多重要。"(M 老师)

"人与人之间的交往在某种程度上,是你要敢于跨出第一步,比如你要敢于先帮助别人,然后,因为人与人之间刚开始是不信任的,只有你耐心真诚地与对方交往,时间长了,经历一些事情后,对方就会很快地与你建立信任的关系,反过来,在你需要帮助的时候,对方也会竭尽全力帮助你。"(J 老师)

2. 团体领导者

从团体辅导实施过程中教师的参与程度、反馈、分享以及后期的问卷调查和访谈结果可以看出,本次团体心理辅导基本达到了预期效果,教师在团体中充分感受了帮助与被帮助,关心与被关心,并且也意识到 CASH 四个方面的重要性。

(二) 团体领导者的反思

"建立正面的联结"旨在帮助中学教师建立一个强有力的社会支持系统,提升主动关心与支持别人和获得别人关心与支持的能力。大量的文献表明,良好的社会支持系统是重要的保护因素,对教师具有重要的作用,主动建构良好的社会支持系统可以帮助教师在面临压力和逆境时获得帮助,从逆境中较快地恢复。关心和支持是每个人内心深处最渴望的,但是在日常生活中,很多教师常常会忽略这一点。在团体心理辅导中,大部分教师都再次体验到了被他人关心与支持的美好,这让他们相信关心与支持是生活中必不可少的一个部分,也促使他们主动去建立一个强大的社会支持系统。团体辅导基本上达到了预期的效果,但是,由于时间的限制,我们在辅导过程中没能对某些有意义的主题或环节进行深度的挖掘,这是未来需要注意和加强的方面。

第十章　家庭心理卫生与辅导

我们感知世界的方式是首先在家庭中形成雏形的,家庭作为个体成长发展的第一场所,对个体心理发展意义重大,正如前文所提到的,家庭是影响个体心理发展的重要因素。本章第一部分介绍了心理学界关于家庭对个体心理发展产生影响的相关论述,第二部分结合个体在家庭生活中所面临的常见问题提出辅导策略,第三部分阐释家庭心理辅导的基本原则并辅以案例进行说明。

第一节　家庭心理卫生

一、家庭心理卫生概述

(一)家庭的内涵

家庭作为一个群体,是社会的细胞,是社会生活的基本单位。家庭是由婚姻关系、血缘关系及亲子关系构成的。心理学家对家庭的定义是:"现代社会里,家庭是个体合情、合理、合法地满足三种基本需求(生理、安全、爱和归属的需求)的特殊社会功能组织。"若能满足三种基本需要,则家庭存在;若不能满足,则家庭亡或名存实亡。[1]

家庭是儿童形成健康心理状态的初始环境,是儿童获得早期生活经验、形成最初道德认识和行为习惯的主要场所,它影响个体成长发展所需的基本能力,如人际交往能力、问题解决能力及价值观念倾向等,也影响个体所需要的情绪管理能力、安全感的获得及自我接纳等方面,且这种在一定生理和物质基础上以血缘和亲情为纽带的影响是其他因素无法替代的。

(二)家庭心理卫生的特点及健康家庭的标准

1. 家庭心理卫生的特点

(1)早期性与长期性

正如前文提到的,家庭是个体形成健康心理状态的初始环境。大量研究表明,一个人早期的心理发展是否顺利会影响其终生的发展,且成人之后所表现出的心理障碍往往都与童年时期的心理创伤有关。

(2)基础性与延展性

家庭是个体生活经验、道德认知和行为习惯养成的最初场所,而学校则是个体成长的第二环境。因此,家庭心理卫生既为学校心理卫生奠定基础,又对学校心理卫生及个体今后的心理发展起着重要的作用。研究表明,原生家庭的交往模式具有代际传递的特点,子女在原生家庭中所习得的交往模式、价值观念会延展到自己未来的家庭中。原生家庭中父母的婚姻状态、家庭氛围会影响子女的人际交往能力甚至婚恋观。

(3)参与性与渗透性

家庭是一个完整、有序、开放的系统,家庭成员之间相互作用、相互影响。良好的家庭心理卫生环境有利于个体形成良好的心理素质,而家庭心理卫生环境的塑造又离

---

[1]　中国就业培训技术指导中心,中国心理卫生协会.心理咨询师(基础知识)[M].北京:民族出版社,2012.

不开每一位家庭成员的参与。例如,父母会因为孩子的学业成绩争吵而影响夫妻关系,而夫妻之间的不和睦也会影响孩子的学业发展。此外,家庭心理卫生环境能够潜移默化地影响个体的心理发展,因此,家庭心理卫生比学校心理卫生具有更强的渗透性。

2. 健康家庭的标准

家庭心理卫生的目标是建设一个有序、健康的家庭,因此我们可以把健康家庭的标准看作是家庭心理卫生的标准。[①] 申荷永等人在《心理教育》一书中提出了健康家庭的标准:[②]

(1)感情的交融

在健康家庭中,每一个家庭成员都能自然和自如地与其他家庭成员交流自己积极或消极的情绪、感受。这种感情的交流应该是坦然和开放的,并不需要任何隐藏和戒备。

(2)感情的理解

在健康的家庭中,每一个家庭成员都能理解并且接受家庭中其他成员的感情。这种理解表现为有耐心地倾听其他成员的意见,即使是不同意见;宽容地对待其他成员的行为,即使是过分的行为。

(3)接受各自的差异

在健康的家庭中,家庭成员彼此允许并且支持各自表现出的特点和差异。每个家庭成员都有自己的权利,按自己的方式来展现自己独特的行为。在健康的家庭中,家庭成员的个人差异、个人特点,以及积极的自我认识都是受到尊重和鼓励的。

(4)体贴和关心

在健康的家庭中,每个成员之间都有相互的体贴和关心。这种体贴和关心并不一定要表达出来,而是每个成员都具有的内在态度。

(5)互助和合作

在健康家庭中,每一个家庭成员都能够认识到自己对家庭应承担的责任。不管平时的家务,还是大的家庭活动,都能够积极而自觉地投入和参与,同时,又能够心甘情愿地帮助其他成员。

(6)幽默的气氛

在健康家庭中,大家应该是开怀和开心的。他们能够尽情地笑自己,轻松地对待家庭中所发生的一些事情,表现出一种和谐而幽默的气氛。即使是发生某种争吵的时候,也能用这种幽默的方式来解决。

(7)有基本的生活保障

健康家庭的基本生活需要,诸如食物、住房、衣物,以及基本的生活费用等都是能够保障的,至少不会让大家每天都去为基本的生活需要而担心。

(8)有自己的生活准则

健康的家庭是有自己的生活原则和价值标准的,这种原则和标准,可能来自大家

---

① 唐红波.心理卫生[M].广州:广东高等教育出版社,2004.
② 申荷永,高岚.心理教育[M].广州:暨南大学出版社,2001.

共同接受的某种信仰,或某种哲学。每个家庭成员都能够自觉地遵守这种生活原则。

(三) 家庭心理卫生对个体的影响

"从我们来到这个世界的那一刻起,就形成了某个最初的,或最基本的三角关系的一部分:父亲、母亲和孩子,在众多由我们参与构成的体系当中,它既是最先接纳我们的,同时也可能是最具影响力的"①,这种影响力会贯穿于个体发展的一生。

1. 婴幼儿阶段

精神分析创始人弗洛伊德认为婴儿几乎全部处于无意识状态,以情感、欲望为其主要冲动,且这种冲动是为了寻找各种快乐。婴儿担忧的事情不多,但由于生活的需要,可能产生饥饿、干渴,他们在等待监护人喂奶或喂水的过程中就会产生紧张,如果监护人忽略或者怠慢婴儿的紧张感,会导致其产生焦虑、对周围环境失去信任感,这种不良情绪有可能在成长后期以情结、症状等神经症的形式表现出来。行为主义代表人物华生从行为塑造的角度论述了家庭对婴幼儿心理卫生的影响。他认为初生婴儿只有三种非习得情绪反应——怕、怒、爱,后来由于家庭环境的作用,父母在与孩子互动的过程中不断地诱发出孩子嫉妒、羞耻或敬畏等情绪,从而决定了孩子成人后是一个快活健康、品质优良的人,还是一个怨天尤人的精神障碍患者。

2. 儿童青少年阶段

由于生理、心理发展日渐成熟,个体与外界接触日益频繁。家庭是儿童社会化的初始的和重要的场所。儿童在早期的家庭生活中所获得的经验与所接受的教育对其人格发展具有举足轻重的影响,且 6 岁以前的家庭生活会影响人的一生。行为主义代表人物斯金纳指出了环境在儿童行为发生和发展中所起的作用,他认为强化在儿童行为发展中起着重要作用,儿童之所以要做某事,就是想要得到成人的注意,要使儿童的不良行为(长时间哭闹、发脾气等)消退,可在这些行为发生时不予理睬,排除对他的注意;要使儿童的良好行为(母亲下班后儿子给母亲拿拖鞋等)保持,可在这些行为发生时及时强化(表扬、鼓励),从而帮助儿童建立刺激与反应之间的联系。除此之外,行为主义还强调"观察学习"在儿童行为形成中的重要作用,重视"榜样"作用。儿童可以通过观察父母的行为习得处理问题的方式,研究发现,经常目睹父母以暴力形式解决冲突的儿童,长大后反社会行为显著高于正常环境下成长的个体,且具有暴力倾向、低自尊、人际交往能力较差等特点。综上,家庭环境是以积极的刺激出现还是以消极的刺激出现,对儿童产生的影响是截然不同的。

3. 青壮年阶段

根据人格发展阶段理论,这一阶段的个体处在同一性进一步塑造、处理亲密感对抗孤独感的阶段。此阶段的个体逐步充实和完善理性恋爱意识,做好主观准备,爱情观逐渐形成,并根据自己的择偶标准,选择异性对象。研究发现,个体在选择异性对象时,原生家庭对个体择偶标准影响深远。其中,原生家庭中父母的感情状况、互动和相处模式等都会潜移默化地影响子女择偶。鲍恩的家庭系统理论指出,家庭的互动模式具有代际传递性,个体在恋爱、择偶和亲密关系处理中倾向于重复他们在原生家庭中

---

① 维吉尼亚·萨提亚,约翰·贝曼,简·格伯,等.萨提亚家庭治疗模式[M].聂晶,译.北京:世界图书出版公司,2007.

学到的相处模式,并适当地传递给子孙后代。来自父母恩爱、相互支持、家庭氛围和谐的原生家庭中的子女,对婚姻充满期待,更期望自己的另一半与自己的母亲或者父亲相似;来自父母冲突不断、家庭氛围紧张的原生家庭的子女会惧怕婚姻,有较强的独身思想或者期望未来家庭有巨大改变。

二、家庭心理卫生的研究现状

综合国内外的研究发现,心理学界对家庭心理卫生的研究集中在以下几个领域:

(一)家庭类型

目前,核心家庭即由夫妇及其子女组成的家庭仍占主流,但非核心家庭数目也在不断扩大。其中:

(1)直系家庭即夫妇同已婚且有孩子的子女生活在一起的家庭增多。由于原来的计划生育政策导致"4+2+1"模式的出现,致使独生子女承受着"上有老,下有小"的生活压力,夫妻双方会把更多的精力放在工作上,其子女更多的是接受隔代看护。溺爱、放纵的教养方式可能存在于这样的家庭环境中。此外,由于父母陪伴质量较低,通常他们会更多地以物质满足的方式弥补孩子,而较少地关注孩子的精神需求,尤其对于那些留守儿童来说,此种现象更为严重。他们因为得不到父母足够的监控与关爱,所以与正常儿童相比,其心理及行为问题检出率更高。

(2)单亲家庭即离异单亲父母及其子女或未婚父母及其子女组成的家庭。在这类家庭中,由于存在父亲或母亲角色的缺失,从而导致社会支持的减少,这可能会引起个体焦虑、人际敏感等,并极易导致心理问题的出现。以天津市中小学生为样本的研究发现,单亲家庭学生心理健康问题检出率与双亲家庭学生心理健康问题检出率之比接近 2:1,单亲家庭学生组的心理问题检出率明显高于双亲家庭学生组,其中父亲抚养的男生心理问题检出率最高,其次是母亲抚养的女生。[1]

(3)重组家庭即丧偶重组家庭或离异重组家庭。这些儿童同继父或继母一起生活,它必然与完整家庭对儿童社会化的影响有所不同。例如,亲生父母对儿女的关心减少或异常,继父母的嫌弃与责罚,新的家庭关系适应不良等都会导致个体的社会功能受损,继而引发各种心理问题。

(二)家庭社会经济状况

家庭社会经济状况是由父母受教育程度、职业、收入等因素决定的。家庭社会经济状况对个体社会性和心理卫生的影响,主要是通过父母在相应的物质基础上,对儿童的教育投入、拥有的社会资源的不同而形成的。[2]

一般来说,生活在下述家庭环境的个体,阅读和数学成绩更好,成就动机更高,自尊更高——家庭社会经济水平较高,父母较少从事体力劳动,家庭娱乐方式多样,父母有较充足的时间关注子女的学习生活,并能够为子女的学习生活提供所需的物质条件,能够给予子女更多的陪伴,教育手段更科学合理等。再者,因为社会经济水平较高的家庭拥有较多的社会资源,所以,在其子女成长过程中遇到挫折和困难,家庭能够通

---

① 侯筱菲,毛富强,梁瑞华,等.4种类型单亲家庭亲子心理健康状况分析[J].中国学校卫生,2011(6).

② 俞国良.现代心理健康教育——心理卫生问题对社会的影响及解决对策[M].北京:人民教育出版社,2007.

过调动各种资源及时帮助孩子进行应对,这不仅有利于孩子习得良好的问题解决能力,还有利于培养其自信心、人际交往能力等,同时能够为孩子的成长提供更多历练的平台。

(三)家庭居住环境

家庭居住环境主要分为农村和城市。从整体而言,农村的家庭居住环境与城市相比处于劣势,这可能会导致一系列问题。例如,农村的教育资源匮乏,学生学习的内容、途径单一,学校无法给学生提供相应的心理健康服务等;农村的很多父母为生计必须常年在外打工,根本无法顾及子女的情感需要,无法关注他们的心理发展;农村的很多父母由于受教育程度较低,使得他们的关注点主要是在子女的吃饱穿暖方面,无法引导子女有更高精神层面的需求。因此,农村家庭的居住环境更有可能会影响家庭的心理卫生,从而影响家庭成员的心理健康。[1][2]

(四)家庭氛围

儿童最初的安全感、信任感、幸福感及人际交往能力都是从家庭中获得的,良好的家庭氛围是个体获得健康心理状态的基础。

在夫妻冲突较多的家庭中,夫妻之间的愤怒和敌对情绪常会导致他们易怒,造成家庭氛围紧张、矛盾,与子女相处的品质差,这不仅会损害儿童的安全感,还容易使他们产生紧张情绪。对于年幼的儿童来说,会产生诸如害怕、恐惧的情绪,并容易把父母的争吵归咎于自己的不好而产生内疚感;对于青少年来说,随着生理、心理的不断成熟,他们会卷入到父母的争吵当中,充当"替罪羊"或者"慰藉者",甚至有些子女为保护弱势的一方而与强势的一方大打出手,从而造成亲子关系的恶化;对于青壮年来说,他们会不喜欢自己的原生家庭,担忧自己未来的家庭生活,甚至有人害怕婚姻,从而影响他们的婚恋观。这样的家庭氛围导致缺乏对子女有效的支持、沟通和关爱,使得子女长期处于负性情绪中。对年幼儿童来说会造成孤僻、人际交往困难等情绪和行为问题,对青少年来说则容易造成自私、自卑、暴力倾向、早恋甚至沉迷于网络或者结交不良同伴的问题,对于青壮年来说会造成他们惧怕婚姻及组建家庭的后果。

在夫妻关系和谐的家庭中,家庭气氛融洽,易形成健康的亲子关系,这有利于促进子女心理的健康发展。父母之间彼此相爱,支持对方在子女面前的权威,关心子女情绪情感的变化,并能够协助他们及时疏导不良情绪。他们关心子女的兴趣、能力,并愿意为子女搭建展示的平台。家庭成员之间相互尊重、彼此爱护,家庭气氛融洽、和睦,为子女探索外部世界提供了良好的"避风港"和"安全基地"。亲子关系和谐,父母给予子女一定的自主权,平等对待子女,与子女共同学习、共同发展,在这样的环境下,子女成人之后,会热爱自己的原生家庭,并期望自己的未来家庭也能够在这种和谐融洽的氛围下生活,自己的下一代也能够快乐成长。

(五)父母教养方式

父母教养方式有着丰富的内涵。在对父母教养方式的诸多定义中以斯滕伯格的定义应用较广,他认为父母教养方式是父母的教养观念、教养行为及其对儿童的情感

---

① 饶燕婷,张红霞,李晓铭.家庭环境与大学生抑郁和疏离感的关系[J].心理发展与教育,2004(1).
② 孙秀苹.高中生人格、家庭环境与考试焦虑的关系[D].河北师范大学,2016.

表现的一种相对稳定的组合方式。父母教养方式是影响个体心理卫生最关键的因素之一。研究发现:父母能够以温暖、理解、民主的方式对待子女,子女的心理问题检出率就相对较低,人际关系就更加和谐,处理压力的方式更科学、有效;相反,父母以拒绝、惩罚等消极的教养方式对待子女,子女的自信心及自尊就相对较低,人际关系敏感,对挫折的承受力较差,心理问题检出率相对较高。因此,父母教养方式的类型、父亲教养的重要性及父母协同教养成为近些年研究父母教养方式影响青少年心理健康发展的热点问题。

1. 父母教养方式的类型

不同类型的教养方式对子女心理健康的作用不同。美国心理学家鲍姆瑞德采用实验法和家庭观察相结合的方法,从控制和反应两个因素对父母教养方式进行划分。控制是指父母对儿童的成熟和合理行为的期望和要求,反应是指父母以接受、支持的方式对儿童的需要做出反应的程度。这两个因素都有程度高低之分,由此产生三种不同的组合:① 高控制高反应的权威型父母。他们的特点是尊重子女的独立性,利导其理智处事,相互探讨交流的同时坚持自身的合理要求,以保持自己在子女心中的权威地位。② 高控制低反应的专制型父母。他们的特点是教育子女比较严格,习惯于控制子女的行为和态度,并且试着让子女和自己的态度相一致,很少允许其拥有自己的独特性,也较少与其交流,跟子女的感情更疏远。③ 低控制高反应的宽容型父母。他们的特点是比较少用惩罚或者权威的方式让儿童服从自己,而是使用推理以及解释的方式,善于征求和接纳子女的意见。对于低控制低反应的类型,在鲍姆瑞德看来等于没有施加教养。但迈克比等人指出:低控制低反应为放纵型的父母,他们缺少责任感,把精力更多地放到生活以及工作当中,不愿意或者无法找到时间照顾子女,于是把子女放到心理或物理的远距离之外,以此逃避子女带来的不方便,对子女不闻不问,任其自由发展。

2. 父亲教养的意义

父亲教养在子女成长中意义非凡,对子女的社会、行为和心理发展都具有积极作用。对于个体的身心健康发展而言,仅有母爱是不够的。但调查显示,在目前的中国社会,由于"男主外,女主内"思想的影响,父教缺失严重。比如下面这个案例:

我曾在一次家庭辅导中遇见一个七岁的男孩,小学一年级,比较内向,不喜欢与陌生人交流,害羞胆小。父母因为工作原因长期分居,男孩与母亲一起生活。父亲基本上每月探望一次,探望的这个时间男孩就无法与母亲同睡,且每次见面父亲对儿子的学习、生活习惯都提出很多要求,父子关系较差。男孩总问母亲:"为什么爸爸不回自己的家,为什么要睡在我和妈妈的床上。"

虽说童言无忌,但类似的案例很多,不得不让我们思考,父教缺失对孩子健康成长所带来的隐患。研究发现,父亲角色的弱化和缺失,会造成中小学生的不良发展,相比女孩而言,父教缺失对男孩的影响更大。父亲代表力量和依靠,是孩子心中的英雄,是家庭规则的制定者和监督执行者,是子女性别社会化过程中的重要他人。[①] 因此,父教的缺失会导致子女安全感较低、交往能力较差、害羞胆小、焦虑和孤独感相对较高、

---

① 孙云晓.父教力度决定孩子高度[M].广州:新世纪出版社,2010.

社会适应不良,部分男孩女性化倾向严重,有些孩子甚至因为父亲的约束和监督缺失而走上违法犯罪的道路,产生反社会行为。

3. 协同教养

近些年,随着对离异家庭的研究及父亲教养的重视,协同教养被作为新的概念提出。协同教养是指,在教养儿童的过程中所有承担儿童教养责任的成人相互协作的活动。在核心家庭中父母是协同教养的执行者,在非核心家庭中参与教养儿童的继父母、祖父母等都是协同教养的执行者。协同教养的研究最早起源于对离异家庭的研究,是在对父母履行对子女的照顾责任中所产生的合作与冲突现象进行研究时发展起来的,随后这种研究不断关注正常家庭环境中的协同教养行为,在核心家庭中关注于父、母及子女组成的三角关系系统,强调父母在教育子女过程中的一致性、支持性对儿童发展的影响。研究发现,积极的、互相支持的协同教养与儿童的社会能力、亲社会行为、学业能力具有关系,并且有利于减少儿童的外化问题,如攻击行为等;而不一致的、非互相支持的、冲突的教养与儿童的焦虑、问题行为、学业不良、压力行为存在关系。在非核心家庭中,由于儿童要接受来自家庭不同成员的影响,不一致的教养方式容易导致儿童思想混乱,进而影响儿童行为和心理的健康发展。

三、 家庭心理卫生对个体产生影响的作用机制

(一)家庭系统理论

该理论认为家庭是一个互动的系统,包含夫妻亚系统、亲子亚系统等,家庭成员之间的情绪、行为相互联系,相互影响。家庭中儿童出现“问题”,即反映了家庭成员关系的“问题”。

1. 夫妻亚系统

夫妻亚系统是指,男女两人通过合法结婚手续,在性生活、社会生活、精神生活及经济生活等方面,形成的稳定的、亲近的和特殊的人际关系系统。夫妻关系是家庭关系的核心,也是维持最长、最重要的人际关系。夫妻关系和谐融洽与否,直接影响亲子亚系统及其他家庭亚系统,美满和谐的夫妻关系是个体健康发展的重要条件。[①]

2. 亲子亚系统

亲子亚系统是指,由夫妻亚系统产生的,以血缘和共同生活为基础,家庭中父母与子女互动所构成的人际关系系统,是个体出生后建立的第一个重要人际关系,是人一生中持续时间最长、对个体影响最深远的一种人际关系,其对个体心理健康状态的影响意义重大。良好的亲子关系有利于儿童习得各种基本知识、价值观及人际沟通所必需的社会交往技能,亲子关系的质量决定着个体社会化过程是否顺利,也决定着社会化所可能达到的水平。

(二)社会学习理论

该理论指出,儿童对成人行为的直接学习和模仿将会对其自身产生影响,父母作为子女的第一任“教师”,是子女行为模仿的直接对象。家庭氛围紧张、父母关系不和谐的家庭,父母大都以消极的方式解决问题,儿童则会潜移默化地受到影响,此外,偶发学习认为,当家庭关系不和谐加剧时,父母会变得注意狭窄,他们仅注意本身的婚姻

---

① 王玲.心理卫生[M].广州:暨南大学出版社,2012.

问题而较少关心子女的发展,子女为吸引父母的注意,可能在偶然中学会以问题行为获得父母的关注,而父母的这种关注又会增强儿童的不良行为。

(三) 认知情境模型

该理论认为,破坏性的父母冲突对儿童而言是一种压力事件,儿童面对父母冲突时,会透过初级评估与次级评估主动解释父母冲突的影响。初级评估时,儿童觉察冲突,判断冲突的强度、频率、内容、解决与否,确认此冲突与自身的关系及威胁程度,进而进行次级评估。次级评估是判断冲突的原因、责任归属、自我应对效能,并决定如何应对。此外,其他背景因素,如过去知觉到的父母冲突的经验、家庭气氛、儿童气质和性别等,也会影响儿童对父母冲突的认知,这些认知历程和情绪反应产生交互作用,从而影响儿童的适应。

(四) 情绪安全感理论

卡明斯和戴维斯基于鲍尔比的依恋理论,提出了情绪安全感理论。该理论认为,儿童的安全感来自家庭系统,其中依恋安全感来自稳定的亲子关系,而情绪安全感则主要从和谐的父母关系中建立。他们认为,当父母之间发生冲突,特别是破坏性的父母冲突——愤怒强烈、敌意高涨、关系恶化和无法解决的冲突,儿童的情绪安全感会受到威胁,儿童对父母冲突的不安情绪会启动特定的反应模式,以维持其内在的安全感,这一过程将会消耗儿童大量身体和心理的资源。为了维持情绪安全感,儿童必须做出大量的努力,这可能会造成儿童去完成本阶段发展任务和目标的资源被争夺,从而增加他们适应不良的易感性;反之,若冲突是建设性的——父母能够适度调控情绪,以互惠满意的方式解决冲突,则儿童仍能维持情绪安全感,并习得解决问题的技能。

第二节　家庭心理卫生的常见问题及辅导

一、家庭心理卫生的常见问题及分析

(一) 不安全的依恋关系

婴幼儿时期是个体依恋发展的重要时期。婴儿的依恋是指婴儿与早期抚养者之间建立起来的强烈的、持久的、特殊的情感联结。这种情感联结使婴儿与依恋对象接触时,表现出快乐和安全。玛丽·爱因斯沃斯根据"陌生人情境"对母—婴依恋系统的类型进行了划分,并对依恋类型进行分类,提出了两种不安全的依恋类型:① 焦虑—回避型,这类儿童对人际关系冷漠,对游戏活动缺乏热情,养育者离开时无外显焦虑,养育者回来时忽视或回避,成人后表现出人际交往退缩,不自信、敏感和羞涩,虽然渴望与他人接触并建立亲密关系,但由于过于害怕遭到拒绝而回避亲密关系,很难对他人产生信任感。② 焦虑—反抗型,这类儿童探索活动较少,似乎离不开养育者,与养育者分离时高度焦虑,重逢时有明显的亲近与拒绝的矛盾行为,过分依赖母亲的儿童在学龄前有较多的退缩和焦虑行为,而早期对母亲焦虑—反抗型的儿童则孤独感较高,成人后表现为不自信,对他人的看法和举动过于敏感,自我评价和自尊在很大程度上是依赖他人的。

(二) 亲子冲突

亲子冲突是指,亲子间由于认知、情感、行为、态度等的不相容而产生的心理或外

显行为的对抗状态。亲子冲突是衡量亲子关系的重要指标。青春期的个体由于生理上的成熟,使他们在心理上产生成人感,他们渴望独立又离不开父母的支持与理解,常处于矛盾之中,具有易冲动的特点,因此青春期被认为是亲子冲突的高发期。此外,如今双职工家庭不断增多,亲子相处的时间在不断地减少,亲子陪伴逐渐被"电子陪伴"所替代。在对父母进行调查时发现,很多父母因为忙于工作,没有足够的时间带孩子进行户外活动,也不能与子女进行深入的沟通与交流,这已成为大多数父母的现实困境,而希望父母可以和自己多交流、能够经常带自己出去游玩和锻炼则成为了子女的渴望。

研究发现,亲子冲突与青少年的问题行为、学业不良、抑郁、焦虑、性行为甚至犯罪有非常直接的关系。但亲子冲突并不只有消极的作用,也有其积极的一面,适度的冲突不仅能够增强个体应对实践的能力,提高社会适应性,还有助于儿童在向成人转变过程中获得社会责任感,积极探索自我。

(三)不一致的教养方式

我国传统文化中有"男主外、女主内"的思想观念,从而导致父亲教养缺失或者不足,前文已经论述过相关危害,在此不再赘述。随着父母受教育程度的不断提高,父母对子女教育的投入也在不断地增加,在面对子女的教育问题时,父母都有各自的想法和理解,很容易产生行为、观念、态度等方面的不一致。而这些不一致,很容易成为子女为自己谋取"利益"的砝码。例如:父亲教育上小学的儿子在学校不要忍让、吃亏,而母亲则教育儿子要为人谦和、礼貌。当儿子与人发生争执时,如果按照父亲所说的去做,就势必会与他人产生冲突,进而受到老师的批评,如果此时父母不能够保持一致的态度引导儿子,将会使儿子利用父亲的态度为自己谋利,长此以往,儿子会和父亲一起反对母亲的教养,家庭系统的稳定性将会遭到破坏,形成父与子的跨界同盟,母亲的权威将会消失殆尽,母子关系将会受到严峻的威胁。

(四)夫妻冲突

夫妻冲突是指夫妻间由于意见不一致或其他原因而产生的言语或身体方面的争执与攻击。[①] 夫妻冲突对于当事人来说属于婚姻冲突,但对于子女而言则为父母冲突。在家庭生活中冲突难以避免,但研究发现,并不是所有的父母冲突都会对个体产生负面的影响。若夫妻冲突是建设性的,他们能够以互惠的方式解决冲突,一方面有利于夫妻了解彼此、增进感情,另一方面也有利于子女习得积极的解决人际冲突的技能,促进子女问题解决能力的提升。但是,若夫妻冲突是破坏性的,他们在冲突发生后持续冷战、辱骂对方甚至肢体攻击,则会造成彼此身心备受伤害,也会对子女的自信心、社会交往能力、应对方式造成不良的损害。

许多发展心理学和临床心理学工作者对夫妻冲突与儿童心理和行为问题之间的关系进行了研究,发现父母冲突是预测子女问题行为的有效指标。研究指出,那些具有心理与行为问题的儿童更多的是来自充满敌意和争吵的不幸福的家庭,而较少来自

---

① 王明珠,邹泓,李晓巍,等.幼儿父母婚姻冲突与教养方式的关系:父母情绪调节策略的调节作用[J].心理发展与教育,2015(3).

冲突隐蔽的不幸福的家庭。[①] 父母公开的、强烈的冲突对儿童的心理发展影响重大。来自高冲突家庭的儿童,其心理社会适应能力较差,孤独感、抑郁水平较高,自尊较低,同伴关系较差,学业成绩相对也会较差。青少年自伤行为、网络成瘾、过早性行为甚至违法犯罪等都与父母的冲突存在密切关系。

(五) 父母离异

离异家庭是指父母离异后的单亲家庭,或者父母离异后再婚的重组家庭。这类家庭表现出家庭结构不完整、家庭功能不健全或者家庭关系建立在非血缘关系上的特点。据国家统计局的数据显示,2014 年离婚登记是 363.68 万对,2015 年离婚登记是 384.14 万对,增长 5.63%,粗离婚率为 2.78%。伴随着离婚率的不断增高,单亲家庭和重组家庭也在不断地增加。

离异一方面会对当事人产生不良的影响,例如,造成一方经济负担加重,身心疲惫,生活质量下降等。另一方面,大量的心理学、教育学研究表明,父母离异对每个儿童来说都是具有深远破坏力的灾难性生活事件,会对儿童心理的健康发展产生诸多的消极影响。父母离婚破坏了儿童、青少年赖以生存的温馨家园,离婚前父母的情感耗竭更是加剧了家庭的紧张氛围。离婚后家庭生活的不和谐、不稳定,抚养者情绪上的问题或变化,家庭经济负担的加重,周围社会环境的消极影响都会对离婚子女产生二度伤害,尤其是对年幼离婚子女的伤害更大。离异意味着家庭的缺损、社会支持的减少,这必然会引起个体焦虑感的产生,极易导致心理问题的出现,使离异家庭的孩子成为弱势群体,离异家庭的孩子相比双亲家庭的孩子表现出认知发展较落后、情绪低落及问题行为检出率相对较高的特点。具体表现在智力发展及学习成绩上,离异家庭子女的表现较落后;对周围的人常有戒备、厌烦的心理,担心自己被别人议论,怕被人瞧不起,不愿意向他人敞开心扉,缺乏从事交往活动的勇气,对人与人交往感到焦虑,缺乏安全感,有自我封闭的倾向;说谎现象较严重,承受挫折的能力较差。在学校生活方面,多数离异家庭子女表现为经常无故旷课,作业马虎,懒散,有些孩子甚至出现早恋、过早性行为、吸毒或打架斗殴等行为。这些不良情绪及问题行为会因为家庭功能缺损,抚养者难以花费较多精力陪伴儿童、关心儿童的心理变化、获得的家庭支持减少等原因而不断加剧。

(六) 家校合作存在不足

除了家庭,学校是儿童、青少年的另一个主要生活世界。"家校合作"是家庭和学校以学生为中心互相支持、共同努力,以促进学生身心和谐发展,形成终身受益的必要素质,是更好地实现社会化的一种教育策略。[②] 儿童、青少年的健康成长离不开家庭与学校的协调与合作。目前,中国大多数的中小学都开展了各种形式的家校合作,以此促进学生的全面发展,其中家长会、开放日、微信群、QQ 群、同频互动等都是主要的形式。鉴于此,家庭将会以更广、更深刻的方式影响下一代的成长。原生家庭的父母文化程度、家庭关系、家庭经济背景等不仅能够影响学生的家庭生活,还将以新的方式影响学生的学校生活,进而影响学生的健康发展。近几年随着相关学者对家校合作的

---

① 赵梅.婚姻冲突及其对青春期子女的影响[D].北京师范大学,2005.
② 杨民,苏丽萍.日本小学家校合作的研究及启示[J].教育科学,2013(6).

深入研究,越来越多的证据表明,家校合作的质量与学生的健康发展存在密切的关系。尽管如此,家校合作仍然面临许多新的挑战:

1. 家庭态度不一,家校合作面临诸多困境

(1)"我的孩子就应该学校管",很多家长把对孩子的学业教育及身心健康教育完全寄托于学校。随着"80后""90后"加入父母大军中来,亲子互动出现了一些新的变化。"80后""90后"的父母比较强调自我,对子女的教育存在不同以往的观念。他们的生育愿望、对孩子学业的关注度都相对较低,常常将子女托付长辈或者辅导机构看护,有时候宁愿多刷"微信""微博"也没有精力与孩子聊一聊学校发生的事情,从而出现对子女教育的断层。家长不了解孩子在校的表现,认为只要保证孩子的物质生活,教育孩子是学校的事情。这导致家长对学生的关注不够,进而影响学生的健康发展。

(2)"我的孩子你应该这样管"。随着社会经济水平的提高,部分新生代父母与教师可能存在相同的或者更高的教育程度和知识背景,在面对孩子的教育问题时,他们可能与教师、学校存在很多不一致的观念。部分家长非常迫切地想参与到学校教育中来,但又对科任教师的教育理念、学校的培养理念理解不够或不认同,存在以自己以往的经验或者理解"指挥学校""不配合教师"的现象,从而导致家校矛盾增多,进而影响学生的发展。

(3)"我的孩子你不要管",部分家庭存在对学生保护过度的现象,导致家校沟通较难进行。正如前文所提到的,在"4+2+1"模式下,独生子女承受着来自父母及祖父母的溺爱,家长不容许孩子在学校受到任何的批评与责罚,对学校活动的参与度较低,对学校及科任教师的教育方法不关心,只关注学生每天在学校是否"开心"。这些孩子反而较容易出现行为及心理问题,家校矛盾较多。

2. 学校沟通不足,家庭合作质量参差不齐

(1)学校定位不清,"服务"变"主导"。学校拥有大量的专业教育工作者,由于他们对学生的学习成长规律较熟悉,因此决定了学校在教育学生成长、成才过程中会占有主导的地位。但学校的主导作用并不完全意味着在家校合作中处于绝对的高高在上的地位,家校合作并不是单方的灌输,而是双方民主、平等的合作,学校应科学地摆正自身位置,扮演服务而不是指挥的角色。

(2)家校合作形式单一,对家长的角色地位不重视。一直以来,家长会是我国中小学家校合作的主要方式。但许多中小学的实际情况是,家长和教师之间存在责任不明晰的现象,教育管理者和教师存有家长受教育水平不高、素质不高的偏见,认为家校合作给家长过多权利,会影响学校的教育决策,给教育学生带来消极影响。于是家长会就变成了教师汇报学生在校表现、学生考试情况的通报会,学生家长只能恭敬地记下教师对学生的评价及要求。这种单一的沟通方式,造成信息不对称,使家长会成为单向灌输式的信息发布会。

二、 家庭心理卫生常见问题的辅导

家庭心理辅导兴起于20世纪50年代,以精神分析理论、系统论和控制论、依恋理论及建构主义理论为理论基础,是心理辅导的一种形式。

（一）家庭心理辅导概述

家庭心理辅导是以整个家庭为出发点,聚焦于在家庭关系中解决个体所存在的问题或症状,并力图通过促进家庭或更大的机构在内的系统的改变,进而处理和消除个体所存在的问题或症状。[①] 家庭心理辅导存在两个假设:其一,家庭中问题表现者的症状的形成或维持源于家庭成员间不良的交往模式;其二,改变家庭成员间的不良交往模式就会最终达到治愈问题表现者症状这一目的。

家庭心理辅导萌芽于精神分析治疗的黄金时期,精神分析学派认为,个人症状的根源在于童年期的创伤,而这种创伤与早期和父母尤其是母亲的关系存在密切的关系,该观点为家庭心理辅导奠定了重要的理论基石。

系统论将家庭看作一个有机体,自成一个系统,有许多亚系统,每个系统间既相互联系又相互制约,从而保证家庭系统有序地运转,以实现良好的家庭功能。系统论强调分析问题时应从家庭整体入手,研究家庭成员间的相互关系。

控制论认为家庭规则是家庭用以掌管家庭系统所能容忍的行为范畴。家庭成员通过信息交换,获得相应的反馈,来保持家庭的稳定。

依恋理论认为,系统内的行为模式并非线性关系,而是一种循环关系,家庭成员间彼此相互影响,为家庭心理辅导处理关系问题提供导向。

建构主义的出现,为家庭心理辅导提供了新的模式与方法。家庭心理辅导中常用的"重构"(例如将有问题的孩子重构为"多动"而不是"品行不端")及叙事辅导的方法(问题外化,重构信念)都是建立在建构主义理论基础上的。

（二）家庭心理卫生常见问题的辅导策略

正如前文所提到的家庭系统理论的观点,家庭是一个完整的系统,家庭成员彼此之间相互作用,相互影响。因此,心理辅导工作者在对家庭进行辅导时应将家庭看作一个整体,从系统、动态的角度看待家庭成员的问题。关注家庭的结构,尤其是家庭的亚系统及家庭交往模式,而这其中,夫妻亚系统是家庭结构的基础,也是核心。

1. 注重夫妻间的情感交流与沟通,形成稳定的夫妻联盟及父母同盟

美满和谐的夫妻关系是个体心理健康的重要条件。夫妻关系在家庭心理卫生中占据首要位置。夫妻联盟是指一对夫妻所形成的共同应对外界关系或压力的心理上的联合取向。[②] 夫妻双方应主动地努力调节自我,发展感情,保持积极、开放的心态,经常开展正向的情感互动和心理沟通活动,体察并感受对方的心理变化,为对方着想,满足对方的心理需求,在爱情的基础上形成和发展双方认同的夫妻联盟。

良好的夫妻联盟是父母同盟的前提。夫妻孕育子女之后,夫妻联盟就包含父母同盟,夫妻应尽快适应父母角色。在面对子女的教养时,夫妻双方应接纳彼此的个体差异,能够通过合作成功解决冲突,如果冲突无法避免,应在冲突发生后及时与子女沟通,向他们解释"没什么,我们会把这件事处理好的"或者"矛盾会解决的,爸妈只是有点分歧"等,以帮助其正确认识冲突,疏导消极情绪,避免出现问题行为。研究发现,父母冲突对子女产生的作用大多是即时性的,当父母冲突停止后,子女的不良反应会

---

① Goldenberg I,Goldenberg H.家庭治疗概论［M］.李正云,等,译.西安:陕西师范大学出版社,2005.

② 唐红波.心理卫生［M］.广州:广东高等教育出版社,2004.

逐渐减少。① 因此,如果父母在冲突发生后和孩子进行适当的解释,则会把冲突对孩子的影响降到最低程度。再者,夫妻双方应考虑对方的需要,彼此支持对方管理和教育孩子的权利。

2. 父母应提高自身的心理素质,了解子女身心发展的特点,用科学的方法教养子女

父母自身的心理素质在很大程度上决定了子女的心理素质。首先,父母的文化素养是影响儿童社会化的最主要因素,父母的心理稳定性尤其是情感稳定性是良好亲子关系的基础。因此,父母首先要不断提高自身的文化修养,掌握科学养育子女的方法,具有一定心理学和家庭教育学的常识,并且不断学习以适应子女的成长。把握每一阶段儿童身心发展的特点及关键期,注重性别差异对心理发展的影响。对未成年人的心理需求要做到心中有数,并采取积极的措施适当满足并积极教育、引导。其次,父母要树立正确的育儿观。父母养育子女是对社会的一种责任和贡献,而不是个人的私利,子女不是父母的"私人物品"。父母不仅要保障子女有健康的体魄,也要保证子女有健康的个性及心理。最后,父母要以身作则,努力为子女树立可模仿的原型。父母要提高自身控制情绪、情感的能力,正确处理夫妻关系,创建和谐、和睦的家庭氛围,注重自我形象,避免因消极情绪宣泄而无意中刺伤子女的自尊心。父母要善于表达内心积极、健康的情感,用情感来感染、培育子女的感情和情操。

3. 家长尽可能与孩子建立安全型的依恋关系

心理学研究表明,安全型依恋的孩子一般具有较强烈的探索精神,自信心较强,能够在人际交往中进行合作与分享。家长应尽可能地与孩子建立安全型的依恋关系,以帮助孩子形成良好的个性品质。首先,抚养者,尤其是母亲应该对婴幼儿的心理及生理需求保持高度敏感,在孩子需要帮助和安慰时及时给予安慰、帮助与支持。其次,创建良好的家庭氛围,让家庭成员感受到彼此的支持、关心,鼓励并为孩子创建与人交往的场合,示范人际交往的过程,鼓励孩子的独立行为。再次,养育子女的过程中,尽量避免情绪化的表达,不要把感情及工作中的不良情绪溢出到亲子关系中,从而使孩子产生无所适从的感觉。父母不仅要多陪伴孩子,还要多与孩子沟通,不仅要有物质层面的关怀,更要有精神层面的交流与尊重,了解孩子的学习情况、生活情况,关心孩子细微的情绪情感变化。最后,父母应信守诺言,说到做到,不欺骗孩子。

4. 尊重孩子的人格,与孩子平等对话,学会对孩子进行赏识教育

当与子女产生冲突时应及时与子女沟通,尊重子女在家庭中的地位、想法,理解子女行为背后的深层次原因——可能是认知发展有限、行为协调能力不足,或者是青春期生理发展的冲动等,对子女的行为进行合理的归因和引导。用民主取代强制,坚持以理服人。用鼓励取代责罚,学会赏识孩子的行为。鼓励是一种正强化,责罚是一种惩罚,奖励比惩罚更有利于个体的心理卫生。

5. 促进家校合作,与孩子一起"上学"

著名教育家苏霍姆林斯基曾说过:"只有学校教育而没有家庭教育,或只有家庭

---

① 梁丽婵,边玉芳,陈欣银,等.父母冲突的稳定性及对初中生心理健康影响的时间效应:一个追踪研究[J].心理科学,2015(1).

教育而没有学校教育,都不能完成培养人这个极为细致、复杂的任务——最完备的教育是学校教育和家庭教育的结合。"家校合作是实现学校教育和家庭教育完美结合的最优化途径。家校合作是在共同愿景下进行的,这就需要做到如下两点:第一,家庭应端正态度,科学理智地看待学校教育。中小学阶段是学生形成良好道德品质、行为习惯与智力发展的关键期,家长在这一阶段应关注学生每天的在校状态,及时与科任教师沟通,不仅了解学生的学业成绩,还应关注学生的学习兴趣、学习状态;及时与孩子沟通,了解学生与教师、同学的相处状态,发现问题,进行正确的引导。第二,学校应丰富与家长的沟通形式,正确对待家长。加强校园文化建设,创建接纳与兼容的学校文化氛围,让师生都认识到家校合作的重要性。要赋予家长绝对的权威参与到学校的教育管理中来,保证家长充分、有效地参与学生的学校教育。除了家长会、开放日、信息群外,还可以借鉴国外家校合作的方式,成立体系完备的家校合作组织、"教师—家长对话录"、"家长学校"等。家长应与学生一起"上学",积极借助学校丰富的教育资源,了解新的教育情况和发展趋势,打破原有的、传统的教育观念,掌握有效的教育方法与技能,促进家校教育的协调一致,形成教育合力,共同推进学生综合素质的提高。

第三节　家庭心理辅导案例

一、 家庭心理辅导的基本原则

1. 家庭成员目标的统一

心理辅导工作者需要与全体家庭成员商讨短期目标及长期目标,且目标要清晰、具体、可操作。

2. 家庭是一个系统

"问题严重的成员"背后必然有"问题严重的家庭",辅导需面向全体家庭成员,进行全体家庭成员的集体心理辅导,发现并纠正原有的不合理观念。

家庭心理辅导以整个家庭为出发点,从家庭成员的相互关系和互动方式中寻找个体心理问题的根源。因此,辅导的过程要考虑全部家庭成员,首先,在辅导的过程中关注家庭的沟通模式,了解家庭成员体验相互关系的方式、表达亲密感的能力、如何输出和接收信息、恰当使用言语的能力等,并及时反馈。其次,关注家庭的规则,如规则是否人性化? 规则是否与时俱进? 对待差异的规则是什么? 等等。心理辅导工作者要在集体的辅导过程中,让家庭成员意识到现有的沟通模式及家庭规则,重塑那些干扰和谐家庭生活发展的不合理观念,帮助家庭澄清问题,并与家庭成员一起改善和整合家庭功能。

3. 心理辅导工作者要明确自身角色

心理辅导工作者既是干预者也是反映者、观察者,辅导过程中要坚持公平公正的立场,把同情、关心、支持、理解和尊重给每个家庭成员,遵守伦理道德标准,运用专业知识设定治疗规则,并指导沟通的话题,在家庭偏离话题时,让他们回到沟通的话题。

二、 家庭心理辅导案例分析

每个家庭都有自己相对固定的家庭模式,家庭环境会在不经意间影响个体的人格,决定其成为什么样的人。

（一）案例情况介绍

1. 家庭主要成员

父亲（王先生），39岁，西安人，本科学历，某军工企业部门主管。与前妻已经离婚，目前正在发展新的恋情。

母亲（张女士），39岁，东北人，中专学历，某公司会计。父亲去世，母亲健在。与前夫已经离婚，目前和女儿、自己的母亲生活在一起。

女儿（小北，化名），14岁，独生女，家庭物质条件较优越。父母离婚后其抚养权归母亲。一个月前被原校劝退，转学至北京某寄读学校，现为北京某寄读学校八年级的学生。

2. 求助原因

小北原为北京某中学的一名七年级学生，学习成绩处于中等偏上水平，学习较自觉。小北父母经常争吵，三个月前小北父母发生了一次激烈的争吵，争吵后妈妈冲动地提出离婚。父母在离婚前与小北商量过父母离婚的事情，之后父母和平离婚。父母离婚后小北发生了很大的变化：与任课教师频繁冲突，旷课，学习成绩下滑。原学校多次约谈家长无果，后劝其转学。

父母将其转入北京某寄读学校。父母离婚后，小北与母亲生活在一起。由于母亲工作较繁忙，小北平日里总和一些有行为偏差的学生在一起玩，周末也不待在家里。在父母刚离婚的时候，其对父母不允许她夜不归宿的要求还能听进去，如今夜不归宿成了常态。不仅如此，她还文身、出入酒吧。父母因为担心，经常试图对其进行劝说，但都无果而终。小北还常常与父母发生激烈冲突且离家出走。目前，父母与小北的关系很紧张，亲子冲突较严重，他们对小北的状况感到焦虑和忧心，故前来寻求心理辅导的帮助，希望女儿能够有所改变。在情感方面，父母希望女儿能和他们更心平气和地交谈，有更亲密的联结；在行为方面，他们希望女儿不再和有行为偏差的学生待在一起，并且不再夜不归宿。

（二）原因分析

1. 父母关系未能得到妥善处理

离婚后，小北父母对彼此不满的情绪仍未得到解决，孩子成为父母转移不良情绪的"替罪羊"。在与父母的初次交谈中，心理辅导工作者觉察到，小北父母对彼此还有很多的不满情绪未得到很好的处理。并且在离婚后，对子女的教养方式上仍旧不一致。父亲认为母亲对女儿的管教过于简单粗暴，而母亲认为父亲看不起自己，不尊重自己对女儿的教育。父母正常情况见面时，总是剑拔弩张。母亲经常与女儿一起谈论父亲的不合格，并希望把女儿拉入到自己的阵营中。女儿一边厌倦母亲的抱怨，一边又对父亲产生很多不满。初次访谈时，家庭成员一见面就开始三人间的混乱争吵。这一过程让学校心理辅导工作者意识到，先处理夫妻之间的情绪问题，才能够进一步处理其他的问题，即夫妻关系永远是家庭关系的核心与基础。

2. 父母文化差异较大，原生家庭沟通模式存在问题

在小北的原生家庭中，父母的受教育程度差异较大。父亲经常会有同学聚会，在同学聚会上会讨论一些学术的问题，此时小北的妈妈很难融入，渐渐地他们同时出入的次数少了起来。夫妻间彼此不满的情绪日益增多，但沟通却越来越少。日常生活中

母亲属于脾气较暴躁的一方,经常因为一些小事与父亲发生冲突。父亲起先不愿意与母亲争吵,先忍让,不说话,但母亲会因此更加愤怒,认为父亲看不起自己,嫌弃自己受教育程度低,最后夫妻俩会以一场大吵甚至摔东西而告终。

父母存在不一致的教养态度。小北很会利用父母的冲突为自己谋取"利益"。例如:小北的同学都使用手机,小北想要,爸爸认为可以买,但妈妈却坚决拒绝,认为这会导致女儿分心,影响学习。爸爸在未与妈妈商量的情况下,偷偷给小北买手机,这个手机也成为日后矛盾的一个激化点。小北就是在这样的环境中长大,与妈妈一样说话声音很大,容易冲动,发脾气时缺乏理智。

冲突的家庭环境,使子女在成长过程中难以感受到温馨,子女在潜移默化中习得了父母解决问题的方式——争吵。而教养的不一致,加剧了家庭矛盾的程度,进而又影响到夫妻关系与亲子关系。

3. 父母离异的伤害,不是"谈谈话"就能够化解的

小北父母离异前也与小北商量并征得小北的同意,小北表示班上很多同学父母离异,她能够理解并支持父母的选择。但是父母离异给小北带来的伤害,是小北始料未及的。父母离异后不久,爸爸就开始了新的恋情,妈妈工作较忙,小北每次放学回家,家里都是空荡荡的。好几次爸爸答应回来陪她,都因为各种事情而未履约。一次,小北过生日,爸爸答应一定准时回来和妈妈一起陪她过,但是爸爸又未能履约。小北一气之下,第一次离家出走。在后来与小北的谈话中,问及小北为什么经常不回家时,小北说:"其实每次也并没有跑很远,只是去同学家里住,别人家里都有爸爸妈妈,能够切水果,陪着一起读书,而我家就我自己,去哪儿不一样?回去干什么,冷冰冰的,多没意思。"

随着父母离婚,原有的家庭系统被打破,亲子关系受到严峻挑战,父母疲于应付各自婚后的生活压力、经济压力,对子女的管教日益减少,父母的陪伴与关心也在减少。子女会觉得父母嫌弃自己,而产生自己是多余的、不重要等思想,从而产生抑郁、孤独、愤怒等情绪,这些情绪总是需要宣泄的,因此各种问题行为就会接踵而来,出现这种情况并不意外。

4. 对偶发行为的不良强化,加剧了个体以问题行为吸引父母的注意力

在与小北第一次谈话以及小北父母第一次参与家庭心理辅导后,心理辅导工作者发现,父母的关心行为强化了小北的不良行为,小北习得了以问题行为吸引父母注意的行为模式。

父母离异后,全家相聚的时间在不断减少。小北第一次离家出走后,父母从不同的地方聚在一起,共同寻找小北,在寻找到小北以后对其嘘寒问暖,关心不已。父亲在事后的一段时间内频繁地与小北打电话,带小北出去玩。小北觉得父母离异前的家庭温暖又回来了,可以经常见到父亲,一家团聚,感觉很好。但是,没过多久父亲又回归到了原先的状态,小北的心理就产生了强烈的落差,于是问题行为频频发生,一直到被劝退转校。

在小北转校后的第一次家长共同参与的访谈中,小北因为课程原因提前离开心理辅导室,迎面正好遇到同班同学。小北有意炫耀:"我爸妈就在里面呢,看他们给我带的好吃的,想不想吃?"

小北当天在校表现非常好，但是周末回家后，又与父母发生了严重的冲突，并再次离家出走。父母不得不再次共同参与学校的辅导，但是这次父亲因为工作原因，并没有按时到校。当小北开心地进入辅导室时，发现爸爸没在，扭头就走，并愤怒地向妈妈吼叫："你来干嘛？我一点都不想接受心理辅导，学校都是神经病。"

小北行为的前后变化，让学校心理辅导工作者意识到小北的学业成绩为什么一路下滑，情绪为什么不稳定，那就是偶发行为的不良强化，即小北认为只要自己不断地出现各种状况，惹麻烦，爸妈就能够聚在一起，就能对她进行关心和照顾。

（三）辅导过程

1. 开始阶段

小北一开始很排斥心理辅导（之前也参与过心理辅导），在被告知要邀请父母一起来学校时，小北表现出明确的拒绝。

小北："我爸妈没空，也不可能一起来的，他们两个没办法待在一起。我才不参加神经病的谈话呢。"

考虑到小北的年龄特征及性格特点，心理辅导工作者决定先与小北一起摆放沙具，希望能够借助沙盘与小北建立信任的辅导关系。在进行沙盘游戏的过程中，心理辅导工作者帮助小北澄清问题，了解小北现有的情绪状态。

第一次沙盘治疗，小北摆放了小时候与父母一起游玩的场景：画面中呈现了小北小时候（5~6岁），与父母第一次去海边玩耍的画面。这个画面在小北的描述中充满了兴奋与开心，随后变成了难过与愤怒，小北很要强，但是在最后的叙述中眼泪却不断地涌出。从她的话语中，心理辅导工作者体会到父母离异对小北造成的伤害以及小北对父母复合的渴望。

2. 指导与帮助阶段

（1）第一次与小北母亲见面

因为受小北父母工作时间的限制，心理辅导工作者选择先单独约见小北母亲（小北现与母亲一起生活）的方式，以期初步了解小北的家庭生活状况和小北母亲的状况。在与小北母亲的谈话中，学校心理辅导工作者感受到母亲很爱小北，但是不会与小北沟通，不会向小北表达关爱。母亲在叙述时，提到一个很关键的信息——小北母亲的爸爸，即小北的姥爷。据小北母亲回忆，自己小时候做错事情时，她的爸爸就打她、骂她，根本不听她解释，张女士与其父母关系很紧张。后来父母到外地打工，把张女士单独留在农村家中，张女士不得不独立，但与父母的关系变得越来越差，她觉得自己的父母根本不爱自己。一直到现在，小北母亲经常当着小北的面与小北的姥姥吵架。

下面是截取辅导过程中的重要对话：

……

心理辅导工作者：（问小北母亲张女士）在家中与自己父母的关系怎么样？吵架吗？

张女士：吵，经常吵。

心理辅导工作者：当着小北的面吗？

张女士：是的……我们似乎之前也没太注意这个问题。

心理辅导工作者:似乎这个问题影响了小北,您觉得呢?她或许觉得和妈妈吵架其实也没多大的事情。

张女士:哎……

心理辅导工作者:您和您父亲的关系怎么样呢?

张女士:我们说不了几句,他不怎么管我,但是我说什么他不满意的时候就直接骂我,甚至上手打我(哭泣)。

小北母亲没有处理好与原生家庭中父母亲的关系,对原生家庭中的不满情绪似乎投射到了自己现在的家庭中。她沿袭了父亲的教养方式并用在了自己女儿身上,原生家庭的"魔咒"在她不经意间发生了代际传递。

(2)初次与小北父亲见面

初次与小北父亲约谈时,心理辅导工作者感受到,小北的父亲对小北的关注与照顾要远远超过小北的母亲。小北的父亲更温柔、更有耐心,愿意时常与小北谈心,很关注女儿情绪情感的变化。对小北的母亲表示理解的同时,也有很多的不满,认为女儿之所以这样,母亲要负很大的责任。

(3)第一次正式家庭辅导

在前期了解家庭基本关系的基础上,心理辅导工作者进行了第一次家庭心理辅导。本次辅导的目的是心理辅导工作者能够加入小北的家庭系统,与家庭成员建立关系,了解家庭的沟通模式、家庭结构及家庭成员的亲密度。

下面是截取辅导过程中的重要对话:

背景:小北的父母迟到了将近一个小时。进入辅导室的时候,有一张长的三人沙发,一张短的二人沙发。小北独自坐在了三人沙发的中间,父母为了给心理辅导工作者让位置,共同坐在了短沙发上。但是当学校心理辅导工作者说可以搬凳子坐对面的时候,小北妈妈马上挪开,并说:"才不要和他坐一起。"坐到了女儿身边。但是女儿阻拦了,并大声吆喝:"我不要和你挨着,你烦人。"小北爸爸立马批评:"不要这样和妈妈说话。"

……

心理辅导工作者:是什么让你们想来参加辅导呢?

王先生:想和她搞好关系(望向女儿)。

小北:和我搞好关系,你搞笑的吧,别说了。你把我手机砸了的时候怎么不说想和我搞好关系?

王先生:我也知道我砸她的手机不对,我之后也和她说过。

小北:你知道你不对了,我让你再给我买个手机。最可气的是两百块的小米手机都不给我买,给我弄一个破手机还不给我配卡,整天找不着我,你活该。

张女士:我就不同意给她买手机,她就不该用多功能的手机。就是能打电话、发短信的手机就行。

小北:那你就别买,我也不稀罕,我自己攒钱买。

张女士:她总用手机和一些不三不四的人联系,学也不好好上了。之前没手机的时候,从来都没有晚上不回家过,都是因为她爸给她买的手机。

王先生:哎……

小北：是因为手机吗？你不给买，我爸给买了你还不乐意了，你就别说话。

王先生：小北，不可以这样和妈妈说话。

张女士：你爸好，你爸啥都惯着你。

小北：就是比你好，你闭嘴吧。

王先生：小北，不可以这样和妈妈说话。

……

从第一次家庭辅导中，心理辅导工作者觉察到家庭成员之间的沟通模式。女儿先对妈妈出言不逊——爸爸制止女儿——妈妈附和并抱怨是爸爸的原因导致小北对妈妈的不尊重——爸爸与妈妈争吵，彼此抱怨——女儿再次对妈妈出言不逊——……依次循环，家庭争吵从最初的小声争吵逐渐升级为大吵大闹，互相指责。心理辅导工作者针对这一点，描述了自己的观察，并让家庭成员讨论，矛盾为什么会升级。

第一次辅导结束后，心理辅导工作者发现，在这个家庭中，女儿通过愤怒、争吵、离家出走的方式掌握着主动权，父母因此出现过多次的妥协。在辅导中，女儿与妈妈之间的争吵很频繁，但是可以看出来，在妈妈身上女儿有很多情感需求是未被满足的。爸爸对女儿的投入较多，但当女儿出现问题的时候爸爸倾向于以指责的形式说理教育女儿，结果往往不好。其次，夫妻之间在教育子女的问题上存在很大的分歧；父母与女儿的边界模糊，对女儿的管束较多，没有足够地尊重女儿。

（4）第一次父母会谈

下面是截取辅导过程中的重要对话：

背景：在上一周辅导过后，父母反映，孩子在家里和他们的相处有了一点缓和。但周日孩子和朋友出去玩，十一点还未回家。因此，母亲在电话里和她发生了冲突。而之后，她索性将夜不归宿进行到底，周一的时候也不回学校上课，费了好大劲才把她从朋友那儿拉回来。学校因此对她进行了处分，安排她进入强化班（即将犯错误的孩子聚集到一起，以高强度的身体训练和禁假作为处罚，为期一周左右）。

……

心理辅导工作者：您说小北爸爸喜欢博物馆、书店这些，您不喜欢。那你们在一起的时候，您会陪他去吗？

张女士：会去。但我不爱去。其实，现在想起来，可能自己产生了点变化，现在我觉得那种地方也挺好的。

王先生：是的。我喜欢去逛这些地方，她都没什么兴趣。她就是喜欢和朋友聚会啊，一起出去玩啊什么的。我俩之间这种爱好上差异真的挺大的，但是当初觉得还好，因为我能迁就她。

学校心理辅导工作者：那么，小北的妈妈不愿意陪你去看你喜欢的东西，做你喜欢的事，你当初的感觉是什么样的呢？

王先生：其实吧，我是这样的。比起一个人去，我还是更希望她陪我。因为逛这种地方，一个人去没有意思。就算我说那些她可能也听不懂，但是我也希望能找到一个人分享自己的观点什么的。事实上，从孩子出生开始，我就没怎么坚持自己喜欢的事了。

心理辅导工作者：那很少能去做自己喜欢的事，是什么感觉呢？

王先生:失望吧。时间久了之后,也就那样了。反正有个家庭,肯定需要放弃一些东西吧。当然不是说只有我,小北她妈妈也做出了很多迁就和妥协。但是从某种程度上来说,如今小北总是在外边玩啊,好动不好静,和她妈妈的性格也有些关系吧。

王先生:我交际能力就差,她妈妈喜欢的聚会,我就不喜欢。但原来还是会去一些,为了老婆和孩子。

张女士:每次我们朋友几个一聚会,就我们家只有两个人去。

王先生:我是觉得吧,聚会,我更喜欢那种几个好友在一起说说话聊聊天什么的,而不是一大群人,太吵了。感觉我们对聚会的理解不一样。

张女士:因为别人家都是一家子一起出现的,但每次我们家只有我和小北。我们也就是几个朋友,几个家庭一起聚聚会,不知道她爸爸为什么不喜欢来。可能是觉得我们这群人没文化吧,他觉得和我们没什么可聊的。

心理辅导工作者:爸爸听到孩子的妈妈说的这些,您是因为这个原因不想去参加聚会吗?

王先生:不是的。我就是不太擅长跟很多人在一起聊天,这是我个人的性格问题。至于她妈妈说的那些什么觉得他们没文化,不是这样的。

张女士:(很诧异地看了一下王先生)

……

在第一次心理辅导过程中,心理辅导工作者发现,父母对彼此的不满情绪是影响随后解决家庭问题的重要因素。因此,心理辅导工作者针对这一问题让夫妻在其引导下进行坦诚的对话。在对话中,前妻表达了自己的委屈与不满,而这些是王先生之前没有意识到的。对话的过程中王先生也明白了,虽然表面上看起来自己总是家庭责任的承担者,但却很容易将家庭中出现的问题快速转向妻子,这一行为模式加剧了张女士对自己的负面评价,即认为自己没能力做一个好妻子或者好妈妈,进而积累更多的负面情绪,从而造成夫妻关系更加紧张,而使家庭关系陷入了不良的循环中。

随后,心理辅导工作者让夫妻双方意识到他们的不睦造成了他们对女儿教养态度的不一致,给女儿成长造成很多困惑。

（5）第二次家庭辅导

下面是截取辅导过程中的重要对话:

背景:妈妈给小北带来了很多吃的,父母与孩子见面,彼此之间关系缓和了很多,女儿愿意让妈妈抱了,妈妈很吃惊。但是妈妈突然看到小北脚踝上多了一个文身,情绪开始有点激动了。全部人刚坐定,辅导室的门还没有关,小北的同学从门口走过,小北直接起身出去,要和同学打招呼。妈妈直接对她进行了呵斥,说她没礼貌,吊儿郎当,还文身……

心理辅导工作者抓住这一机会,让妈妈和女儿都先平复情绪,重新演一遍刚才的场景。心理辅导工作者要求妈妈还用刚才的语气、眼神。心理辅导工作者扮演小北。扮演过程中,小北不断插嘴:"你刚才语气没那么温柔,你刚才怎么瞪我的。"

扮演结束后,张女士说:"我也不知道怎么就忍不住,两个人就吵起来了。"

张女士:我也不想这样……但我看着她就来气,你看她的文身,上一周又被禁假。

小北:我看着你还来气,不想看,少看两眼,你在这里我也烦。

张女士：女儿，妈妈不应该不问原因就直接对你发火，但是你要知道妈妈是爱你的，我只是担心你，听到你说烦我，其实我心里挺难受的。

小北：（沉默了，第一次在妈妈说话后没有反击）

心理辅导工作者：听妈妈说完这些话你什么感受呢？

小北：（沉默）我也不想和她吵，可是每次她都说到做不到。

……

（四）效果与反思

1. 辅导效果

小北：小北情绪相对平稳，违反校规校纪行为明显减少，能够正常和父母沟通，现在能够保证如果留宿同学家，会提前告知父母并征求父母同意，基本实现了家庭心理辅导的近期目标，并希望自己及父母关系能够更和谐。

张女士：通过几次的辅导，张女士逐渐意识到原生家庭对自己的影响，感受到与前夫的关系对亲子关系的影响，对前夫的不满情绪有所缓解，焦虑情绪有所降低，对女儿的态度发生了改变，变得有信心了。

王先生：知觉到自己在家庭中的责任，并敢于承担责任，对女儿及妻子的现状有了较好的理解，能够与前妻在养育女儿的态度上达成较一致的想法与态度。

心理辅导工作者：小北的学业不良、愤怒情绪的背后是对家庭良好关系的渴望，是对爱与归属的渴望。这反映出小北重视家庭关系，关心父母。通过辅导，小北逐渐感受到无论父母关系是否存续，父母依旧是很关心她的，小北能够初步接受父母离婚的现实。但是由于特殊原因辅导没能够继续进行，家庭中亲子关系的处理还不足，尤其小北母亲及小北的相处模式还需要训练及强化。

2. 辅导反思

在前期约谈父母的基础上，此次会谈让家庭成员间彼此坦诚对话，只谈感受，而不再纠结于问题本身，让母亲练习如何向女儿表达爱意与关心，让父亲练习如何与母亲共同对女儿提要求。此次会谈，女儿改变以往"易怒"的特点，变得平静，与父母完整地进行了本次辅导，并笑着离开了心理辅导室。

此个案关注整个家庭系统，辅导过程中不仅关注小北的心理变化，也关注小北父母的心理变化。个案从父母亚系统着手，让小北父母学会沟通、倾听、表达，并让小北父母意识到夫妻亚系统与亲子亚系统的关系，意识到夫妻不睦（或离异）对小北心理发展的影响，从而明白夫妻关系是家庭关系的基础和核心。之后，通过运用帮助家庭成员之间真诚交流、表达感受的方法，帮助小北宣泄不良情绪，并初步接受父母离婚的事实，帮助张女士宣泄不良情绪，使夫妻关系有所缓和，从而使被辅导者——小北发生了较大的转变。

参考文献

[1] 钱铭怡.心理咨询与心理治疗[M].北京:北京大学出版社,2016.

[2] 郑日昌,江光荣,伍新春.当代心理咨询与治疗体系[M].北京:高等教育出版社,2006.

[3] 贝克,格勒.21世纪的学校咨询[M].4版.王工斌,等,译.北京:中国轻工业出版社,2008.

[4] 许燕.西方心理咨询与治疗的发展历史[J].心理咨询师,2011(2).

[5] 刘正奎,吴坎坎,张侃.我国重大自然灾害后心理援助的探索与挑战[J].中国软科学,2011(5).

[6] 刘正奎,吴坎坎,王力.我国灾害心理与行为研究[J].心理科学进展,2011(8).

[7] 付艳芬,黄希庭,尹可丽,等.从心理学文献看我国心理咨询与治疗理论的现状[J].心理科学,2010(2).

[8] 姚鲲鹏,张庭辉.我国社区心理健康服务研究综述[J].医学与哲学(人文社会医学版),2011(11).

[9] 俞国良,董妍.我国心理健康研究的现状、热点与发展趋势[J].教育研究,2012(6).

[10] 美国精神医学学会.精神障碍诊断与统计手册[M].5版.张道龙,等,译.北京:北京大学出版社,北京大学医学出版社,2015.

[11] 钱铭怡.变态心理学[M].北京:北京大学出版社,2006.

[12] 边玉芳,蒋赟.青春期心理危机的类型、表现及特征剖析——以浙江省为例[J].当代教育科学,2006(17).

[13] 王伟.心理卫生[M].杭州:浙江大学出版社,2007.

[14] 赵倩.遗传变异与精神疾病的关联分析[D].上海交通大学,2010.

[15] 文晔,张伟.多巴胺受体及其与抑郁症的相关性研究进展[J].现代医药卫生,2016(4).

[16] 陈素珍,袁勇贵.躯体疾病和抑郁障碍共病的诊断、评估及治疗原则[J].医学与哲学,2013(2B).

[17] 刘灏,张伯全,唐济生.强迫症患者人格与其父母人格的特征及相关性[J].中国心理卫生杂志,2010(7).

[18] 张志荣,武大胜,张志香,等.精神障碍患者的父母教养方式[J].中国健康心理学杂志,2014(4).

[19] 顾寿全,奚晓岚,程灶火,等.大学生大五人格与心理健康的关系[J].中国临床心理学杂志,2014(2).

[20] 郭本禹.西方心理学史[M].北京:人民卫生出版社,2007.

[21] 南希·麦克威廉斯.精神分析诊断:理解人格结构[M].鲁小华,郑诚,等,译.北京:中国轻工业出版社,2015.

［22］王宏伟,王娟娟,董存妮,等.感恩、积极应对方式、领悟社会支持与高中生心理健康的关系［J］.中小学心理健康教育,2017(29).

［23］张东亮.高中生应激源、应对方式和心理健康的关系［D］.哈尔滨师范大学,2016.

［24］叶一舵.我国大陆学校心理健康教育二十年［J］.福建师范大学学报（哲学社会科学版）,2008(6).

［25］赵红,李桂萍.我国学校心理健康教育研究、实践的发展趋势［J］.通化师范学院学报,2004（3）.

［26］刘华山.学校心理辅导［M］.合肥:安徽人民出版社,2001.

［27］何艳茹.心理卫生与心理辅导［M］.沈阳:辽宁大学出版社,1999.

［28］俞国良,侯瑞鹤.论学校心理健康服务及其体系建设［J］.教育研究,2015(8).

［29］李正云,张华.美国学校心理辅导:历史、现状、动向及其启示［J］.外国中小学教育,2007(6).

［30］曹新美,刘翔平.学校心理健康教育模式的反思与积极心理学取向［J］.教师教育研究,2006(3).

［31］麻彦坤.论积极心理学取向的心理健康教育［J］.教育学术月刊,2009(3).

［32］Gamm S,Elliott J,Halbert J W,et al.Common Core State Standards and Diverse Urban Students：Using Multi-Tiered Systems of Support［J］.Council of the Great City Schools,2012.

［33］Eagle J W,Dowd-Eagle S E,Snyder A,et al.Implementing a Multi-Tiered System of Support（MTSS）:Collaboration between School Psychologists and Administrators to Promote Systems-level Change［J］.Journal of Educational and Psychological Consultation,2015(2-3).

［34］刘宇洁,韦小满.干预—反应（RtI）模型:美国教育政策理念架构的新趋势［J］.比较教育研究,2012(11).

［35］刘思硕,王辉.美国马里兰州推进"积极行为干预和支持"模式的路径与启示［J］.教育参考,2022(4).

［36］樊富珉,何瑾.团体心理辅导［M］.上海:华东师范大学出版社,2010.

［37］廖哲勋.课程学［M］.武汉:华中师范大学出版社,1991.

［38］周春梅.高职院校学生职业心理健康教育之学科渗透浅析［J］.南京工业职业技术学院学报,2011(1).

［39］Harlacher J E,Sakelaris T L,Kattelman N M.Practitioner's guide to curriculum-based evaluation in reading［M］.Springer New York,2014.

［40］Kathleen L L.School-wide systems to promote positive behaviors and facilitate instruction［J］.Journal of Curriculum and Instruction,2013(1).

［41］Denton C A.Response to intervention for reading difficulties in the primary grades：Some answers and lingering questions［J］.Journal of Learning Disabilities,2012(3).

［42］Kathleen L L.School-wide systems to promote positive behaviors and facilitate instruction［J］.Journal of Curriculum and Instruction,2013(1).

［43］Gresham F M.Response to intervention and emotional and behavioral disorders:Best practices in assessment for intervention［J］.Assessment for Effective Intervention,2007(4).

［44］Shapiro E S & Guard K B.Best practices in setting progress monitoring goals for academic skill improvement.In P.L.Harrison & A.Thomas (Eds.),Best practices inchool psychology:Student-level services［M］.National Association of School Psychologists,2014.

［45］Gresham F.Evidence-based social skills interventions for students at risk for EBD［J］.Remedial and Special Education,2015(2).

［46］Fuchs D & Fuchs L S.Introduction to response to intervention:What,why,and how valid is it? Reading research quarterly,2006(1).

［47］杨文登.美国心理健康教育的循证实践:理论、实施及启示［J］.外国教育研究,2017(6).

［48］彭聃龄.普通心理学［M］.修订版.北京:北京师范大学出版社,2001.

［49］威廉·詹姆斯.心理学原理(上)［M］.北京:中国城市出版社,2010.

［50］岳彩镇.镜像自我研究:理论与实证［M］.北京:中央编译出版社,2014.

［51］乔治·H.米德.心灵、自我与社会［M］.赵月瑟,译.上海:上海译文出版社,2008.

［52］罗杰斯.罗杰斯著作精粹［M］.刘毅,钟华,译.北京:中国人民大学出版社,2006.

［53］王登峰,谢东.心理治疗的理论与技术［M］.北京:时代文化出版公司,1993.

［54］西格蒙德·弗洛伊德.自我与本我［M］.林尘,张唤民,陈伟奇,译.上海:上海译文出版社,2011.

［55］林崇德.林崇德心理学文选［M］.北京:人民教育出版社,2012.

［56］David R.Shaffer,Katherine Kipp.发展心理学:儿童与青少年［M］.北京:中国轻工业出版社,2009.

［57］陈琦,刘儒德.当代教育心理学［M］.2版.北京:北京师范大学出版社,2009.

［58］韩进之,魏华忠.我国中、小学生自我意识发展调查研究［J］.心理发展与教育,1985(1).

［59］林崇德.发展心理学［M］.北京:人民教育出版社,2009.

［60］聂玉玲.初中生自我意识及重要他人对其影响的研究［D］.曲阜师范大学,2008.

［61］朱智贤.儿童心理学［M］.北京:人民教育出版社,2003.

［62］刘万伦.初中与小学生师生关系的发展特点及其与学校适应性的研究［D］.北京师范大学,2000.

［63］佟月华.儿童友谊发展阶段［J］.外国中小学教育,1989(2).

［64］官群.自我调控学习:研究背景、方法发展与未来展望［J］.心理科学,2009(2).

[65] 马歇尔·卢森堡.非暴力沟通[M].阮胤华,译.北京:华夏出版社,2018.

[66] 张文斌.基于青少年自我同一性提升的羞怯心理干预研究[D].淮北师范大学,2022.

[67] 侯岩峰.论中学生的自我同一性心理危机干预[J].现代教育科学,2012(8).

[68] 聂衍刚,张卫,彭以松,等.青少年自我意识的功能结构测评的研究[J].心理科学,2007(2).

[69] 雷雳,张雷.青少年心理发展[M].北京:北京大学出版社,2003.

[70] Super D E.A life-span,life-space approach to career development[J].Journal of Vocational Behavior,1980(16).

[71] Savickas M L.Career Adaptability:An Integrative Construct for Life-Span,Life-Space Theory[J].The Career Development Quarterly,1997(1).

[72] Parsons F.Choosing a vocation[M].Boston:Houghton-Mifflin,1909.

[73] 陈品堂.生涯理论述评:不断发展的视角[J].生涯发展教育研究,2014(1).

[74] 张洪烈.舒伯生涯发展论的评析及应用[J].云南财经大学学报,2010(4).

[75] Super D E,Hall D T.Career Development:Exploration and Planning[J].Annual Review of Psychology,1978(29).

[76] Gottfredson L S.Circumscription and compromise:A developmental theory of occupational aspirations[J].Journal of Counseling Psychology Monograph,1986(6).

[77] 侯志瑾,梁湘明.Gottfredson 的职业抱负发展理论简介与研究评述[J].心理科学进展,2005(2).

[78] 赵小云,郭成.国外生涯适应力研究述评[J].心理科学进展,2010(9).

[79] 郭黎岩,刘正伟.小学儿童自信心训练课程的设计与实施[J].中小学心理健康教育,2005(8).

[80] 孙义农,钟志农.小学生心理辅导[M].杭州:浙江大学出版社,2003.

[81] 周文霞,谢宝国,潘静洲,等.职业生涯研究与实践必备的 41 个理论[M].北京:北京大学出版社,2022.

[82] E.H.施恩.职业的有效管理[M].仇海清,译.北京:生活·读书·新知三联书店,1992.

[83] Lent R W,Brown S D,Hackett G.Toward a Unifying Social Cognitive Theory of Career and Academic Interest,Choice,and Performance[J].Journal of Vocational Behavior,1994(1).

[84] 缴润凯,刘立立,孙蕾.社会认知生涯理论中的学习经验及其影响因素[J].东北师大学报(哲学社会科学版),2016(6).

[85] Paul J.Hartung,Erik J.Porfeli,Fred W.Vondracek.Career Adaptability in Childhood[J].The Career Development Quarterly,2008(3).

[86] Christopher A.Ebberwein,Thomas S.Krieshok,Jon C.Ulven,Ellie C.Prosser.Voices in Transition:Lessons on Career Adaptability[J].The Career Development Quarterly,2004(2).

[87] Connors L J,Epstein J L,et al.Handbook of parenting:Applied and practical

parenting[M].Lawrence Erlbaum Associates,Inc,1995.

[88] 孙义农.小学生心理辅导[M].杭州:浙江大学出版社,2003.

[89] 彭琼,王警可.学习动机理论综述[J].社会心理科学,2013(5).

[90] 周姣术,朱华.浅谈皮亚杰认知发展理论对当代教育教学的意义[J].学理论,2017(8).

[91] 韩后,王冬青.促进有效学习的评价反馈系统及其应用[J].现代教育技术,2015(2).

[92] 郑家福,江超.英语课堂教学中合作学习小组分组的问题及策略[J].教育理论与实践,2015(11).

[93] 高秀丽,等.非认知因素对翻转课堂效果的影响分析[J].东北农业大学学报(社会科学版),2018(2).

[94] 胡乐乐.基于"翻转课堂"和"同伴教学"的"混合式教学"[J].学位与研究生教育,2017(5).

[95] 关广鹏,侯跃平.科学教学改革的新视域:概念转变学习[J].教育实践与研究(B),2011(1).

[96] 海莺,郭庆.以促进知识迁移为目标的工科院校基础课程改革探析[J].教育评论,2014(6).

[97] 骆一,郑涌.青春期性心理健康的初步研究[J].心理科学,2006(3).

[98] 劳伦斯·斯滕伯格.青春期:青少年的心理发展和健康成长[M].戴俊毅,译.上海:上海社会科学院出版社,2007.

[99] 霭理士.性心理学[M].潘光旦,译.北京:生活·读书·新知三联书店,1987.

[100] 冯江平,安莉娟.青年心理学导论[M].北京:高等教育出版社,2006.

[101] 张进辅.现代青年心理学[M].重庆:重庆出版社,2002.

[102] 范翠英,孙晓军.青少年心理发展与教育[M].武汉:华中师范大学出版社,2013.

[103] 郑涌,等.青少年学生的性心理健康问题[M].北京:知识产权出版社,2011.

[104] 陈铭德,朱琦.性教育的困惑与对策[M].天津:天津教育出版社,2006.

[105] 何先友.青少年发展与教育心理学[M].北京:高等教育出版社,2009.

[106] 丁海青,张桂荣.家庭学校社会在农村留守儿童性心理健康教育中的作用[J].中国性科学,2013(2).

[107] 刘援朝.性教育与性心理健康[J].中国性科学,2001(3).

[108] 陈家麟,毛春梅.大学生性心理健康教育:我国高等教育体系的一个盲点[J].扬州大学学报(高教研究版),2007(1).

[109] 武慧多,杨健.湛江地区女大学生性行为及其与性心理健康关系[J].中国健康心理学杂志,2013(4).

[110] 张国仁,杨金花.大学生性心理健康水平与性观念实证研究[J].郧阳师范高等专科学校学报,2010(1).

[111] 柳建营,刘晓明.青年心理健康教程[M].北京:北京工业大学出版社,2002.

［112］邱鸿钟.性心理学［M］.广州：暨南大学出版社,2008.

［113］李芳,等.某市高中生体像关注与焦虑、抑郁的研究［J］.国际精神病学杂志,2015(1).

［114］胡蕾,胡佩诚.青春期性教育的实施策略［J］.中国性科学,2005(12).

［115］王宁,曲桂荣,济宁市中学生青春期性发育性心理与性行为比较［J］.中国校医,2004(3).

［116］司继伟.青少年心理学［M］.北京：中国轻工业出版社,2010.

［117］任志峰.角色理论及其对集体行为者的可行性分析［J］.华中科技大学学报(社会科学版),2016(4).

［118］Torsten Husen,等.国际教育百科全书(第七卷,P-R)［M］.贵阳：贵州教育出版社,1990.

［119］顾明远.教育大辞典：增订合编本(上)［M］.上海：上海教育出版社,1998.

［120］盛宾.教师角色冲突的成因及其应对措施［J］.郑州大学学报(哲学社会科学版),2005(2).

［121］吴明霞,张大均,陈旭,等.中小学教师工作—家庭冲突的测量［J］.心理发展与教育,2009(1).

［122］陈春莲.职业价值观维度的教师职业倦怠探析［J］.教育探索,2009(9).

［123］胡洪强,刘丽书,陈旭远.中小学教师职业倦怠现状及影响因素的研究［J］.东北师大学报(哲学社会科学版),2015(3).

［124］潘传新.农村小学教师职业倦怠及社会工作干预研究［D］.中南民族大学,2011.

［125］王彦峰,秦金亮.幼儿教师工作投入问卷的编制［J］.心理发展与教育,2010(5).

［126］赵春辉,葛俭,史春媛,等.教师工作投入研究综述［J］.中国校外教育,2013(22).

［127］李敏.中学教师工作投入感研究［D］.华东师范大学,2015.

［128］胡月琴,甘怡群.青少年心理韧性量表的编制和效度验证［J］.心理学报,2008(8).

［129］张愫怡.教师压力研究的新视角：心理弹性理论［J］.福建教育学院学报,2009(2).

［130］席居哲,等.心理韧性研究诸进路［J］.心理科学进展,2012(9).

［131］关晋杰.中学生人际交往咨询与辅导机制的构建［J］.教学与管理,2008(27).

［132］余宏亮.教师作为知识分子的角色重构研究［D］.西南大学,2014.

［133］南燕.小学家校合作存在的问题及对策研究［J］.人生十六七,2016(26).

［134］中国就业培训技术指导中心,中国心理卫生协会.心理咨询师(基础知识)［M］.北京：民族出版社,2012.

［135］唐红波.心理卫生［M］.广州：广东高等教育出版社,2004.

［136］申荷永,高岚.心理教育［M］.广州：暨南大学出版社,2001.

［137］王玲.心理卫生［M］.广州:暨南大学出版社,2012.

［138］维吉尼亚·萨提亚,约翰·贝曼,简·格伯,等.萨提亚家庭治疗模式［M］.聂晶,译.北京:世界图书出版公司,2007.

［139］侯筱菲,毛富强,梁瑞华,等.4种类型单亲家庭亲子心理健康状况分析［J］.中国学校卫生,2011(6).

［140］俞国良.现代心理健康教育——心理卫生问题对社会的影响及解决对策［M］.北京:人民教育出版社,2007.

［141］饶燕婷,张红霞,李晓铭.家庭环境与大学生抑郁和疏离感的关系［J］.心理发展与教育,2004(1).

［142］孙秀苹.高中生人格、家庭环境与考试焦虑的关系［D］.河北师范大学,2016.

［143］孙云晓.父教力度决定孩子高度［M］.广州:新世纪出版社,2010.

［144］王明珠,邹泓,李晓巍,等.幼儿父母婚姻冲突与教养方式的关系:父母情绪调节策略的调节作用［J］.心理发展与教育,2015(3).

［145］赵梅.婚姻冲突及其对青春期子女的影响［D］.北京师范大学,2005.

［146］杨民,苏丽萍.日本小学家校合作的研究及启示［J］.教育科学,2013(6).

［147］Goldenberg I,Goldenberg H.家庭治疗概论［M］.李正云,等,译.西安:陕西师范大学出版社,2005.

［148］梁丽婵,边玉芳,陈欣银,等.父母冲突的稳定性及对初中生心理健康影响的时间效应:一个追踪研究［J］.心理科学,2015(1).

［149］Jones R N.Theory and Practice of Counselling and Therapy［M］.SAGE,LON:SAGE Publications,2004.

［150］Alberti R E,Emmons M L.Your Perfect Right:A Guide to Assertive Living(8th)［M］.Atascadero,CA:Impact Publisgers,2001.

［151］R.Burns.Self-concept Development and Education［M］.London:Holt,Rinehart and Winston,1982.

［152］Bukowski W M,Newcomb A F,Stability and Determinants of Sociometric Status and Friendship Choice:A Longitudinal Perspective［J］.Developmental Psychology,1984(5).

［153］Renshaw J R.An exploration of the dynamics of the overlapping worlds of work and family［J］.Family Process,1976(1).

［154］Greenhaus J H,Beutell N J.Sources of Conflict between Work and Family Roles［J］.Academy of Management Review,1985(1).

［155］Clark S C.Work/Family Border Theory:A New Theory of Work/Family Balance［J］.Human Relations,2000(6).

［156］Freudenberger H J.Burnout:The organizational menace［J］.Training & Development Journal,1977(31).

［157］Maslach C J,Jackson S E,Leiter M P.The Maslach Burnout Inventory-Test Manual.Maslach Burnout Inventory Manual,1996.

[158] Byrne B M.The Maslach Burnout Inventory Testing for Factorial Validity and Invariance Across Elementary Intermediate and Secondary Teachers [J].Journal of Occupational and Organizational Psychology,1993(3).

[159] Maslach C,Schaufeli W B,Leiter M P.Job burnout[J].Annual Review of Psychology,2001(1).

[160] Demerouti E,Nachreiner F,Bakker A B,et al.The job demands-resources model of burnout.[J].J Appl Psychol,2001(3).

[161] Hobfoll S E.The influence of culture,community,and the nested-self in the stress process: Advancing Conservation of Resources theory[J].Applied Psychology,2001(3).

[162] Kahn W A. Psychological Conditions of Personal Engagement and Disengagement at Work[J].Academy of Management Journal,1990(33).

[163] Werner E E.Resilience in development [J].Current Directions in Psychological Sciences,1995(3).

[164] Mastern A S.Ordinary magic: Resilience process in development[J].American Psychologist,2001(3).

[165] Bobek B L.Teacher resiliency: A key to career longevity[J].Clearing House,2002(4).

[166] Patterson J H,Collins L & Abbott G.A study of teacher resilience in urban schools[J].Journal of Instructional Psychology,2004(1).

[167] Karen M Davison .Teacher resilience promotion: a pilot program study [D].Wright Institute Graduate School of Psychology,2006.

[168] Henderson N & Milstein M M.Resiliency in Schools: Making it happen for students and educators[M].Thousand Oaks,CA: Corwin Press,Inc,1996.

[169] Gilliand B E,et al.Theories and Strategies in Counseling and Psychotherapy [M].New Jersey:Prentiee-Hall,1989.

后　记

经全国高等教育自学考试指导委员会同意,由教育类专业委员会负责高等教育自学考试《心理卫生与辅导》教材的审定工作。

《心理卫生与辅导》自学考试教材由北京师范大学傅纳副教授担任主编。

参加本教材审稿讨论会并提出修改意见的有北京师范大学蔺秀云教授、天津师范大学郝嘉佳副教授、北京师范大学李晓巍副教授。全书由傅纳副教授修改定稿。

编审人员付出了大量努力,在此一并表示感谢!

全国高等教育自学考试指导委员会

教育类专业委员会

2023 年 5 月

读者意见反馈

为收集对教材的意见建议,进一步完善教材编写并做好服务工作,读者可将对本教材的意见建议通过如下渠道反馈至我社。

咨询电话　400-810-0598

反馈邮箱　gjdzfwb@ pub.hep.cn

通信地址　北京市朝阳区惠新东街4号富盛大厦1座

　　　　　高等教育出版社总编辑办公室

邮政编码　100029

防伪查询说明

用户购书后刮开封底防伪涂层,使用手机微信等软件扫描二维码,会跳转至防伪查询网页,获得所购图书详细信息。

防伪客服电话　(010)58582300